Das Buch für die Ferse

„Dieses Buch ist all meinen Klienten gewidmet. Mit dem Vertrauen, das sie mir seit vielen Jahren entgegenbringen, und mit ihrer Individualität haben sie mir großes Erfahrungswissen geschenkt. Was für eine Freude, diesen unschätzbaren Wert heute an andere Menschen weitergeben zu können.“

Das Buch für die Ferse

Ganzheitliche Hilfe für Ferse, Fersensporn und Achillessehne

Carsten Stark

südwest

Vorwort 6
Wann es sich auf jeden Fall lohnt, dieses Buch zu lesen 8

Kapitel 1: Die Ferse im Fokus 10
Der Einstieg 11
Die Ferse: Dreh- und Angelpunkt unseres Lebens 15

Kapitel 2: Die Ferse, ein komplexes Wunderwerk 20
Die Ferse verstehen 21
Bänder und Muskeln für vitale Spannung 28

Kapitel 3: So entstehen Fersenprobleme 32
Ursache und Wirkung 33
Zeigt her eure Schuhe 37
Was Körperhaltung und Bewegung bewirken 45
Die Rolle der Ernährung 50
Rauben Sie sich den Schlaf? 56
Äußerer und selbst gemachter Stress 57
Auf die innere Haltung kommt es an 59

Kapitel 4: Voraussetzungen der Heilung 66
Verändern Sie Ihre Sichtweise 67
Schmerz als willkommener Fingerzeig 70

Kapitel 5: Fragwürdige Maßnahmen und Irrtümer 76
Die verbreitetsten Fersen-Denkfehler 77

Kapitel 6: Hilfe für die Ferse – die richtige Vorbereitung 88
Tasten Sie sich heran 89

Kapitel 7: Allgemeine Tipps für Ihre Ferse 92
Schritt für Schritt zur gesunden Ferse 93
Naturheilkundliche Hilfe bei Fersenproblemen 99

Inhalt

Kapitel 8: Leben ist Bewegung ... 106
Neue Impulse setzen ... 107
Beweglichkeit versus Flexibilität ... 112
Iliopsoas: Der Muskel für die Ferse ... 121

Kapitel 9: Die drei Fersenbereiche ... 128
Die Fersenbereiche kennenlernen ... 129
Bereiche 1 und 2: Achillessehne und hintere Ferse ... 129
Bereich 3: Untere Ferse und inneres Sprunggelenk ... 133

Kapitel 10: Konkrete Hilfe für Ihr Fersenproblem ... 138
Bevor Sie starten … ... 139
Bereich 1: Achillessehne ... 140
Bereich 2: Hintere Ferse ... 152
Bereich 3: Untere Ferse und inneres Sprunggelenk ... 164

Nachwort ... 180
Ein rechtlicher Hinweis ... 181
Sachregister ... 186
Impressum ... 190

„Manchmal konnte ich gar nicht auftreten. Die ersten Schritte waren eine Qual. Es fühlte sich an, als stecke etwas in meiner Ferse – nicht außen in der Haut, sondern innen. Nachdem ich ein paar Schritte gegangen war, ließ es langsam nach. Dann konnte ich auch wieder ohne Probleme lange Strecken joggen. Die Schmerzen tauchten immer nur auf, wenn ich die Beine lange nicht bewegte.“ (E-Mail einer Läuferin)

Als ich mir die ersten Gedanken zu diesem Buch machte, häuften sich erstaunlicherweise ganz unabhängig voneinander Anfragen von Menschen, die Fersenprobleme hatten. Nicht alle waren Läufer wie in der E-Mail oben. Mir fiel aber eines auf: Obwohl die Klienten ihre Schmerzsymptome und die Folgen ähnlich beschrieben, waren die Ursachen völlig unterschiedlicher Natur. Und noch etwas fiel auf: Die Antworten der Schulmedizin waren trotz dieser Unterschiede meist dieselben. Wie konnte das sein?

Die Erstgespräche in meiner Praxis laufen immer nach einem ähnlichen Muster ab, darum liegen die Papiertaschentücher auch schon bereit. Kaum hat sich der Klient hingesetzt und angefangen, über die schmerzhafte Fersensituation und deren Folgen zu sprechen, kommen auch schon die ersten Tränen. In der Regel ist es weniger der Schmerz, der sie auslöst. Vielmehr ist es die Erinnerung an den bisherigen Therapieweg. Es sind Tränen der Verzweiflung, kombiniert mit einem Hauch der Enttäuschung über sich selbst und die bisherigen Maßnahmen. Ich kann das verstehen – und doch muss ich feststellen, dass es oft die Klienten selbst sind, die für eine Verschlimmerung oder gar für das Auftreten der Symptome verantwortlich sind. Das hört natürlich niemand gern. Auch das verstehe ich.

In diesem Zusammenhang ist mir folgende Situation gut in Erinnerung geblieben: Zufällig traf ich auf der Straße eine Bekannte, die auf Krücken ging. Als ich sie nach ihrer Verletzung fragte, erzählte sie mir, dass sie einen Achillessehnenabriss gehabt habe und nun für drei Monate an die Krücken gefesselt sei. Interessant ist der Hintergrund: Einige Monate vorher hatten wir uns auf einer Sommerparty getroffen und über die Zehenschuhe, die ich damals trug,

Vorwort

gesprochen. Offensichtlich war sie damals von den „Handschuhen für die Füße“ so angetan, dass sie sie fortan selbst trug – und zwar ohne zu ahnen, dass die Belastung für die ungeübten Füße einfach zu groß war.

Und so geht es in diesem Buch nicht nur um hilfreiche Ratschläge, mit denen Sie Ihre Fersenprobleme lindern können. **Sondern es geht ganz speziell um unsere Selbstverantwortung für unseren Körper.** Es geht darum, welchen Beitrag für unser Wohlergehen wir sowohl im positiven als auch im negativen Sinne leisten und wie wir damit Krankheit auslösen oder heilen können.

Nun weiß ich, dass es immer Menschen gibt, die einige Inhalte, Tipps und Empfehlungen belächeln, gerade wenn sie sich darum drehen, selbst aktiv zu werden. Sind auch Sie skeptisch? Dann stellen Sie sich einfach diese Fragen:

- Haben Sie Beschwerden, die Sie loswerden möchten?
- Tauchen trotz bisheriger Behandlungen immer wieder die gleichen Symptome auf?
- Und könnte ein Grund dafür der sein, dass Sie an gewohnten Bewegungs- und Handlungsmustern festhalten?

Ich verspreche Ihnen nicht, dass ich alle Ihre Fußprobleme lösen kann. Aber ich verspreche Ihnen, dass Sie in diesem Buch genügend Anregungen finden werden, um selbst etwas für Ihre Fußgesundheit zu tun und sich damit von Ihren Schmerzen zu befreien.

Lassen Sie uns gemeinsam daran arbeiten, dass es Ihren Füßen und speziell Ihrer Ferse wieder gut geht.

Ihr Carsten Stark

Anmerkung: Ich verwende in diesem Buch in der Regel nur die männliche Form, auch wenn Frauen und Männer gleichermaßen gemeint sind. Das hat rein praktische Gründe: Eine Doppelung der Formen würde den Text unnötig komplizieren, und die männliche Form ist kürzer als die weibliche. Auf diese Weise halte ich den Text möglichst einfach. Dies soll Ihnen das Lesen erleichtern.

Wann es sich auf jeden Fall lohnt, dieses Buch zu lesen

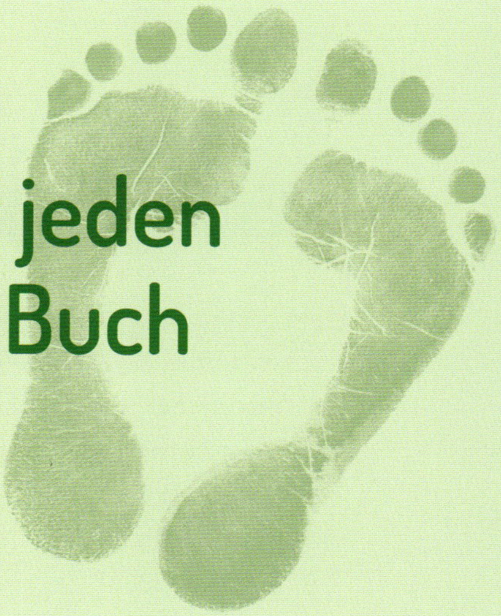

Wenn man Ihnen bei bestehenden Beschwerden empfiehlt,

- zu dehnen.
- barfuß zu laufen.
- Einlagen zu tragen.

Wenn man Ihnen erzählt,

- dass Schmerzen ab einem gewissen Alter normal seien.
- dass die Schmerzen ein Teil des Preises seien, den ein Sportler zu zahlen habe.
- dass Rückenschmerzen, Hüft- oder Knieschmerzen nichts mit Ihren Fersensymptomen zu tun hätten.

Wenn Sie bemerken, dass ...

- Sie nach dem Aufstehen Anlaufschmerzen in der Ferse haben.
- Ihre Beschwerden sich in letzter Zeit auf andere Fußbereiche oder das Knie ausgeweitet haben.
- die Schmerzen plötzlich einstechen.
- sich Ihre Ferse oder Ihr Sprunggelenk bei längeren Spaziergängen, Wanderungen oder Läufen unangenehm „fest" anfühlt.
- Ihre Ferse empfindlich auf harte Böden oder dünne Sohlen reagiert.
- die Beschwerden sich während der Aktivität bessern, jedoch in Ruhe deutlich verschlechtern.

- Ihnen Fersenpolster oder weiche Sohlen Linderung verschaffen.
- Ihre Fersen sich „heiß" anfühlen.
- Kühle oder Kälte Ihren Füßen guttut.
- Sie bereits empfindlich auf das Barfußlaufen reagieren, wenn Sie über abgerundete Kieselsteine gehen.
- eine Körpervorbeuge mit durchgestreckten Knien Ihnen immer schwerer fällt.
- Sie körperliche Aktivitäten immer mehr einschränken.
- Sie in letzter Zeit immer mal wieder aufgrund von Unachtsamkeit stolpern.
- Sie nicht mehr so trittsicher sind und Sie auf wackeligem Untergrund unsicherer werden.
- Sie in den vergangenen Monaten an Körpergewicht zugelegt haben.
- Sie immer häufiger den Lift und die Rolltreppe als die Treppe benutzen.
- Ihre Füße in den letzten Jahren breiter und länger geworden sind oder Ihre bisherigen Schuhe immer enger erscheinen.

Wenn Sie innerlich spüren, dass ...

- der Gedanke an Ihre Fersensituation Sie verunsichert.
- die Hoffnung auf Besserung immer mehr dem Zweifel weicht.
- eigentlich nur die Symptome statt der Ursache „behandelt" werden.
- Sie von bisherigen Therapien und Behandlungsmethoden, Salben, Werbeversprechen oder Ähnlichem enttäuscht sind.

Wenn Sie glauben, dass ...

- Barfußschuhe oder Barfußlaufen eine schnelle Lösung böten.
- Schmerzfreiheit gleichbedeutend mit Gesundheit sei.
- ein paar Fußübungen Ihr Beschwerdebild ganzheitlich in der Tiefe lösen könnten.
- Ihre Schmerzen nur lokale, biomechanische Ursachen hätten und nicht mit Ihrem Schuhwerk, Ihrer Lebenssituation, Ihrer inneren Einstellung oder Ihrer Verhaltensweise zu tun hätten.

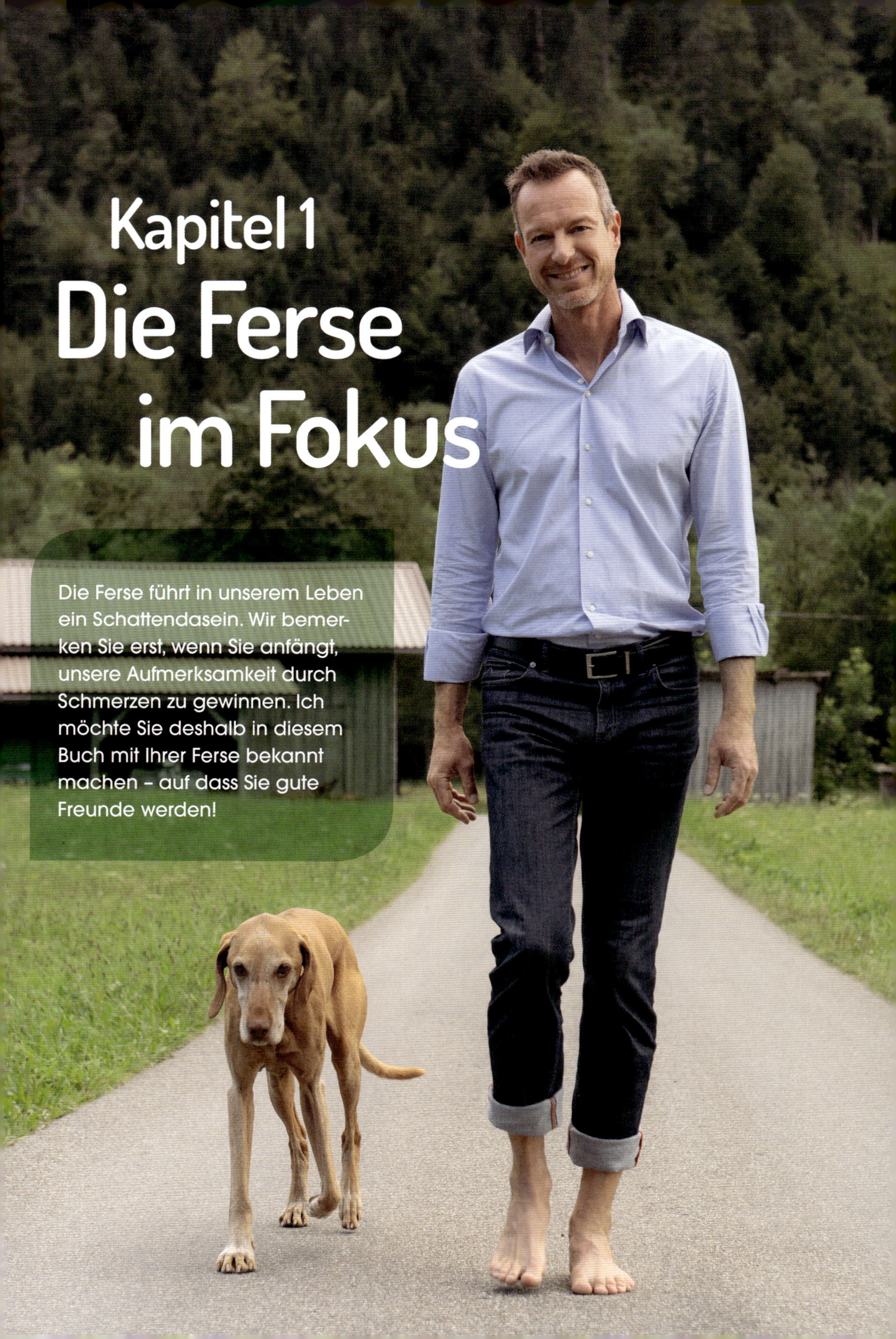

Kapitel 1
Die Ferse im Fokus

Die Ferse führt in unserem Leben ein Schattendasein. Wir bemerken Sie erst, wenn Sie anfängt, unsere Aufmerksamkeit durch Schmerzen zu gewinnen. Ich möchte Sie deshalb in diesem Buch mit Ihrer Ferse bekannt machen – auf dass Sie gute Freunde werden!

Der Einstieg

Bevor Sie starten

Vermutlich haben Sie schon einiges ausprobiert, um Ihre Fersenprobleme in den Griff zu bekommen – sonst hielten Sie dieses Buch nicht in den Händen. Vielleicht plagt Sie Ihre Ferse schon Tage, Wochen, Monate oder gar Jahre. Eventuell haben Sie auch schon die Erfahrung gemacht, dass es nicht *die* Lösung oder *die* Therapiemethode, nicht *die* Einlage oder *die* Empfehlung gibt. Denn bei Fersenproblemen spielen immer viele Einzelaspekte zusammen. Egal, ob ein Therapiebaustein unscheinbar klein und deshalb unwichtig erscheint oder ob es sich um einen großen Hauptbaustein handelt – nur alle Einzelteile zusammen ergeben ein rundes Ganzes.

In den vielen Jahren meiner Arbeit fällt mir immer wieder eines auf: Die Klienten, die beim Erstgespräch vor mir sitzen, haben sich oft schon ein ungeheures theoretisches Wissen angeeignet. Viele haben Regale voller Bücher zu ihren Beschwerden oder sie haben intensiv im Internet recherchiert. Sie klingen wie Ärzte, die eine Diagnose vortragen. Leider scheint aber all das Wissen wenig zu helfen, denn sonst säßen sie ja nicht vor mir. Erstaunlicherweise ist es manchmal so, dass ich nur einen Blick auf die Schuhe dieser Klienten werfen muss, um zu sehen, dass sie bei allen ihren Recherchen das Wichtigste vergessen haben – nämlich sich selbst und die eigenen Gewohnheiten.

Darum reden wir nicht um den heißen Brei herum. Konzentrieren wir uns sofort auf *Sie*. Bitte legen Sie das Buch kurz zur Seite und beobachten Sie Ihre Haltung. Beobachten Sie, wie Sie sitzen, stehen oder laufen. Beobachten Sie, wie Ihre Gedanken kommen und gehen. Ihren Atem, wie er kommt und geht. Ihre Gefühle, Ihre Stimmung … Wie geht es Ihnen? Wie fühlen sich Ihre Schmerzen, Ihre Beschwerden an?

Lassen Sie sich von den Gedanken und Empfindungen treiben, die Sie wahrnehmen. Ganz ohne Bewertung und ohne die so typische Frage „Ist das gut oder ist das schlecht?". Denn es gibt kein „Standardgefühl" für Ihre Situation. Nichts ist richtig oder falsch. **Und genau deshalb kann es auch keine standardisierte Lösung für Ihr Fersenproblem geben.** Sie sind einzigartig. Ihre Bewegungsabläufe, Wahrnehmungen und Empfindungen sind etwas sehr Individuelles. Zudem unterliegen sie auch bestimmten Schwankungen – je nach Tagesform, Hormonlage und Tageszeit.

Sie sehen: Es ergibt überhaupt keinen Sinn, von *dem* Idealzustand oder *dem* idealen Bewegungsablauf auszugehen. Darum gibt es auch nicht *das* vorgegebene Verhaltensmuster bei Fersenproblemen. Und so werden Sie in diesem Buch wieder eine Bandbreite verschiedenster Angebote finden, die sich im Rahmen meiner Arbeit als Fusskartograph bewährt haben. Darunter werden Sie die für Sie individuell passenden Möglichkeiten finden.

Vielleicht stolpern Sie über den einen oder anderen Hinweis und finden ihn zu simpel, zu albern, zu wenig medizinisch. Doch glauben Sie mir: Gerade dann, wenn es albern, kindlich oder sogar abwegig erscheint, verbirgt sich dahinter oft eine riesengroße Chance. Oft lassen sich durch einfache, scheinbar unkonventionelle Tipps die Symptome tatsächlich lindern. Seien Sie also innerlich jung und neugierig: Probieren Sie etwas Neues aus. Nicht nur einoder zweimal, sondern über einen überschaubaren Zeitraum hinweg. Bleiben Sie mindestens drei bis vier Wochen dabei, denn erst dann werden Sie sehen, wie Ihr Körper reagiert. Sollten Ihre Symptome über vier bis fünf Tage hinweg schlimmer werden, dann hören Sie natürlich auf. Dann tut Ihnen die jeweilige Methode offensichtlich nicht gut. Leider kann ich schlecht durch das Buch auf Ihre Symptomatik schauen – Sie müssen diese Verantwortung für sich selbst übernehmen. Zu vielfältig sind oft die Faktoren, die auf uns Menschen einwirken oder die wir in unserer Ganzheit mitbringen.

Wichtig: Individuelle Einschätzung

Ich lade meine Klienten immer wieder dazu ein, die eigene Situation individuell ein- und abzuschätzen. Eine schmerzende Ferse kann bei dem einen eine psychische Ursache haben, bei dem anderen eine neurologische und beim Nächsten eine muskuläre. Um der Ursache auf den Grund zu kommen, reicht es nicht aus, Lehrbuchwissen anzuwenden. Empfindungen, Wahrnehmungen sowie das Hinterfragen von Gewohnheiten sind ebenso wichtige Schlüssel. Probleme oder Schmerzen beinhalten immer eine Botschaft. Und die ist in jedem Fall einzigartig.

Was ich Ihnen in diesem Buch vermitteln werde, ist Erfahrungswissen. Es gibt genug Lehrbücher oder Ratgeber, die sich allein auf Schulmedizin und Gesundheitsfachberufe beziehen und deren Wissen ausführen. Tatsächlich liefern diese Bereiche auch für vieles, was ich hier erkläre, die Grundlage. Trotzdem gehen meine Betrachtungen darüber hinaus. Sie binden das ein, was ich seit vielen Jahren in meiner Praxis erlebe, was ich von meinen Klienten lerne und was ich in zahlreichen Selbstversuchen erprobt habe. Auch wenn endgültige wissenschaftliche Belege noch nicht für alle von mir vorgestellten Methoden erbracht sind, können Sie daher sicher sein, dass sie schon sehr vielen meiner Klienten geholfen haben. Wichtig ist allein Ihre individuelle Auswahl dessen, was Ihnen persönlich guttut.

Wenn Sie Ihre Fersenprobleme wirklich verstehen wollen, rate ich Ihnen, dieses Buch ganz, von vorn bis hinten, zu lesen. Gleiches gilt, wenn Sie Hintergrundinformationen oder Fakten suchen, die Sie in anderen Büchern nicht gefunden haben. Natürlich können Sie auch gleich zum hinteren Teil des Buches blättern. Im Kapitel 10 ab Seite 138 finden Sie praktische Tipps, Anwendungen und Übungen, die Sie gleich ausprobieren können. Diese Hinweise sind nach Fersenbereichen unterteilt – je nachdem, ob Sie eher Probleme mit der Achillessehne (Bereich 1), der hinteren Ferse (Bereich 2) oder der unteren Ferse und dem inneren Sprunggelenk haben (Bereich 3). Es gibt kein Richtig oder Falsch – Sie entscheiden, was für Sie wichtig ist.

Schritt für Schritt vorgehen

Wie auch in meinen ersten beiden Büchern zur Fußgesundheit umfassen meine Hinweise zur Gesundung jeweils drei Schritte:

- Schritt 1: Weglassen/Vermeiden. In diesem Schritt geht es um eine Entlastung der Ferse. Dazu müssen Sie Dinge oder Verhaltensweisen weglassen beziehungsweise auf sie verzichten.
- Schritt 2: Optimieren/Verändern. In diesem Schritt geht es darum, dass Sie Ihre aktuellen Verhaltensweisen optimieren, verändern, überdenken, infrage stellen. Loten Sie Alternativen aus, üben Sie Selbstreflexion – oft geht das mit einer Art Lockerung einher.
- Schritt 3: Trainieren/Hinzufügen. Im letzten Schritt kommen neue Verhaltensweisen hinzu, zum Beispiel Übungen. Sie fordern sich, trainieren und erfahren so eine nachhaltige Stärkung.

An diesem Aufbau kommen Sie nicht vorbei, wenn Sie wirklich etwas verändern wollen. Vertrauen Sie mir. In über 15 Jahren Tätigkeit als Fusskartograph habe ich einige Klienten erlebt, die der Meinung waren, es gebe eine Art Abkürzung. Alle diese Klienten mussten feststellen, dass dem nicht so ist. Wir können den zweiten Schritt nicht vor dem ersten machen. Sie können Ihre Füße mit der besten Creme einsalben; wenn Sie trotzdem tagsüber auf hohen Absätzen mit festem Fersenauftritt über glatte Böden laufen, wird sich nichts verändern.

Noch ein Hinweis sprachlicher Natur. Ich verwende für den Begriff „Ferse" in diesem Buch auch das Wort „Rückfuß", das in der Klinik gebräuchlicher ist. Da der Begriff „Ferse" jedoch für viele vertrauter ist, taucht er hier gleichberechtigt auf.

Unsichtbarer Schmerz

Jeder Einzelne von uns hat eine ganz konkrete Vorstellung vom Körperbereich „Ferse". Doch in Wirklichkeit lässt sich dieser Bereich nicht so pauschal eingrenzen, umfasst er doch eigentlich den gesamten Rückfuß. Das wurde mir klar, als ich die vielen, sehr unterschiedlichen Symptome betrachtete, mit denen Klienten zu mir kommen.

Gerade im Sommer, wenn man barfuß durch den warmen Strandsand spaziert, oder im Winter, wenn man einen Pfad in den tiefen Schnee tritt, bemerkt man schnell die Intensität des Gehens. Der Fuß muss sich immer wieder neu zur Mitte orientieren, er muss sich immer wieder neu ausrichten. Wie viele Muskeln hier im Spiel sind! Wie sich die Ferse und die Sprunggelenke spürbar in ihrer Achse verdrehen! Man fühlt sogar, welche Muskelketten dadurch angesprochen werden – sie bauen sich nach oben hin bis zum Kopf auf.

Im Vergleich dazu ist das Gehen auf glatten, ebenen Böden ein Kinderspiel. Der Fuß muss sich dort nicht groß anstrengen und Unebenheiten ausgleichen. Natürlich ginge man gern immer den leichteren Weg. Aber Sie wissen vermutlich schon, dass das nicht sinnvoll ist. Einseitigkeit führt immer zu Verschleiß, und Schonung ist das Gegenteil von Heilung und Fitness. Sind Ihnen Ihre Füße lieb und teuer? Dann sollten Sie nicht den einfachen, sondern den interessanten und abwechslungsreichen Weg gehen.

Werfen wir doch einmal einen Blick auf die Statistik. **Schätzungen zufolge ist in Deutschland jeder Zehnte von Rückfußproblemen betroffen.** Wir reden hier also von etwa acht bis zehn Millionen Menschen, überwiegend im Alter zwischen 40 und 60 Jahren. Das Besondere an Beschwerden wie Achillessehnen-

Schmerzpatienten-Statistik

Eine Umfrage unter Schmerzpatienten – aufgeteilt nach Berufsgruppen – ergab, dass über alle Gruppen hinweg 22 bis 30 Prozent unter Fersenschmerzen litten. Das galt für Sportler ebenso wie für Büroangestellte, Rentner, Arbeiter und Musiker. Einzig die Berufsgruppe der Verkäufer stach mit einem Anteil von fast 40 Prozent Schmerzgeplagten im Bereich der Ferse heraus (www.statista.de).

reizung oder Fersensporn ist, dass in den meisten Fällen äußerlich kaum etwas zu erkennen ist, zumal sich die Probleme ja hinten an der Ferse oder unter dem Fuß abspielen. Wer schaut da schon hin? Oder anders gefragt: Wer *kann* da – unbeweglich, wie die meisten von uns heutzutage sind – überhaupt noch hinschauen?

An der Großzehe, dem Hallux, da ist es einfach. Da sieht man die Schiefzehe immer dann, wenn die Schuhe oder Socken an- oder ausgezogen werden. Spätestens wenn der Sommer mit offenen Schuhen lockt, gesellt sich zu den Schmerzen auch noch Scham und macht die Probleme umso bewusster. Bei der Ferse ist das anders. Bei Fersenproblemen geht es weniger um das Aussehen oder um Gefühle, sondern oft um wirklich heftige Schmerzen. Und zwar an der Wurzel unseres aufrechten Ganges. Fersenschmerzen bedeuten Schmerzen genau an dem Punkt, auf dem wir ständig stehen und über dem sich unser gesamter Körper aufrichtet. Nicht selten zeigen sich die Probleme infolge dann auch an anderen Körperstellen – in den Knien, der Hüfte, der Wirbelsäule.

Die Ferse: Dreh- und Angelpunkt unseres Lebens

Wenn Sie meine anderen Bücher kennen, dann können Sie sich vielleicht an meine eigene Geschichte erinnern. Es begann mit einem langwierigen Wirbelsäulenproblem. Alles, was die Ärzte damals dazu sagten, war: „Einmal Wirbelsäulenpatient, immer Wirbelsäulenpatient." Wie falsch diese Aussage war, wusste ich in dem Moment, als ich begann, mich intensiv mit meinen Füßen zu befassen. Sie waren die Lösung – nur hatte sie kein einziger Arzt in Betracht gezogen. Heute, nach über 15 Jahren Tätigkeit als Fusskartograph, weiß ich, dass das häufig der Fall ist. Fußprobleme und insbesondere Rückfußprobleme können eine ganze Kette an Schmerzen und Folgeerkrankungen auslösen. Unglaublich viele Menschen leiden darunter. In der oben erwähnten Schmerzpatienten-Statistik gaben über 60 Prozent der Befragten an, Beschwerden im unteren Rücken zu haben. Auch diese Zahl gilt wieder über alle Berufsgruppen hinweg. Ich bin ziemlich sicher, dass einem großen Prozentsatz geholfen werden könnte, würde man die Füße in Balance bringen.

Aber zurück zu Ihrer Ferse. Was verbinden Sie mit diesem Teil Ihres Körpers? Denken Sie nicht auch sofort an die Achillessehne? Oder an den aus der griechischen Mythologie stammenden Helden Achilles, dem im Kampf um Troja seine Ferse durchbohrt wurde? Eine Körperstelle, die eigentlich nicht relevant für unser „Überleben“ ist und die dennoch das Schicksal des Helden tragisch verändern sollte? Ich staune immer wieder, wie viel Realität solche Sagen spiegeln. Denn vielleicht ist unsere Ferse nicht überlebenswichtig. **Doch sie ist eindeutig ein Dreh- und Angelpunkt unseres aufrechten Ganges – und damit ein Kernstück unseres alltäglichen Seins.**

Wie die Wurzel eines Baumes, so ist die Ferse für uns Menschen auch eine Art Wurzel. Darum bezeichnen wir sie nicht umsonst auch als Fußwurzel. Verliert bei einem Baum die Wurzel ihre Standfestigkeit, können Sie davon ausgehen, dass der Baum umstürzt. Damit sich der Baum oben im Wind bewegen kann, muss seine Wurzel also gut verankert sein – eben möglichst stabil. Nicht anders ist es bei den Menschen. Damit Sie sich oberhalb des Fußknöchels frei bewegen können, zum Beispiel wenn Sie ein Buch aus dem Regal ziehen oder einen Kasten Mineralwasser hochheben, muss Ihre Fußwurzel stabil sein. Allerdings stabil in einer flexiblen Art und Weise. Das mag paradox klingen, doch Sie werden auf den nächsten Seiten verstehen, wie das gemeint ist. Die Stabilität der Fußwurzel resultiert, anders als beim Baum, nicht aus der Verankerung im Boden. Sie wird durch eine Vielzahl anderer Faktoren ermöglicht. Trotzdem bleibt beides im Kern vergleichbar: **Sind wir nicht verankert, verlieren wir, um es symbolisch zu sagen, unseren Halt.**

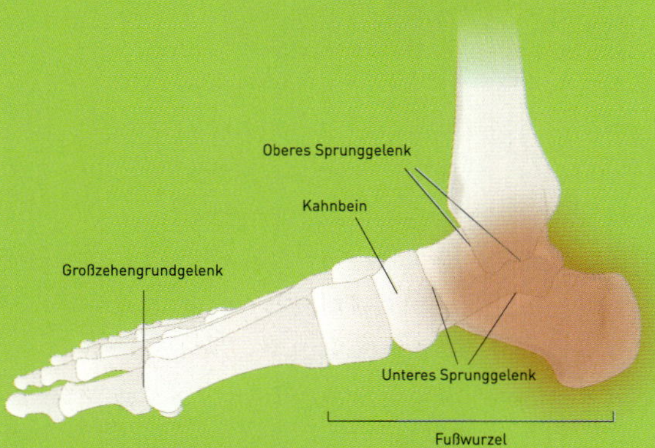

Die Anatomie des Fußes: Die Ferse ist dabei das Bindeglied zwischen senkrecht stehendem Bein und dem im 90-Grad-Winkel stehenden Fuß. Die einwirkenden Kräfte werden über die Ferse in beide Richtungen weitergegeben und sie ist deshalb auch anfälliger für Beschwerden.

Es gibt aber noch andere Bilder, die im Zusammenhang mit der Ferse auftauchen. Zum Beispiel das eines trotzigen Kindes, das nicht bekommt, was es will, und darum fest mit der Ferse auf den Boden stampft. Andere denken sofort an Militär und Gehorsam – daran, die Hacken zusammenzuknallen. Wir geben Fersengeld, wenn wir uns davonmachen, oder stehen mit beiden Füßen fest im Leben (womit wir wieder beim

Baum wären). Alle diese Wendungen haben ihren Hintergrund. Wir kommen dazu später, wenn wir uns dem Zusammenhang zwischen Ferse und Psyche zuwenden (siehe Seite 59–65).

Der Leidensweg der Betroffenen

Fersenschmerzen werden ganz allgemein als stechend, brennend, beißend, drückend oder reißend beschrieben. Da äußerlich nur vereinzelt etwas zu erkennen ist, enden Konsultationen beim Arzt nicht selten nach wenigen Minuten mit Verdachtsdiagnosen. Oft gibt es ein Rezept für Einlagen oder Fersenkissen oder eine Überweisung zur MRT (Magnetresonanztomografie), zum Röntgen, zur Bestrahlung, zur Stoßwellentherapie. Manchmal wird eine Operation empfohlen. Im besten Fall werden sechs Einheiten Physiotherapie verordnet oder der Leidgeplagte bekommt ein Blatt mit ein paar Dehnungsübungen in die Hand gedrückt.

Verstehen Sie mich bitte nicht falsch – keinesfalls will ich die Errungenschaften der modernen Medizin kleinreden, und eine sorgfältige Diagnose ist äußerst wichtig (siehe Seite 18 f.). Es ist nur so, dass ich das, was ich hier schreibe, jeden Tag erlebe. Manchen Klienten wurde sogar vorgeworfen, sie simulierten. Natürlich, wenn man die Sache ganzheitlich betrachtet, spielen Psyche und Wahrnehmung bei jeder Erkrankung eine große Rolle. Aber zu sagen, dass der Betroffene simuliert, weil man äußerlich und auch innerlich nichts feststellen kann, schadet dem Patienten. Vielmehr muss man die genauen Zusammenhänge betrachten.

Den Neubeginn wagen

Der richtige Weg wäre, die bestehende Situation eingehend zu untersuchen und die Schmerzursachen aufzuspüren. Im Anschluss sollten Wege aufgezeigt werden, die das Problem beheben. Aber das ist oft leichter gesagt als getan, denn die meisten Menschen sind in Alltagsgewohnheiten erstarrt. Da wird ein Medikament oder ein Rezept, das eine einfache Lösung verspricht, viel eher akzeptiert als eine mühselige Verhaltensumstellung. Wem sollte man das verübeln? Es kostet einiges an Überwindung, Zeit und Energie, neue Routinen zu erlernen, die besser für uns sind.

Es gibt noch ein weiteres Problem: Alles, was neu, ungewohnt und unbekannt für uns ist, verursacht Unsicherheit. Dann tauchen plötzlich Fragen auf wie:

- Wird das auch wirklich klappen?

- Finde ich die Zeit?
- Kostet mich das viel Geld?
- Kann ich das überhaupt machen, wo ich doch in so viele Projekte eingebunden und so viel unterwegs bin?
- Werde ich mich vor anderen mit diesen scheinbar abwegigen Maßnahmen blamieren?

Ein Mentor hat einmal zu mir gesagt, dass Selbstsicherheit dadurch entsteht, dass man Dinge tut, vor denen man Respekt hat. Das stimmt. Denn Respekt heißt nicht Angst. Respekt bedeutet, sich eine Situation genau anzuschauen und dann die Herausforderung mit Bedacht, Konzentration und Entschlossenheit anzupacken.

Wenn Sie also heute meine Empfehlungen lesen und Lösungsansätze für sich in Betracht ziehen, dann haben Sie die erste Grundlage für die Änderung Ihrer Alltagsroutine schon gelegt. Sie gewinnen neue Einsichten, die zu Überzeugungen werden. Das motiviert.

Bei der Umsetzung Ihres neuen Weges werden Sie dann Schritt für Schritt mehr Selbstvertrauen erlangen. Durch häufiges Wiederholen etablieren sich neue Handlungsmuster. Und wenn Sie spüren, dass sich in Ihrem Leben etwas positiv verändert, sind Sie noch motivierter – bis sich schließlich nach etwa drei bis vier Wochen eine neue Routine eingespielt hat. Nun müssen Sie nicht mehr darüber nachdenken, ob die neuen Muster gut oder schlecht sind.

Es kann zwar kurzfristig Erleichterung bringen, wenn Sie Therapiemethoden, Medikamente oder Hilfsmittel passiv anwenden. Nachhaltig wird sich allerdings nur etwas ändern, wenn Sie nicht nur Ihre gewohnten Produkte und Bewegungsmuster, sondern vor allem auch Ihre Gedankenmuster und Routinen umstellen.

Zuerst zum Arzt

Wenn Sie dieses Buch in den Händen halten, hoffe ich, dass Sie bereits beim Arzt waren, um gravierende Schäden auszuschließen. **Sollten Sie das noch nicht getan haben, bitte ich Sie, es nun zu tun.** Denn meine Empfehlungen helfen nur, wenn akute Schäden an Ihrem Rückfuß sicher ausgeschlossen sind.

Wenn Sie einen Arzt konsultieren, dann wird er Sie zum einen nach früheren Erkrankungen und Verletzungen fragen. Zum anderen wird er sich nach aktuellen körperlichen Beschwerden und möglichen Auslösern erkundigen. All dies ist Teil einer umfassenden Anamnese, zu der auch eine körperliche Untersuchung gehört. Sollte sein Bild trotz all dieser Informationen noch unzureichend sein, werden vermutlich in einem zweiten Termin bildgebende Verfahren eingesetzt. Das können Röntgenaufnahmen sein, Ultraschall- oder Sonografieuntersuchungen, eine Szintigrafie oder ein MRT, um neben den Knochenstrukturen weitere Details wie Bänder, Bindegewebe, Sehnenansätze oder Gelenkkapseln gut erkennen zu können. Falls weder die Untersuchung noch die bildgebenden Verfahren eine Antwort geben, wird bei Achillessehnenbeschwerden manchmal auch noch eine sogenannte Tendoskopie gemacht (Spiegelung der Sehne in der Sehnenscheide). Ist das alles erfolgt, werden meiner Erfahrung nach drei Strategien empfohlen:

1. Der wohl häufigste Weg ist der zum orthopädischen Schuhtechniker. Er versorgt Sie auf Rezept mit Einlagen. Basis dafür sind Druckmessungen, Laufanalysen, Fußmessungen, 3-D-Fußabdrücke oder herkömmliche Schaumabdrücke. Für sportlich aktive Patienten geht es oft auch noch zu einem Sportarzt, der eine genauere Laufanalyse macht. Anschließend versorgt er Sie mit individuell angepassten Einlagen, Sporteinlagen oder (in eher seltenen Fällen) sensomotorischen Einlegesohlen auf der Basis einer Trittspur mit anschließender kinesiologischer Überprüfung Ihrer Körperreaktion darauf.
2. Die zweite Strategie besteht darin, eine Therapie zu empfehlen – je nach Diagnose Stoßwellen-, Röntgenreizbestrahlung oder eine basische Behandlungstherapie (basische Fußbäder, Cremes etc.). Auch eine manuelle Therapie, die mit oder ohne begleitende Einlagen verordnet werden kann, kommt infrage.
3. Sollte im Rahmen der Bildgebung festgestellt worden sein, dass eine systemische, genetische oder diabetische Erkrankung die Ursache für Ihre Beschwerden ist, werden Sie – als dritte Strategie – zum Facharzt überwiesen. Dort findet die weitere Abklärung statt, sodass eine entsprechende Versorgung und Therapie empfohlen werden kann.

Wenn Ihnen all diese Diagnosen, Therapien und Lösungsversuche in den letzten Wochen und Monaten wenig Hilfe gebracht haben, dann besteht ab hier die Chance, neu zu denken.

Körperliche Untersuchung

Bei der körperlichen Untersuchung geht es um Ihre Körperhaltung – darum, wie Sie stehen, wie Sie gehen. Die Muskelkraft und die Beweglichkeit der Gelenke werden geprüft, ebenso die Nervenfunktionen – dafür werden Ihre Muskelreflexe getestet. Auch das Schmerz-, Temperatur- und Berührungsempfinden an den Beinen und an den Füßen fasst der Arzt ins Auge.

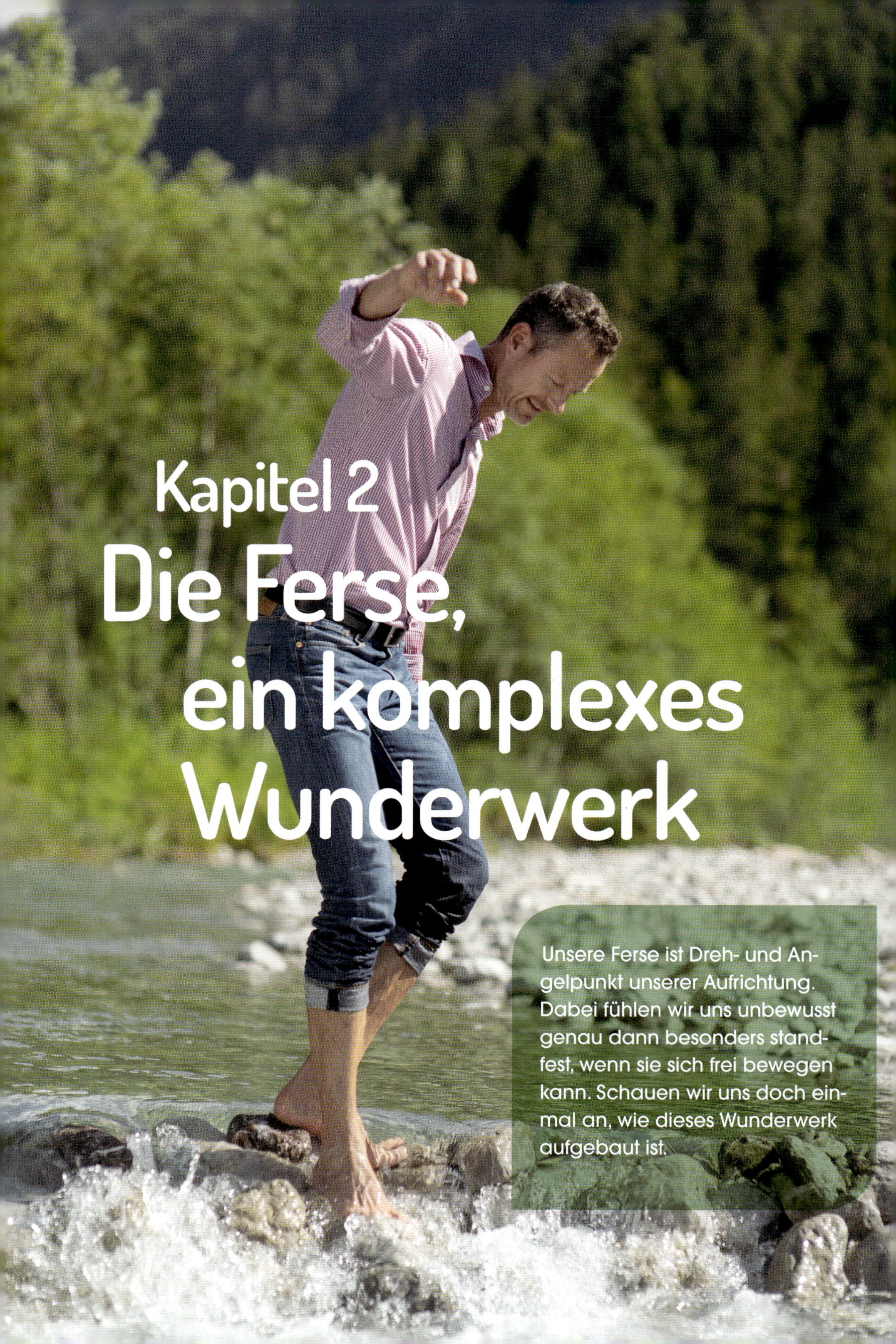

Kapitel 2
Die Ferse, ein komplexes Wunderwerk

Unsere Ferse ist Dreh- und Angelpunkt unserer Aufrichtung. Dabei fühlen wir uns unbewusst genau dann besonders standfest, wenn sie sich frei bewegen kann. Schauen wir uns doch einmal an, wie dieses Wunderwerk aufgebaut ist.

Die Ferse verstehen

Was uns Achilles lehrt

Ist es Zufall, dass ausgerechnet die Ferse Achilles' verwundbarste Stelle war? Sicher nicht, wenn man bedenkt, dass dieser Körperteil außer etwas Sohlenhaut und Bindegewebe unter dem Fersenknochen und ein wenig Spiel im Sprunggelenk im Grunde keine Dämpfung hat. Die Stöße werden über das gestreckte Bein an andere Gelenke und Strukturen im Körper weitergegeben. Das gilt ganz besonders beim Fersengang. Es ist, als ob Sie einen Spazierstock mit Schwung auf harten Boden aufsetzten: Die Erschütterung spüren Sie bis ins Handgelenk.

Hinzu kommt, dass die Fersen in der Regel immer auf die gleiche Art belastet werden. Wir bewegen uns auf ebenen Böden, beschränken uns häufig auf unsere Lieblingsschuhe und haben einen Gang, an dem man uns „auf 100 Meter Entfernung" erkennt – das heißt, er ist offensichtlich immer gleich. **Damit wäre dann auch schon eine Ursache identifiziert, die Fersenschmerzen unterschiedlichster Art auslösen kann. Es ist jedwede Form von Einseitigkeit.**

Wollen wir die Situation der Ferse wirklich verstehen, kommen wir nicht daran vorbei, einen ganzheitlichen Blick auf sie zu werfen. Ich habe oben ja bereits erläutert, dass die rein lokale Betrachtung von Fersenproblemen nicht zielführend ist. Es gibt in den Köpfen derer, die so vorgehen, offensichtlich immer nur „Muskeln, die an Knochen verankert sind und so deren Bewegungen bewirken". Es wird also sehr mechanisch gedacht. Das ist aber nur ein Teilbereich unseres vielseitigen Körpers.

Unser Menschsein beruht auf Geist, Körper und Seele. Wir sind lebendige Organismen. Man kann uns zwar in „anatomische Abschnitte" unterteilen, sollte dabei jedoch nie unsere Ganzheit aus dem Blick verlieren. Jeder Körper ist ein integriertes Gesamtkonzept, bei dem alle Aspekte nahtlos ineinandergreifen. Bewegt sich ein Teil, reagieren alle anderen. Wir müssen uns dieses Gesamtsystem wie ein Spinnennetz vorstellen. Ziehe ich mit dem Finger an einem Punkt des Netzes, bewegen sich alle anderen Punkte mit – und das, obwohl das Spinnennetz an mehreren Punkten fixiert ist.

Das ist besonders wichtig, wenn wir uns bewusst machen, dass unser Körper nur zwei Punkte hat, an denen er mit dem Boden verbunden ist: die Füße und insbesondere die Fersen. Über ihnen richtet sich der ganze Körper auf. So wird uns schnell klar, wie viele Reaktionen im Körper ablaufen, wenn sich auch nur ein Fuß aus dem Lot bewegt (siehe Abbildung).

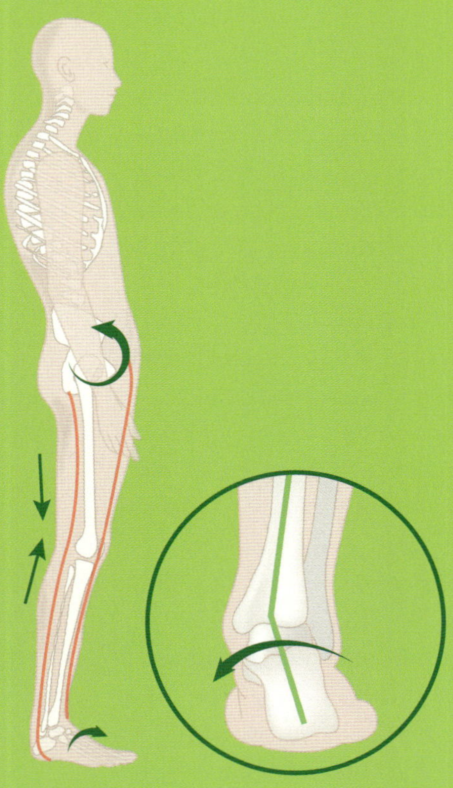

Pronation des Fußes: Das Becken kippt nach hinten. Dies führt zu einer Verkürzungsreaktion der Muskulatur an der Beinrückseite.

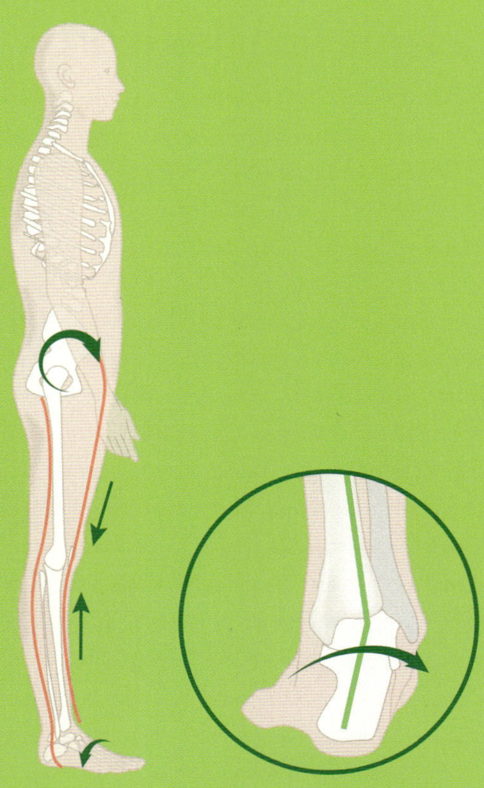

Supination des Fußes: Das Becken kippt nach vorne. Dies führt zu einer Verkürzungsreaktion der Muskulatur an der Beinvorderseite.

Dazu ein Beispiel: Ich segle leidenschaftlich gern und habe schon so einige Situationen erlebt, in denen das Meer stark aufgewühlt war. Natürlich habe auch ich schon versucht, auf einem schwankenden Boot die einmal eingenommene Haltung beizubehalten. Mein Tipp, wenn Sie es auch probieren wollen: Lassen Sie sich vorher von Ihren Segelbegleitern eine Rettungsweste aushändigen. Es kann nämlich nicht funktionieren. Was glauben Sie, was mit einer Palme passieren würde, die sich nicht im Orkan wiegt, sondern strammsteht? Richtig. Sie wird aus ihrer Verankerung gerissen.

Was tun Sie also klugerweise auf einem schwankenden Boot? Sie versuchen, Ihre Fußflächen fest aufs Bootsdeck zu stellen, und passen Ihre Körperbewegungen so an die des Bootes an, dass Sie aufrecht bleiben. Genau hier kommen Hinterfuß und Sprunggelenk ins Spiel. Denn dieser Bereich ist maßgeblich dafür verantwortlich, dass Sie nicht ins Wasser stürzen. Je mobiler und beweglicher dieser Teil Ihrer Füße ist, desto wahrscheinlicher ist es, dass Sie nicht über Bord gehen. Da haben wir sie – die flexible Stabilität.

Vom Greif- und Tastorgan zum Gehorgan

Unser heutiger Standfuß hat sich aus dem Kletter- beziehungsweise Greiffuß des Affen entwickelt. Beim Greiffuß unserer ältesten Vorfahren waren diese Fußwurzelknochen noch nebeneinander und hintereinander angeordnet. Das war – wie bei unserer heutigen Hand – perfekt zum Festhalten, aber weniger praktisch zum Laufen. Denn für den aufrechten Gang musste der Mensch mit der Ferse auftreten und mit dem ganzen Fuß bis hin zur großen Zehe abrollen können. Dazu war eine gerade Beinachse nötig.

Um das alles zu ermöglichen, mussten sich die Fußknochen gegeneinander „verdrehen“. (Man spricht von einer pronatorischen Verdrehung des Vorfußes, also des Fußballens, gegenüber dem Rückfuß). Die Folge: Bei unserem

Pronation – Supination

Pronation bezeichnet in der Medizin eine Einwärtsdrehung von Gliedmaßen – beim Fuß also ein Kippen des Gelenkes nach innen, wobei der innere Fußrand gesenkt, der äußere angehoben wird. Supination beschreibt das Gegenteil: eine Auswärtsdrehung der Gliedmaße. Am Fuß wird dabei der innere Fußrand angehoben, während der äußere Fußrand gesenkt wird. Das Gelenk kippt dabei nach außen.

heutigen Stand- oder Gehfuß liegen die Knochen nicht mehr flach auf dem Boden, sondern sie bilden ein regelrechtes Gewölbe. Während die Außenseite unseres Fußes auf dem Boden liegt, richtet sich die Innenseite des Fußes als Längsgewölbe auf. Es entsteht „Luft“ unter dem Fuß. Dadurch haben Fußsohlenmuskeln, Sehnen, Blutgefäße und Nerven ausreichend Platz und sind vor Druck geschützt. Typisch dabei ist, dass der Höcker des Fersenbeins nach hinten hin besonders kräftig ausgeprägt ist. Denn diese Stelle dient als Ankerpunkt für unsere stärkste Sehne, die Achillessehne. Dies können Sie auf der Abbildung unten gut erkennen.

Aufgrund der pronatorischen Verdrehung entstand außerdem das Quergewölbe an unserem Vorfuß. Durch beide Wölbungen zusammen entsteht unser Fußrücken, der auch Spann oder Rist genannt wird.

Und drittens bewirkte die pronatorische Verdrehung auch, dass die Standfläche unserer Füße breiter wurde. Denn gäbe es diese Verdrehung nach innen nicht, setzten wir mit dem äußeren Teil der Ferse auf. Wir würden den Fuß allein über die Außenlinie abrollen und uns dann mit den beiden äußeren Zehen (Zehen 4 und 5) abstoßen. Eine kleine Fläche, oder? Durch die Verdrehung verteilt sich beim Abrollen hingegen das Gewicht auf den gesamten Vorfuß – ein immenser Vorteil.

Wir können also Folgendes festhalten: Mit der Verwringung des Vorfußes hat sich ein komplex gebautes Gehorgan entwickelt, das Stöße hervorragend absorbiert. Mich fasziniert das immer wieder. Gleich wird nämlich auch deutlich, was passiert, wenn diese Funktion gestört ist.

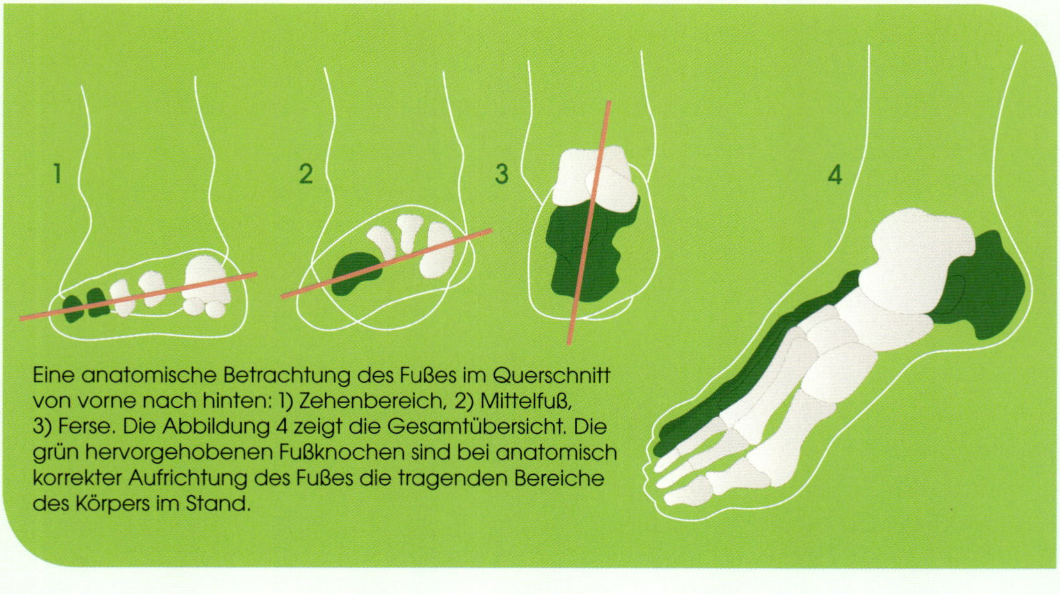

Eine anatomische Betrachtung des Fußes im Querschnitt von vorne nach hinten: 1) Zehenbereich, 2) Mittelfuß, 3) Ferse. Die Abbildung 4 zeigt die Gesamtübersicht. Die grün hervorgehobenen Fußknochen sind bei anatomisch korrekter Aufrichtung des Fußes die tragenden Bereiche des Körpers im Stand.

Was geschieht bei Fehlstellungen?

Kommt es zu einer Fehlstellung, bei der das Fersenbein nach innen knickt (Pronation), so entsteht ein sogenannter Knickfuß (Pes valgus). Wird das Fersenbein dagegen nach außen abgeknickt (Supination), bildet sich eine Hohlfuß (Pes cavus). Interessant ist auch noch die dritte Variante – der Senkfuß. Hierbei steht die Ferse durchaus im Lot, jedoch ist das Längsgewölbe zum Teil abgesunken. Plattfuß sagt man auch im allgemeinen Sprachgebrauch – allerdings bezeichnet dieses Wort eigentlich nur die Extremform des Senkfußes, bei der das Längsgewölbe komplett abgesunken ist (Pes planus). Beim Senk- und Plattfuß fehlt die Spannung im Fuß fast vollständig, gleichzeitig ist der Zug auf die Sehnenplatte an der Fußsohle immens.

Haben Sie einen Knickfuß?

TEST

Stellen Sie sich gerade hin – einfach so, wie Sie gewöhnlich auf beiden Beinen stehen. Nun bitten Sie einen Helfer, eine Linie an Ihre Ferse zu zeichnen, und zwar von der Mitte der Ferse bis hoch über die Achillessehne. Versuchen Sie jetzt, Ihre Füße so aufzurichten, dass diese Linie senkrecht zum Boden steht.

Schaffen Sie es nicht, dabei das Großzehengrundgelenk am Boden zu lassen, ist das ein Hinweis auf eine Fehlstellung: Ihre Füße befinden sich dann in einer starken Pronationshaltung. Dies hat nicht nur beim Stehen, sondern auch beim Gehen und Laufen Auswirkungen auf Ihre gesamte Statik.

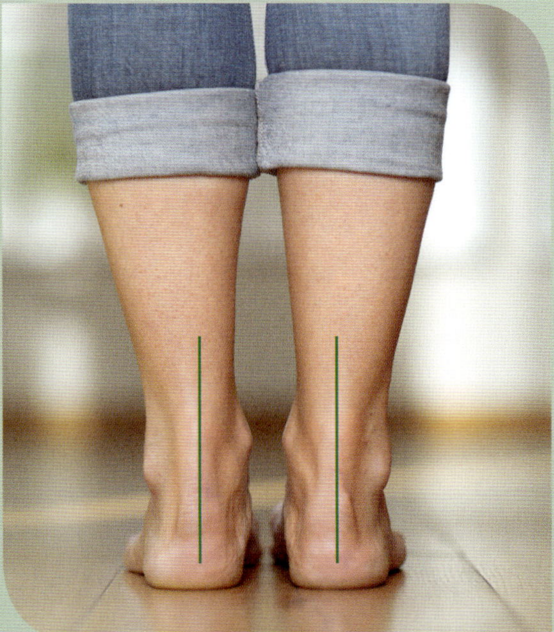

Die Drehachsen des Fußes

Querachse: Das obere Sprunggelenk

Die einfachste Bewegung des Rückfußes findet im oberen Sprunggelenk statt. Das ist das Gelenk zwischen Schienbein, Wadenbein und Sprungbein. Mit diesem Gelenk können wir unsere Fußspitze nach oben und unten bewegen; wir beugen oder strecken also den Fuß (Abduktion und Adduktion). Die Drehachse ist frontal – quer – ausgerichtet (siehe Abbildung unten, grüne Linie). Alle Muskeln, die hinter der Achse verlaufen, heben die Fußspitze, ziehen also bei aufgesetztem Fuß den Unterschenkel nach vorn.

Dabei ist interessant, dass die Muskeln, die den Fuß senken, viermal mehr leisten als die Muskeln, die den Fuß heben. Das ist verständlich, da wir uns ja zum Beispiel beim Springen vom Boden abstoßen müssen. Stellen Sie sich einen Hochspringer vor, der nach dem Anlauf beim letzten Schritt vor dem Absprung über die Latte einen langen Ausfallschritt macht und sich dann mithilfe des Vorfußes nach oben katapultiert. Ich konnte das oft genug bei meinem Bruder mitverfolgen, der Hochspringer war. In seinen Spitzenzeiten, als 17-Jähriger, sprang er 2,23 Meter.

Aber auch im Stand oder beim normalen Gang sind die Fußheber enorm wichtig. Sie müssen nämlich, um den Körper aufrecht zu halten, gegen die Schwerkraft arbeiten. Sie merken das spätestens dann, wenn Sie Ihren Körper weit nach vorn neigen: Dann müssen Sie Ihre Vorfüße kräftiger in den Boden drücken, damit Sie nicht auf die Nase fallen.

Schräge Achse: Das untere Sprunggelenk

Beim unteren Sprunggelenk – das nochmals in eine vordere und eine hintere Kammer geteilt ist – befindet sich die Drehachse zwischen dem Sprungbein, dem Fersenbein und (bei der vorderen Kammer) dem Kahnbein. Diese Achse ist schräg gestellt (siehe Abbildung links blaue Linie). Darum können Sie über dieses Gelenk in einer schrägen Bewegung den Außen- und den Innenrand Ihres Fußes anheben. Gleichzeitig sorgt das Gelenk dafür, dass Sie den Fuß nach innen unten, innen oben, außen unten oder außen oben zie-

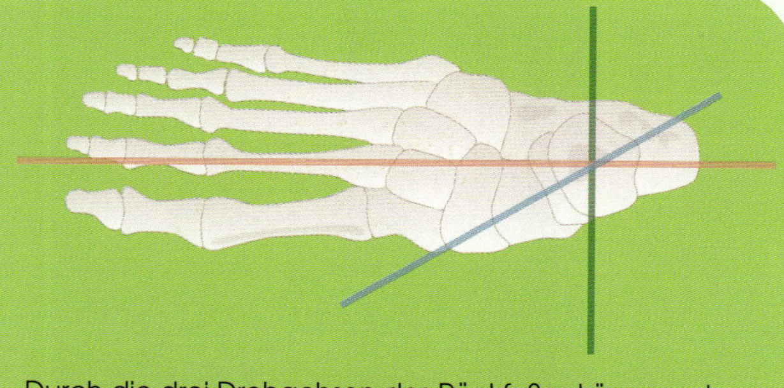

Durch die drei Drehachsen des Rückfußes können wir den Fuß kreisen lassen.

hen können. Das heißt, im unteren Sprunggelenk finden kombinierte Bewegungen statt – Pronation und Supination, Inversion und Eversion, Adduktion und Abduktion. **Allein um diese komplexeren Bewegungen zu vollziehen, müssen Sie 20 Muskeln einsetzen. Ich nehme an, Sie bekommen schon eine Ahnung davon, wie komplex unser Rückfuß ist und was es bedeutet, wenn er funktionell eingeschränkt ist.**

Längsachse: Vom zweiten Zeh bis zur Ferse

Die nächste Achse bildet die eigentliche Achse für Pronation und Supination. Sie verläuft, wie in der Abbildung auf Seite 26 zu sehen (rote Linie), etwas rechts von der Mitte der Ferse nach vorn über die zweite Zehe. Über diese Achse können wir den Fuß nach außen oder nach innen kippen.

Ein echtes Wunderwerk

Die Abbildung auf Seite 26 zeigt sehr anschaulich, dass die drei Drehachsen Ihnen die Möglichkeit geben, den Fuß in alle Richtungen zu kreisen. Schlagen Sie doch mal Ihre Beine übereinander und probieren Sie es aus. Verfolgen Sie, wie der Bewegungsumfang wächst, wenn Sie das obere und das untere Sprunggelenk gleichzeitig beanspruchen und wie einseitig die Bewegung ist, wenn sie nur eine Achse nutzen. Ist das nicht ein absolutes Wunderwerk?

Nur durch das Zusammenspiel der drei Achsen sowie durch seine besondere Bauart und Form kann der Fuß eine doppelte Funktion erfüllen: Er kann den Körper gegen die Schwerkraft tragen und die Fortbewegung auf zwei Beinen ermöglichen.

Die folgende Abbildung fasst noch einmal die Bewegungspfade des Fußes, von der Innenseite her gesehen, zusammen.

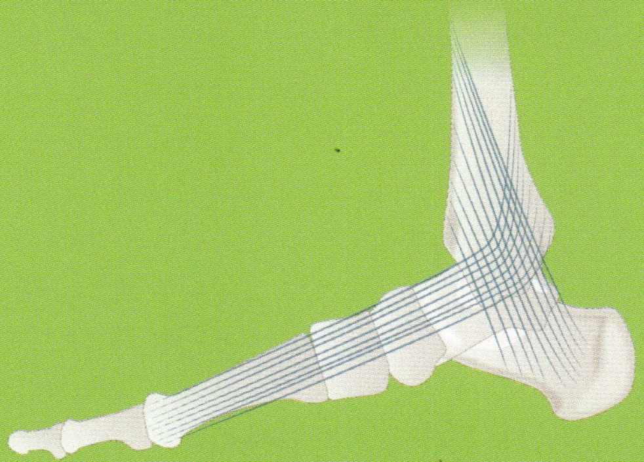

Die Linien veranschaulichen, wie an der Innenseite des Fußes unter Belastung die Spannungsverhältnisse der Sehnen, Muskeln und des Bindegewebes verlaufen (Bewegungspfade).

Bänder und Muskeln für vitale Spannung

Die Festigkeit unserer Fußwölbung beruht, wie Sie sicher schon ahnen, nicht auf den Knochen allein. Vielmehr entsteht sie durch die vitale Spannung eines sehr kräftigen Band- und Muskelapparates. Die Bänder wirken als passives Haltesystem. Daneben arbeiten die Muskeln als aktive Haltesysteme. Sie beeinflussen die gesamte Fußwölbung. So tragen zum Beispiel einige Muskeln (der hintere Schienbeinmuskel und der lange Wadenbeinmuskel) die Fläche am höchsten Punkt der Fußwölbung wie ein Steigbügel.

Allerdings können sich kräftige Bänder und Muskeln nur entwickeln, wenn der Fuß vielseitig belastet wird. Ich werde Ihnen später zeigen, was passiert, wenn genau diese positive Belastung durch Einlagen oder falsches Schuhwerk beeinträchtigt wird (siehe Seite 80 f.). Werfen wir aber zunächst noch kurz einen Blick auf die starken Bänder, die die Knochen zusammenhalten. Besonders wichtig sind die Bänder, die in der Abbildung unten dargestellt sind.

Damit die Bewegung von Ferse und Bein überhaupt stattfinden kann, brauchen wir Muskeln. Betrachten wir das Ganze zunächst einmal in einer einfachen Variante, sozusagen als minimale Bewegungseinheit. An jeder Bewegung sind mindestens zwei Muskeln beteiligt. Sie sind über Sehnen mit jeweils zwei Knochen verbunden. Zwischen den Knochen sitzt ein Gelenk. Die zwei beteiligten Muskeln sind Muskelpartner: Wenn der eine zieht, lässt der andere los. Man bezeichnet das auch als Agonist und Antagonist. Je komplexer eine Bewegung wird, desto mehr Muskeln sind natürlich daran beteiligt. Bei der Aufrichtung unseres Körpers gegen die Schwerkraft tun ganze Muskelketten ihre Arbeit. Sie laufen von den Zehenspitzen bis zu unserem Kopf.

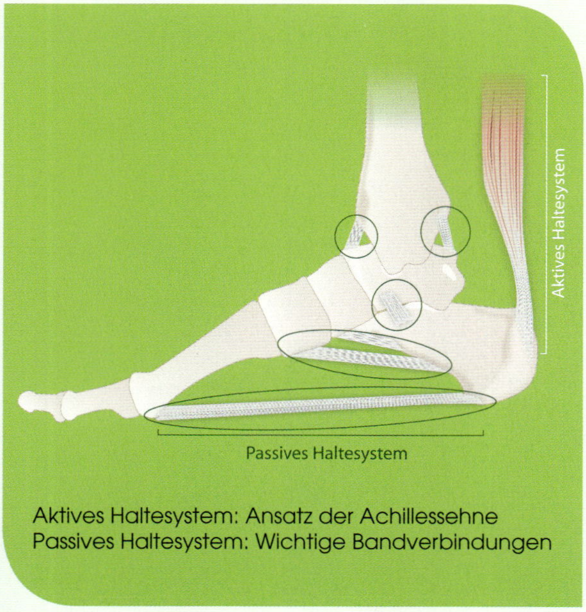

Aktives Haltesystem: Ansatz der Achillessehne
Passives Haltesystem: Wichtige Bandverbindungen

Die Muskeln und die entsprechenden Bewegungen sind vernetzt. Das bedeutet: Wenn eine Bewegung stattfindet, wirkt sich das auf alle anderen Bewegungen samt beteiligten Muskeln aus. Nun gehen gerade von der Fußwurzel unglaublich viele Bewegungsimpulse aus. Durch ihre Stellung zum Unterschenkel bildet sie die Verbindung zwischen der waagerechten Standfläche und der gesamten Senkrechten des Körpers oberhalb des Sprunggelenks. Jede Bewegung im Fuß bedingt automatisch eine Bewegung in der Muskulatur darüber. Umgekehrt ist das genauso. Damit ergeben sich hochkomplexe Bewegungszusammenhänge.

Wie stehen wir?

TEST

Ist Ihnen schon einmal bewusst geworden, dass wir im Stand unsere unteren Extremitäten strecken, der Fuß diese Streckung aber gar nicht mitmacht? Ihre Füße stehen – anders als bei Vierfüßlern – rechtwinklig zu Ihren Unterschenkeln. Nur so können wir Menschen aufrecht stehen. Das bedeutet zwangsläufig, dass unser Körpergewicht zu circa 65 Prozent auf der Ferse ruht (bei wirklich aufrechter, gesunder Körperhaltung und Entlastung der Muskulatur an der Körperrückseite). Machen Sie doch mal den Test.

Stellen Sie sich barfüßig so hin, dass es sich für Sie aufrecht und normal anfühlt (bitte „künsteln" Sie Ihre Aufrichtung nicht). Jetzt lassen Sie von der Seite ein Foto von sich machen und kontrollieren dann, ob Sie im Lot stehen. Sind Sie nach vorn oder nach hinten abgewichen?

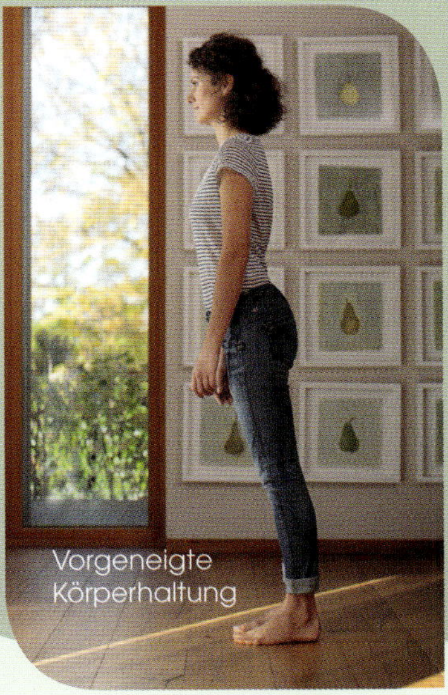

Vorgeneigte Körperhaltung

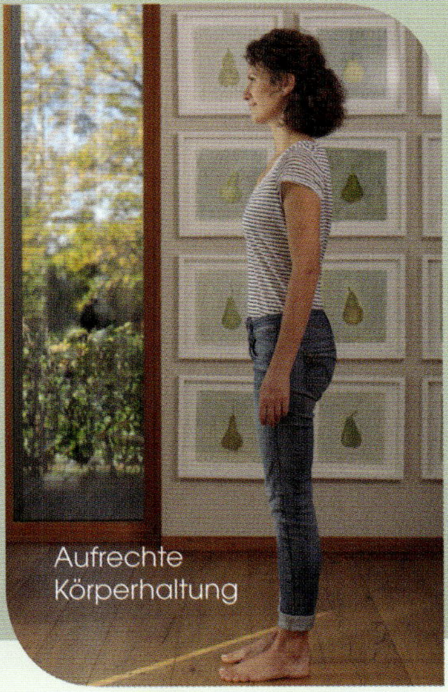

Aufrechte Körperhaltung

Aber kommen wir nochmals zum einfachen Gehen zurück. Eigentlich würde man erwarten, dass bei Belastungen – zum Beispiel beim Auftreten – die Fußwölbung in sich zusammensinkt und der Fuß dadurch breiter und länger wird. Schließlich sind die Knochen ja durch Bänder verbunden, und die werden doch sicher lang gezogen, oder? Das Gegenteil ist der Fall!

Betrachten wir **das Standbein**, dann wird der Fuß hier eher kürzer und schmaler (siehe Foto 2 Seite 31 unten rechts). Denn wenn der Fuß belastet wird, heben der hintere Schienbeinmuskel und der lange Wadenbeinmuskel (siehe Seite 28) die Fußwölbung an. Die Fußsohlenmuskeln am Fersenbein helfen dabei: Sie ziehen

Wie gehen wir?

TEST

Beim Gehen über die Ferse nutzen wir zwei „Hebel". Zunächst den kurzen Hebelarm, wenn wir die Ferse aufsetzen. Und dann den langen Hebelarm, wenn die Ferse abgehoben wird und das Gewicht über den Vorfuß und die Zehen hinweg verschoben wird. Das Bewegungsspiel zwischen beiden Hebeln ist die Grundlage dafür, dass wir gehen, laufen und springen können.

Kurzer Hebelarm: Stellen Sie sich mit durchgestreckten Beinen auf den Boden. Dann ziehen Sie einen Vorfuß so weit wie möglich nach oben in Richtung Knie. Wie weit klappt das, ohne dass Sie dabei mit dem Becken eine Ausweichbewegung nach hinten machen?

Langer Hebelarm: Wie hoch können Sie sich mit beiden Füßen im Stand nach oben drücken?

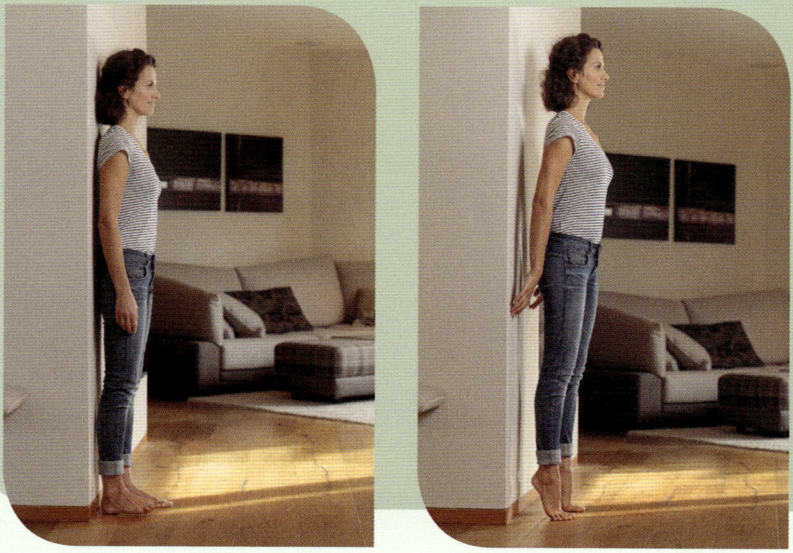

sich zusammen und verstärken so die Wölbung, wenn der Fuß auf einer harten Unterlage belastet wird. **An der Ansatzstelle dieser Muskeln bildet sich übrigens oft ein Fersensporn.**

Durch die Kontraktion werden normalerweise auch die Zehen an den Boden angedrückt. Diese Zehenbeugung hilft dabei, das Fußgewölbe unter Belastung aufzurichten. Die Zehen haben quasi die Bedeutung von Stützen – ähnlich wie die Stützräder bei einem Kinderfahrrad. Das können Sie selbst beobachten: Wenn Sie barfuß über härteren Sand gehen, werden sich die Zehen bei Ihrem Fußabdruck deutlich stärker im Sand abzeichnen als die Fußsohle. Am Ende der Abrollbewegung des Fußes beim Gehen nimmt der Fuß ja sozusagen einen Zehenstand ein. Dadurch werden sämtliche Muskeln der Fußwölbung zusammengezogen.

Das Schwungbein ist das Bein, das sich bei der Gehbewegung zunächst in der Luft befindet (siehe Foto 1 unten links). Es setzt anschließend mit der Ferse am Boden auf. Dabei befindet sich der Fuß in leichter Supination (das Fußgelenk „knickt nach außen"). Im weiteren Verlauf der Bewegung nach vorn wird dieses Bein dann zum Standbein. Dabei übernimmt es in zunehmendem Maße das Körpergewicht.

1
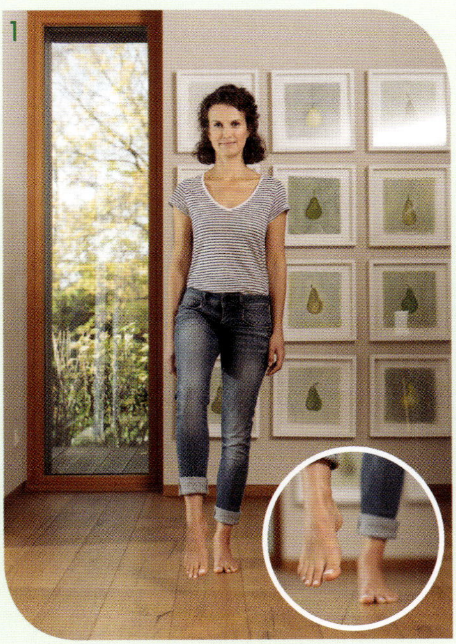

2
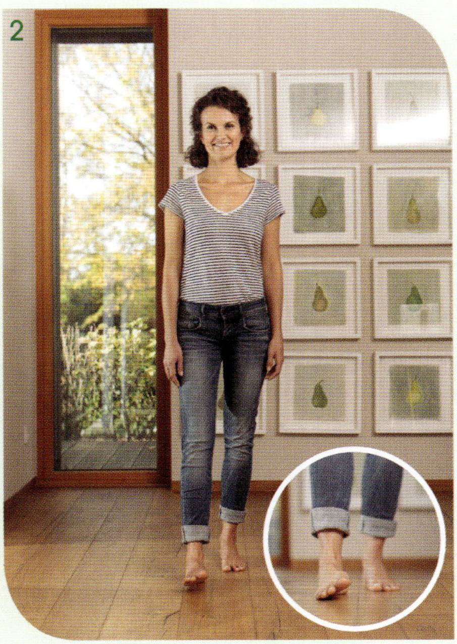

1) Der Fuß des Schwungbeines kippt bei lockerer Haltung leicht nach außen.
2) Beim Aufsetzen des Fußes erfolgt der erste Bodenkontakt zunächst am äußeren Teil der Ferse und weiter entlang am äußeren Teil der Fußsohle bis zum fünften Zehenstrahl.

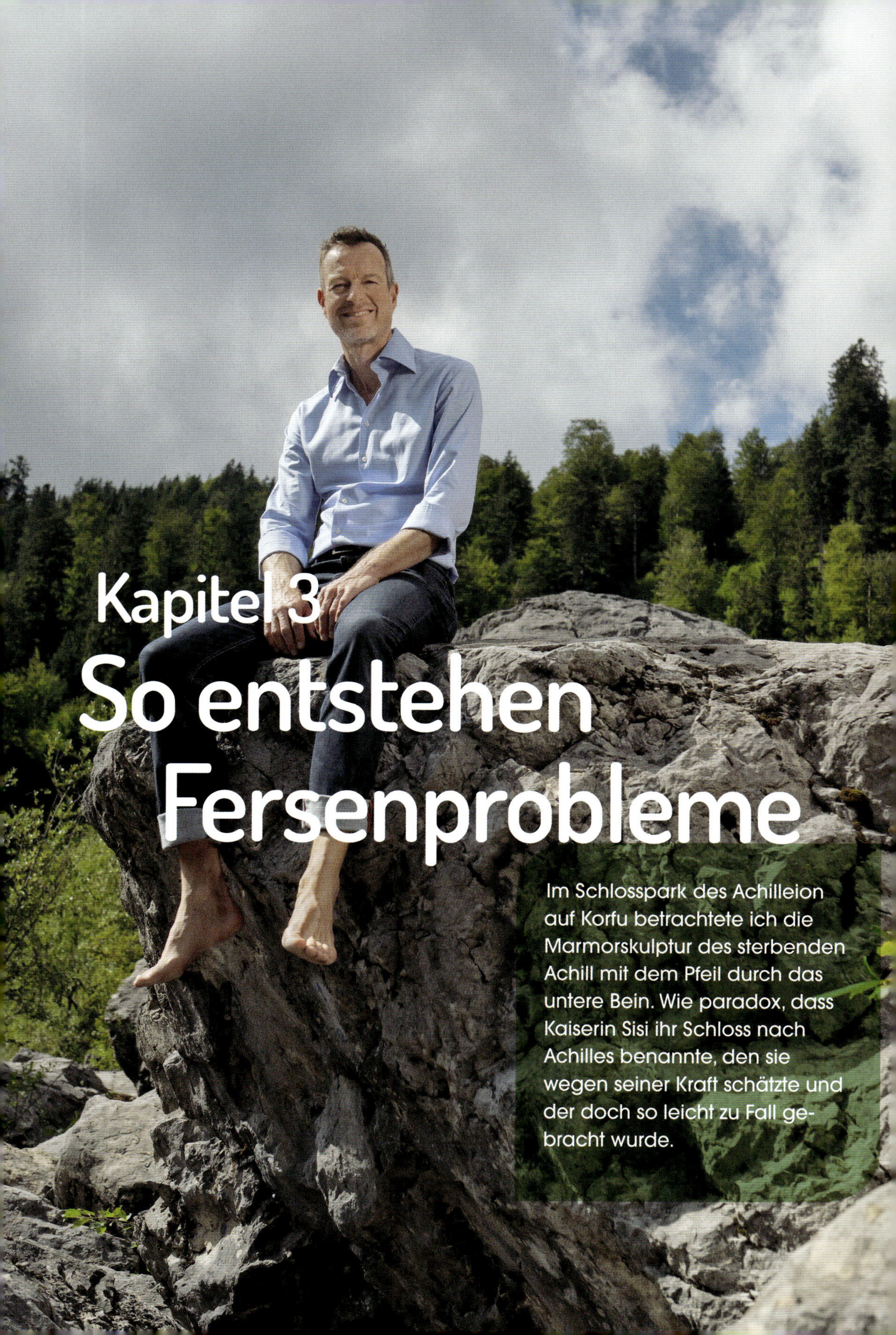

Kapitel 3
So entstehen Fersenprobleme

Im Schlosspark des Achilleion auf Korfu betrachtete ich die Marmorskulptur des sterbenden Achill mit dem Pfeil durch das untere Bein. Wie paradox, dass Kaiserin Sisi ihr Schloss nach Achilles benannte, den sie wegen seiner Kraft schätzte und der doch so leicht zu Fall gebracht wurde.

Ursache und Wirkung

Sind Sie im „Fersenproblem-Alter"?

Wenn Sie älter als 30 Jahre alt sind, dann müssen Sie sich damit abfinden, dass Ihr Körper mehr Zellen abbaut, als er aufbaut und regeneriert. Das ist zunächst ein schleichender Prozess. Er nimmt aber über die Jahre immer mehr an Fahrt auf und betrifft natürlich auch Ihre Ferse: Das Bindegewebe wird schwächer, die Polsterung der Fußsohle insgesamt geringer, die Bänder sind nicht mehr so elastisch und die Muskelkraft lässt nach.

Natürlich kann auch bei jungen Menschen ein Fersenproblem entstehen. Dies ist erfahrungsgemäß jedoch erst dann der Fall, wenn eine Fußfehlstellung auf eine deutlich erhöhte Belastung trifft – zum Beispiel bei intensiv ausgeübten Sportarten. In der Regel zeigen sich die Rückfußsymptome erst ab den mittleren bis zu den höheren Lebensjahren.

Auffällig ist, dass Fersenprobleme im hohen Alter nicht mehr eine so große Relevanz haben. Nicht, weil die Situation besser würde, sondern weil im hohen Alter Verhaltensänderungen einsetzen, die die Gesamtsituation beeinflussen. So werden die meisten älteren Menschen ruhiger, die Augen werden schwächer. Man wird vorsichtiger beim Gehen und setzt sich nicht mehr so hohen Belastungen aus.

Auf den Gesamtzusammenhang kommt es an

Schon aus diesem Grund ist es wirklich essenziell, dass Sie Ihren Körper und Ihre Schmerzsymptomatik aus einem neuen Blickwinkel betrachten. Unser Kopf sendet über das zentrale Nervensystem permanent Nachrichten an unser Körpersystem und damit auch an die Muskulatur. Je älter wir werden, desto eingefahrener werden diese Gedanken. Das hat einen Einfluss auf unsere Bewegungs- und

Trainingsmuster. Ich denke in diesem Zusammenhang an einen erdigen Weg mit tiefen Furchen, die durch die Sonne ausgehärtet sind: Das Fahrzeug, das in dieser Spur fährt, hat kaum eine Chance, die Fahrspuren zu verlassen.

Da die Füße beim Gehen das gesamte Gewicht des Körpers auffangen müssen und beim Stehen etwa 65 bis 70 Prozent des Körpergewichts auf der Ferse lasten, kommt diesem Bereich große Bedeutung zu. Nach dem, was Sie in Kapitel 2 gelesen haben, leuchtet es ein, dass jede Störung, die einen Teil des Fußes betrifft, unweigerlich auch alle anderen Teile des Fußes beeinflusst. Dabei ist es egal, ob die Störung funktionell, strukturell oder schmerzbedingt ist – der Rest des Fußes muss sich dem anpassen.

Beschwerden und ihre typischen Folgen

- Störungen, die das obere Sprunggelenk betreffen, führen in der Regel zu einer Verlagerung der Belastung auf den Vorfuß.
- Beschwerden im Bereich des unteren Sprunggelenks haben in der Regel Fehlbelastungen zur Innenseite des Fußes hin zur Folge.
- Beschwerden im vorderen Sprunggelenk und Mittelfußbereich führen eher dazu, dass wir das Körpergewicht auf die hintere Außenseite des Fußes verlagern.
- Beschwerden im Vorfuß, also im Ballenbereich, führen in der Regel zu einer Verlagerung des Körpergewichts auf die Ferse oder auf den anderen Fuß. Dabei kann es sich zum Beispiel um Hallux-Beschwerden oder Vorfußbrennen handeln.

So kommt es zu Veränderungen der Belastungszonen oder zu einer Schonhaltung, um Schmerzen zu vermeiden. Auch wenn die Schonhaltung kurzfristig Entlastung zu bringen scheint: Erfahrungsgemäß wirkt sie sich mittel- oder langfristig auch nachteilig auf andere Körperbereiche aus, zum Beispiel das Knie, die Hüfte oder den Rücken.

Sie sehen also: Egal, wie wir den Fuß drehen oder wenden, wir kommen um die Ferse nicht herum. Leider sind meiner Erfahrung nach die Kenntnisse über die Anfälligkeit des Rückfußes auch in Fachkreisen sehr einseitig. Sie beschränken sich zumeist auf das Wissen über Knick-, Senk-, Spreiz- oder Hohlfüße und die Folgen der Fehlstellungen. Meist sind die Störungen des Fußes, im Speziellen die der Ferse, jedoch viel komplexer. Unterschiedlichste Faktoren führen zu unterschiedlichsten Schmerzsymptomen. In einem geringen Umfang spielt genetische Veranlagung eine Rolle. Meiner Erfahrung nach sind allerdings über 80 Prozent der Probleme folgenden Aspekten zuzuschreiben: festgefahrenen Verhaltens- und Bewegungsmustern, dem Schuhwerk, der Ernährung, einer mangelnden Selbstwahrnehmung, den Einflüssen durch unsere kommerziell geprägte Umwelt, den Leistungsgedanken oder dem Stress. Und natürlich spielen auch ungeeignete Therapien eine Rolle.

Wie Sie jetzt schon wissen, ist der komplexe Aufbau des Rückfußes die Basis dafür, dass er sich in so vielfältiger Weise bewegen kann. **Darum liegt der Schlüssel von Rückfußproblemen auch meist im Zusammenspiel der Einzelteile und eher selten in einem Einzelteil an sich.** Damit sind wir bei der Beweglichkeit und ihren Voraussetzungen.

Ein Beispiel: In der Sportmedizin wird als Auslöser von Schmerzen oft vorschnell eine Verhärtung der Muskulatur oder eine scheinbare Muskelschwäche diagnostiziert. Wie oft höre ich, dass die Waden zu schwach seien und deshalb verkrampften oder dass bei Rückenschmerzen die Rückenmuskulatur zu schwach sei. Doch es ist eine therapeutische Sackgasse, sich ausschließlich auf die Kraftentwicklung zu konzentrieren – statt die Beweglichkeit der Muskulatur in den Fokus zu nehmen. Wenn dann tatsächlich die Beweglichkeit in den Fokus rückt, passiert es leider ebenso häufig, dass als Problemlösung Dehnung empfohlen wird (siehe Seite 86 f.).

Warum manifestieren sich Fersenprobleme?

Wie oft kontrollieren Sie den Luftdruck und Zustand Ihrer Auto- oder Fahrradreifen? Welchen Stellenwert nehmen Qualität und Beschaffenheit der Reifen bei Ihnen ein? Und wie ist es im Vergleich zu Ihren Füßen? Sehe ich da ein beschämtes Lächeln in Ihrem Gesicht?

Lassen Sie uns das ändern und gleich einen Blick auf die Faktoren richten, die die Gesundheit der Ferse aus fusskartographischer Sicht am häufigsten beeinflussen. Gleich vorweg: Nein, es sind nicht die exotischen, plötzlich auftretenden Umstände, die unsere Ferse krank machen.

Sie wissen ja bereits, wie die Natur uns biomechanisch geschaffen hat und dass es immer auf das Ganze ankommt, damit das System Mensch einwandfrei und zuverlässig arbeiten kann. Treten kurzfristig einzelne Schmerzsymptome auf und verschwinden nach wenigen Stunden oder Tagen wieder, dann haben wir auch nur kurzfristig den Normbereich verlassen. Der Körper konnte sich wieder regenerieren. Das kennen wir alle zum Beispiel vom Muskelkater oder vom vorübergehenden Knieschmerz nach oder während einer Bergwanderung.

Treten Symptome jedoch im Laufe der Zeit immer stärker und in kürzeren Intervallen auf oder erscheinen sie auf einmal auch bei anderen Bewegungsmustern, so ist das für uns ein wichtiges Zeichen: Wir sind dann weit über die Toleranzgrenze der körperlichen Regeneration hinausgegangen; der Zustand hat sich offensichtlich manifestiert. Schauen wir uns deshalb die einzelnen Faktoren einmal an.

Erworbene Stellungsanomalien

Fußfehlstellungen wie Knick-, Hohl-, Senk- oder Spreizfuß werden meiner Erfahrung nach bereits im Kindesalter erworben. In den ersten Lebensjahren verdreht sich das Fußskelett in pronatorischer Drehrichtung (siehe Seite 23 f.). Die Muskeln der Fußwölbung entwickeln sich. Sie müssen genügend Zeit bekommen, um sich auf das Stützen des Fußgelenkes vorzubereiten. Dafür müssen sie überhaupt erst einmal trainiert werden. In der Regel erfolgt das in der Kriechperiode.

Ungeduldige Eltern und Eltern, die ihren Kindern sofort relativ festes Schuhwerk mit Stützfunktion anziehen, stören diesen physiologischen Selbstaufrichtungsprozess des Fußes. Den kleinen Füßen fehlen dann ausreichend kräftige Muskeln. So kommt es später beim Stehen zu einer Überbeanspruchung – oder anders ausgedrückt: zu einem Missverhältnis zwischen Belastung und Tragfähigkeit der Füße. Das führt dann zu einem Knickfuß und zu Stellungsanomalien in den Sprunggelenken.

Diese Beschwerdebilder nehmen bereits in jungen Jahren zu, woran sich unter anderem die Rolle der heutigen Ernährung ablesen lässt. Sie bewirkt, dass viele junge Menschen heutzutage sehr schnell wachsen. In meiner Praxis stellt sich die Entwicklung am Ende dann wie folgt dar: Zunächst sind nur das untere Sprunggelenk und die Fußwurzelknochen gereizt. Daraus wer-

Ernährungsfaktoren, die sich auf das Wachstum auswirken

- Zu energiereiche Nahrung
- Ein Übermaß an Zucker in vielen Lebensmitteln (Finden Sie mal ein Fertigprodukt, das keinen Zucker enthält!)
- Ein Zuviel an Milchprodukten, Fisch, Wurst und Fleisch von hormonbelasteten Tieren (die durch Hormone zu schnellem Wachstum angeregt werden)

den im Erwachsenenalter Schmerzen im Rückfuß. Diese Schmerzen führen unweigerlich zur Entlastung des kranken Fußes – womit Störungen von Knie und Hüfte vorprogrammiert sind. Die Folgeprobleme können aber auch die Wirbelsäule und damit den gesamten Bewegungsapparat betreffen.

Die Grundlage für all dies wird, wie gesagt, im Kindheits- und Jugendalter gelegt. Genau in dieser Zeit könnten die Probleme am besten vermieden werden! Doch auch später im Erwachsenenalter sind Stellungsanomalien der Füße keine unabänderliche Gegebenheit. Mit einer ganzheitlichen Anpassung der Gewohnheiten, wie Sie im Praxisteil dieses Buches (ab Seite 138) beschrieben werden, können sie behoben werden, sodass Gelenk- und Sehnenreizzustände beseitigt werden. Auf diese Weise ziehen Entlastungs- beziehungsweise Schonhaltungen nicht gleich den gesamten Bewegungsapparat in Mitleidenschaft.

Zeigt her eure Schuhe

Manchmal werde ich den Eindruck nicht los, dass unsere Füße, die sich seit Jahrmillionen zu einem Wunderwerk entwickelt haben, vielen Menschen gar nicht gefallen. Wie sonst kann es sein, dass sie versuchen, ihren ungleichmäßigen Fuß durch eine topfebene Schuhsohle, eine „ergonomisch stützende“ Innensohle oder eckige Absatzkonstruktion zu verbessern? In Industrieländern kommen sogar noch Einlagen hinzu!

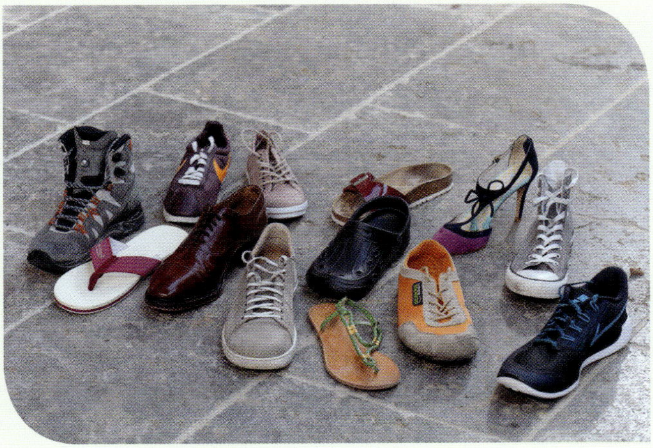

Damit sind wir beim Thema Schuhwerk angelangt. Sofort fällt mir Mark Twain ein, der einmal gesagt haben soll: „Wenn Sie alle Sorgen dieser Welt vergessen wollen, brauchen Sie nur Schuhe zu tragen, die eine Nummer zu klein sind." Na ja, das mag insofern stimmen, als der Schmerz durch einen drückenden Schuh alles andere auslöscht. Viel schlimmer ist allerdings, dass viele Menschen permanent Schuhe tragen, die zu klein sind, und den Schmerz dabei einfach ignorieren. Wenn sie das erste Mal zu mir kommen, tragen ungefähr 70 bis 85 Prozent meiner Klienten Schuhe, die ihnen nicht passen.

Fakt ist: Schuhform, Schuhhöhe, Lasche, Schnürung, Materialauswahl und Verschleiß sowie der Fersengang in Schuhen sind scheinbar banale Dinge, die auf den ersten Blick vielleicht gar nicht in Betracht kommen, wenn wir über Rückfußprobleme reden. Wir müssen sie uns aber unbedingt anschauen, wenn wir dem Problem zu Leibe rücken wollen.

Starker Schuh, schwache Knochen

Schon vor vielen Tausend Jahren war es der Mensch leid, sich ständig Fußverletzungen zuzuziehen. Deshalb suchte er nach etwas, das seine Füße vor Dornen, scharfkantigen Steinen und Kälte schützte. Dass ihm das gelungen ist, können wir nicht nur an der Gletschermumie Ötzi sehen, sondern auch in vielen Museen. Leider wurde aus dem Tragen von schützendem Schuhwerk später das Tragen von bequemem oder schickem Schuhwerk.

In diesem Zusammenhang machte eine Arbeitsgruppe um Prof. Brinkhaus von der Washington University in St. Louis eine interessante Entdeckung. Sie verglichen die Dicke und Dichte verschiedener fossiler menschlicher Fußknochen miteinander. Dabei stellten sie fest, dass 40 000 Jahre alte menschliche Überreste aus der chinesischen Tianyuan-Höhle eher feingliedrige Fußknochenstrukturen hatten, während gleiche Knochen älterer Funde weitaus robuster waren. Die Forscher schlussfolgerten, dass das Schuhwerk im Verlauf der chinesischen Dynastien an Komfort zunahm. Weil die Fußknochen in den bequemeren Schuhen entlastet wurden, blieben sie wesentlich graziler. **Die Mode nahm also über die Jahrtausende hinweg offenbar deutlichen Einfluss auf die Entwicklung der Füße.**

Gibt es den idealen Schuh?

Heute ist es so, dass sich kaum noch jemand barfuß den Einflüssen der Natur aussetzen will. So gut wie alle Menschen entscheiden sich daher für den sozialverträglichen und/oder bequemen oder schicken Schuh. Was ursprünglich dem Schutz der Füße galt, öffnet heute sinnbildlich die Tür zum Orthopäden. Denn aus meiner Sicht gibt es keinen idealen Schuh, sondern nur Schuhwerk, das den Fuß mehr oder weniger belastet. Alle Schuhe schränken den Fuß in seiner Beweglichkeit, Eigenwahrnehmung, Sensomotorik und damit in seiner Vitalität ein (Sensomotorik ist das Zusammenspiel von Sinneswahrnehmungen und Bewegungen des Körpers). Und auch wenn es manch einer nicht gern hört: Das betrifft auch den Minimalschuh. Aber dazu später mehr.

Halten Sie mich bitte nicht für einen Barfuß-Apostel, aber ich bin der Meinung, dass wir für Schuhmode und Schuhwerk einen hohen gesundheitlichen Preis zahlen. Wie eine Studie des Institute for Aging Research at Hebrew SeniorLife (Boston, USA) mit mehr als 3000 älteren Teilnehmern ergab, hatten mehr als zwei Drittel der Frauen mit Fersenschmerzen in einer früheren Lebensphase hochhackige Schuhe getragen. Neben Sprunggelenkdegenerationen waren auch Kniearthrosen, verkürzte Wadenmuskeln und verdickte, steifere Achillessehnen bei diesen Frauen auffällig. Eine Folge war, dass das Barfußgehen von den Betroffenen als sehr unangenehm empfunden wurde.

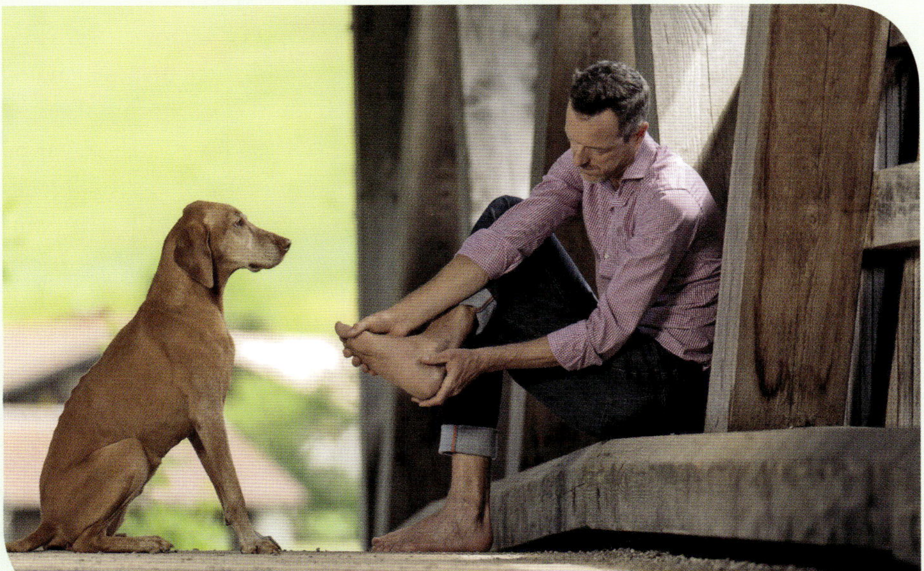

Wenn Sie nach einem langen Tag mit Schuhen Ihren Fersen und der Fußsohle wieder etwas von ihrer Beweglichkeit zurückgeben möchten, können Sie mit Ihren Händen bei lockerer Fußhaltung den Vorfuß und die Ferse gegenläufig verdrehen, so als ob Sie ein Handtuch auswringen wollten.

High Heels & Co.

Neben High Heels sind jedoch auch andere Trends in der Schuhmode und im Sport Quelle von Fußfehlstellungen, Fußdeformitäten sowie chronischen Entzündungen an Gelenken und Bändern. Das hat Folgen für die Füße und insbesondere für die Ferse. Die Klienten, die ihre Schuhe zur Sichtung in meine Praxis mitbringen, sind fast alle der Meinung, dass ihre Schuhe bequem seien und ihnen gut passten. Das muss wohl so sein, könnte man denken – denn sonst trügen sie sie ja nicht. Wenn wir dann aber genauer hinschauen, Länge, Breite und Höhe des Innenschuhs ausmessen und die Schuhsohle betrachten, um das Abrollverhalten der Füße zu beurteilen, ergibt sich ein anderes Bild: Ein harmonisches Zusammenspiel von Fuß und Schuh kann gar nicht möglich sein. Muskeln, Knochen, Sehnen, Bänder und Gelenke enden in einer permanenten Fehlhaltung. Das zieht natürlich Veränderungen der Fußknochen und der Zehenstellung, die Bildung von Überbeinen und Fersenbeschwerden nach sich.

Nun mag es auch nicht mehr verwundern, dass in internationalen Studien immer wieder festgestellt wird, dass 98 Prozent der Kinder mit gesunden Füßen zur Welt kommen, jedoch nur noch rund 40 Prozent der Erwachsenen gesunde Füße haben.

So vielfältig die Argumente der Schuhindustrie, der Sportwissenschaft, der Berufsgenossenschaften oder der Orthopäden sind, so vielfältig ist auch die Fußbekleidung, die wir im Alltag beobachten können. Ich kann mich noch gut daran erinnern, wie in den 1980er- oder 1990er-Jahren das Tragen von dämpfendem Schuhwerk angepriesen wurde, um Bänder, Sehnen und Gelenke zu schonen. Heute sind sich die Experten einig, dass die auf den Fuß wirkenden Kräfte beim Aufsetzen viel geringer sind als die Kräfte beim Abstoßen. Auch das Argument, dass die Fußbewegung im Schuh, zum Beispiel durch individuell angepasste Einlagenversorgung und/oder entsprechende Unterstützungskeile in der Schuhsohle (Motion Control, Bewegungskontrollschuhe), geführt und optimiert werden könne, gilt heute als nicht haltbar.

Im Fachblatt *PM & R – The Journal of Injury, Function, and Rehabilitation* wurde 2009 eine kleine Studie veröffentlicht, die Interessantes ergab: Die Hüfte wird beim Laufen in Laufschuhen um durchschnittlich 54 Prozent stärker belastet als ohne Schuhe (also barfuß). Im Knie lagen die Werte bei unterschiedlichen Tests zwischen 36 und 38 Prozent Mehrbelastung. Dem Fuß gaben die Trainingsschuhe dagegen einen guten Halt. Die degenerativen Effekte auf die Gelenke werden wahrscheinlich zu großen Teilen durch erhöhte Absätze und Stützmaterial unter dem Fußgewölbe verursacht.

Eine andere Studie der University of Virginia ergab bei einer Vergleichsanalyse von Sportlern auf dem Laufband mit und ohne Schuhe, dass mit Schuhen die Hüft-, Knie- und Fußgelenke höheren Belastungen ausgesetzt waren. Die Belastung für die Sprunggelenke in Laufschuhen war im Vergleich sogar höher als beim Gehen in hochhackigen Schuhen. Hätten Sie das vermutet?

Sie werden entschuldigen, dass ich auf dem Schuhwerk so ausführlich herumreite. Aber es gibt noch einen weiteren Aspekt. Unsere Zehen halten sich nämlich beim Gehen gerne am Boden fest – so möchten sie zur Stabilisierung unseres Fußgewölbes beitragen. Im Schuh kann der Fuß diese natürliche Aufgabe nicht wahrnehmen, wenn der Schuh zu kurz, zu eng, zu weich oder zu schmal ist. Zudem zwingt die Sohlenkonstruktion den Fuß immer wieder in die Pronation. Das Ergebnis: Unsere Füße degenerieren und werden schwach, die Zehenstrahlen verbiegen sich und unser Vorfuß tritt sich durch.

Schauen Sie sich bitte Ihre Schuhe an, indem Sie diese vor sich auf den Tisch stellen. Sie werden sehen, dass sich die Schuhspitze von der Tischplatte abhebt. Dadurch bekommen die Zehen überhaupt keine Chance, sich anatomisch korrekt aufzulegen, nämlich auf die ebene Fläche. Während des Ganges kommt es nur zu einer unvollkommenen Bewegung. Wir dürften eigentlich nicht vom Gehen sprechen, sondern eher vom Rollen, denn ein Abrollen ist nur von der Ferse bis über den Vorfuß möglich – nicht bis über die Zehen.

Was ist ein guter Schuh?

Aktuell sind sich die Experten einig, dass ein Schuh möglichst flexibel, leicht und mit beweglichen Elementen in der Schuhsohle ausgestattet sein sollte. Dadurch ist der Fuß so frei in seiner Bewegung, dass er sich dem Untergrund anpassen kann. Man simuliert dadurch sozusagen das barfüßige Laufen auf natürlichem Boden. Grundsätzlich ist das ein guter Ansatz.

Nun betrachten Sie Ihr Schuhwerk von hinten. Fällt Ihnen auf, dass der seitliche Rand der Schuhsohle mindestens rechtwinklig zur Tischplatte steht? Er ist seitlich nicht abgerundet, so wie es bei unseren Füßen und Fersen der Fall ist. Was meinen Sie, was das für unsere Füße bedeutet? Genau, sie können sich nicht dem Boden anpassen. Vielmehr knicken sie, nachdem Sie die Ferse supinatorisch (also leicht auf den äußeren hinteren Fersenrand) aufgesetzt haben, nach innen weg, statt dass sie geradeaus weiter über den äußeren Fußrand bis hin zur Mitte der Fußlänge abrollen. Ein natürliches Abrollverhalten der Füße ist nicht möglich.

Die Folgen schlechter Schuhe

Bei leicht unebenem Boden und/oder einer dynamischen Rückfußinstabilität führt Schuhwerk – besonders inadäquates Schuhwerk – zu Durchblutungsstörungen und damit zu einem Sauerstoffmangel im Gewebe. Dadurch werden die Wände der kleinsten Blutgefäße, der Kapillaren, geschädigt und es tritt Flüssigkeit ins Gewebe aus: Vor allem an den Sehnenansatzpunkten im Fuß entstehen als Schutzreaktion des Körpers Ödeme. Diese Raumforderungen erhöhen den Druck auf das umliegende Gewebe, woraufhin die dort befindlichen Tastsensoren „Schmerz!" ans Gehirn melden.

All dies entsteht durch eine asymmetrische Rückfußbelastung, durch überstarkes Nach-innen- oder Nach-außen-Knicken des Fußes. Wenn die Fehlbelastung andauert, treten verstärkt Verhärtungen im Gewebe auf. Dadurch entstehen zusätzlich kapillare Abflussstörungen, was den eigentlich für die Regeneration so notwendigen Stoffwechsel an dieser Stelle verschlechtert. Noch mehr Stauungen sind die Folge.

Schauen Sie sich im Sommer mal um, bei wie vielen Menschen Sie verdicktes, weiches Gewebe im Bereich des Fußgelenkes sehen. Neben den Verdickungen können an diesen Stellen übrigens auch immer wieder Harnsäurekristalle im Gewebe nachgewiesen werden. Sie lagern sich an der Sehne an und tragen zu permanenten Sehnenbeschwerden bei. Diese speziellen Harnsäure-Ansammlungen lassen sich übrigens nicht durch einen Harnsäurenachweis, durch Laktatstreifen oder durch die Messung des Bluthamsäurespiegels belegen (siehe Erläuterungen zum pH-Wert, Seite 52). Die Harnsäurekonzentration an den geschädigten Stellen kann im besten Falle durch ein CT (Computertomogramm) sichtbar gemacht werden. Und auch das hängt von den körperlichen Voraussetzungen des Betroffenen und der Belastungsintensität ab.

Unsere Füße – eine zweite Niere

Sie wissen es vielleicht schon, dass unsere Füße auch als zweite Niere bezeichnet werden. Über den Fußschweiß helfen sie unserem Körper beim „Entschlacken", das heißt bei der Ausscheidung schädlicher Stoffwechselprodukte. Das funktioniert allerdings nur, wenn unsere Füße ausreichend durchblutet werden. Wenn wir also den ganzen Tag in Strümpfen und Schuhen stecken, in denen sich der Schweiß sammelt, die Waschmittelreste aus den Socken oder auch Giftstoffe und Kunststoffe aus dem Obermaterial in unseren Fuß eindringen, dann ist der Fuß plötzlich kein Entgiftungsorgan mehr. Er nimmt sogar noch zusätzlich Gifte auf. Kein Wunder also, wenn die ohnehin weniger gut durchbluteten Bereiche der Ferse ihren Dienst quittieren.

„Barfußschuhe" richtig einsetzen

Wie schon erwähnt, ist die Schuhproblematik in den vergangenen Jahren auch in der Sportartikelindustrie angekommen. Der Begriff „Barfußschuhe" wird Ihnen sicher geläufig sein. Offensichtlich findet gerade ein langsames Umdenken statt: Inzwischen existiert ein ganzes Marktsegment an minimalistisch ausgestatteten Schuhen mit den dazugehörigen „Barfußgefühl"-Werbeslogans.

Das war vor etwa 15 Jahren noch anders. Als ich damals in den Bergen barfuß oder mit Zehenschuhen lief, begegneten mir einige Bergwanderer in ihren klobigen, festen Bergschuhen mit Kopfschütteln und hatten viele „hoch qualifizierte" Expertensprüche parat.

In diesem Zusammenhang will ich betonen, dass ich den Begriff „Barfußschuh" grundsätzlich ablehne. Für mich sind „barfuß" und „Schuh" zwei völlig widersprüchliche Dinge, die nicht in ein Wort passen. Ich nutze daher die Bezeichnung **Minimalschuh**. Experten der Deutschen Sporthochschule Köln haben völlig richtig erkannt, dass der herkömmliche, klassische Joggingschuh den Menschen beim Laufen zu einer unnatürlichen Laufbewegung zwingt. Tübinger Forscher stellten zudem fest: Folge einer zu weichen Schuhkonstruktion von Joggingschuhen ist, dass Füße und Beinmuskulatur entlastet werden und dadurch abbauen – was ja nun überhaupt nicht der Sinn eines Lauftrainings sein sollte. Beim Minimalschuh-Konzept wird hingegen absichtlich auf Dämpfung und Stabilität verzichtet, um die Muskulatur zur ständigen Stabilisierungsarbeit anzuregen.

Und wie wirkt sich das Minimalschuh-Konzept auf die Füße der Freizeitsportler aus? Ich bin hier in München oft mit meiner Hündin Jolie im Englischen Garten unterwegs. Die Münchener scheinen ein lauffreudiges Volk zu sein, was sich stets im Herbst beim München Marathon in der hohen Zahl der Teilnehmer zeigt. Mir bietet sich bei meinen Spaziergängen live die Chance, den Läufern genau auf die Füße zu schauen. Tatsächlich beobachte ich viele Läufer, die das beschriebene „abgespeckte" Schuhwerk tragen. Jedoch scheinen sich nur die Schuhe geändert zu haben, nicht der Laufstil oder die Lauftechnik. Die Menschen laufen weiter überwiegend über die Ferse, in leicht geöffneter V-Stellung, der Fuß rollt über die Großzehe ab, während die Knie leicht nach innen einknicken. Manche Läufer haben wohl auch ein Buch über das Barfußjoggen gelesen oder ein Barfußlauf-Seminar besucht und setzen die Ferse beim Barfußjoggen gar nicht auf dem Boden ab. Ich kann mir in etwa ausrechnen, wie lange es dauert, bis das zu Schmerzen führt.

Das Problem beim Minimalschuh sehe ich darin, dass dieser Leichtschuh in den Läden offiziell im Running-Segment geführt wird. In der Regel wird er von den

Käufern einfach gegen die alten Sportschuhe ausgetauscht, während der Laufstil und die Fuß- und körperstatischen Voraussetzungen nicht mit verändert werden. Etwa 90 Prozent der Käufer solcher minimalistischen Schuhe bleiben typische Fersenläufer, deren Waden die Umstellung schlichtweg nicht mitmachen. Das bedeutet eine zusätzliche Belastung der Fußmuskulatur. Deshalb ist der Einsatz von Minimalschuhen bei längeren Läufen oder auf harten Böden ungeeignet, denn die logische biomechanische Folge ist, dass die Ferse auf den gnadenlos harten Asphalt- und Schotterböden ungedämpft starken Stößen ausgesetzt ist. Solche Stöße kann sie nicht abfedern. Die biomechanische Abrollbewegung des Fußes ist nicht mehr möglich, der Fuß kippt stark nach innen (Pronation). Allein der Gedanke an diesen Laufstil lässt mich frösteln!

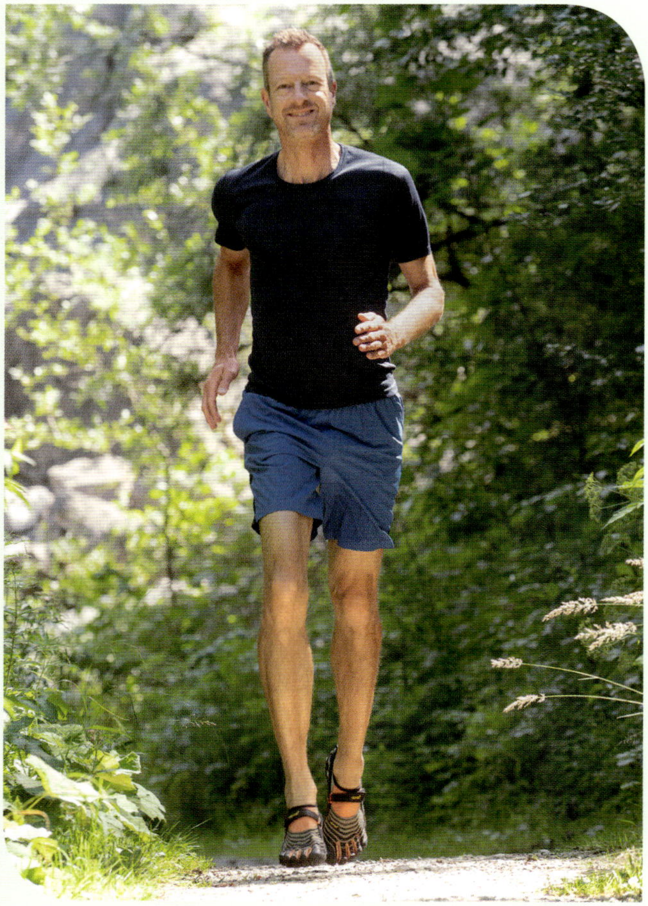

Sie sollten beim Vorfußlauf darauf achten, dass das hintere Bein eher gestreckt ist und der Fuß des vorderen Beins zuerst mit dem äußeren Vorfußbereich etwa hinter den Zehen 3 bis 5 aufsetzt.

Ich sehe Minimalschuhe darum mehr als legere Freizeitschuhe, Badeschuhe oder als Trainingsgerät an. Leider habe ich viel zu oft erlebt, dass Menschen mich konsultiert haben, nachdem sie mich im Fernsehen oder in anderen Medien barfuß laufend oder in Minimalschuhen durch die Berge haben rennen sehen. Das haben sie dann eins zu eins ohne Vorbereitung übernommen. Das Ergebnis waren teilweise monatelange Schmerzen durch Überlastungsreizungen am Fersenbein, Ermüdungsbrüche und zweimal sogar Achillessehnenrupturen, natürlich mit den jeweiligen Folgeschmerzen – und schließlich der Besuch in meiner Praxis.

Abschließend sei gesagt: Im Grunde geht es weniger um die Frage „Schuh – ja oder nein?“, sondern es geht darum, *welche*

Schuhe wir tragen und *wie* wir sie tragen. Die Füße dürfen im Schuh nicht „schwimmen" und Schuhe müssen eine angemessene Rutschfestigkeit haben sowie vor harten oder spitzen Materialen schützen. Doch dazu später mehr, wenn es ab Seite 138 darum geht, wie wir den Fersenproblemen zu Leibe rücken können.

TIPP

Sie finden am Ende des Buches ab Seite 182 eine Übersichtstabelle, in der ich die Schuharten mit ihren Besonderheiten sowie die jeweiligen Folgen für die Gesundheit Ihrer Füße für Sie zusammengefasst habe.

Was Körperhaltung und Bewegung bewirken

Wenn wir unseren Körper vor dem Spiegel genau betrachten oder uns anatomische Abbildungen des menschlichen Bewegungsapparats ansehen, wird uns recht schnell deutlich, dass wir Menschen für ein aufrechtes Leben geboren wurden. Leider ist unser moderner Alltag meist vom Sitzen geprägt. Das bewirkt – ebenso wie alle anderen Haltungs- und Bewegungsextreme – auf Dauer gesundheitliche Schäden. Nicht ohne Grund wird heute „Sitzen als das neue Rauchen" bezeichnet. Behalten Sie daher bitte Ihren eigenen „Bewegungsalltag" genau im Auge!

Disbalancen

Einseitige Bewegungsmuster und daraus entstehende muskuläre Ungleichgewichte bestimmen unsere Körperhaltung. Sie können das gut kontrollieren, indem Sie sich einmal aufrecht hinstellen, die Schultern zurückziehen und den Kopf abwechselnd nach links und rechts drehen. Sollten Sie bemerken, dass Sie sich in eine Richtung besser drehen können, so ist das schon ein Signal dafür, dass Ihre Muskulatur auf der einen Seite verkürzt ist.

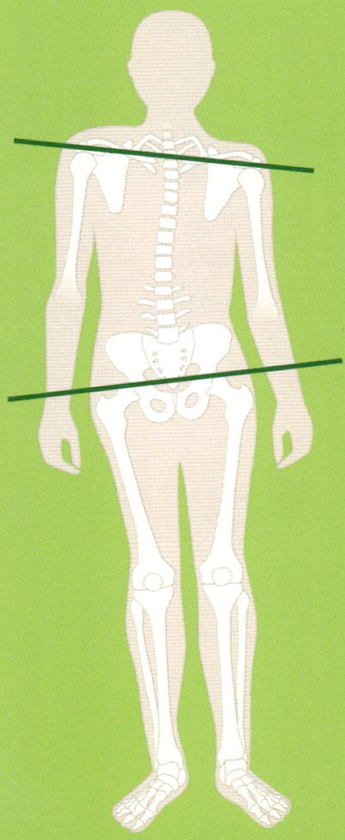

Eine Beinlängendifferenz kann verschiedene Ursachen haben. Aber egal, welche es auch sein mögen, damit wir den horizontalen Blick beibehalten können, muss der Körper für die Statik immer eine Kompensationsleistung erbringen.

Das Problem betrifft aber nicht nur die Muskeln rund um Halswirbelsäule und Schultern, sondern es erstreckt sich bis weit nach unten. Möglicherweise ist auch Ihre Wirbelsäule seitlich verkrümmt (Skoliose) oder Sie haben eine Beckenfehlstellung, bei der der große Lendenmuskel, der die Hüfte beugt, einseitig das Becken nach oben zieht. Dadurch kommt es zu einer messbaren Beinlängendifferenz und möglicherweise auch zu schmerzhaften Blockaden im Kreuzbein-Darmbein-Gelenk nahe der unteren Lendenwirbelsäule.

Sie können sich eine Beinlängendifferenz in etwa so vorstellen wie einen Stuhl, bei dem auf der einen Seite die Beine kürzer sind als auf der anderen. Das Gewicht kippt stets auf die verkürzten Beine. Dementsprechend ist der Druck, der dort ausgeübt wird, auch höher. Bei unserem Körper ist es ebenso – das Gewicht liegt eher auf dem verkürzten Bein. Dort ist die Belastung auf den Fuß, speziell auf das Längsgewölbe, deutlich höher. In Folge knickt der Fuß verstärkt nach innen, das innere Sprunggelenk und die Achillessehne werden überlastet. Schmerzen sind dann schon fast vorprogrammiert. Möchten Sie wissen, ob das bei Ihnen auch so ist? Dann machen Sie den auf Seite 47 beschriebenen Test.

Dauerndes Stehen

Erinnern Sie sich an die Statistik, die ich auf den ersten Seiten erwähnt hatte, in der es um die Verteilung von Schmerzen nach Berufsgruppen ging? Menschen, die überwiegend eine stehende Tätigkeit ausüben, sind von Fersenschmerzen überproportional häufig geplagt. Und so kommen auch in meine Praxis häufig Klienten, die in der Gastronomie, in Apotheken, Blumenläden oder in der Indus-

Sind Sie in Balance?

TEST

Stellen Sie sich nackt vor einen Ganzkörperspiegel, betrachten Sie sich frontal und seitlich und vergleichen Sie ganz wertfrei: Sind Ihre Schultern auf gleicher Höhe? Wie ist es mit dem Becken? Zeigen Ihre erste und zweite Zehe nach vorn oder mehr nach innen oder außen? Können Sie Ihre Fersen im Spiegel sehen? Stehen die Füße gleichmäßig aufgerichtet oder sehen Sie, dass ein Fuß stärker nach innen knickt als der andere? Wenn durch Ihre Antworten deutlich wird, dass Ihr Körper und Ihre Füße nicht im Lot stehen, dann wird sich das auch in der Geh- und Laufbewegung nicht ändern. Die Folge sind unausgeglichene Kräfteeinwirkungen auf Ihre Körperstruktur. Nun bringen Sie diese Ergebnisse miteinander in Zusammenhang und fragen Sie sich dann, auf welcher Seite Ihre Schmerzsymptomatik besteht. Wo ist sie zuerst aufgetreten, wo ist sie stärker ausgeprägt?

trie am Band arbeiten. Nicht selten müssen die Betroffenen aus Sicherheitsgründen Schutzausrüstung (sprich Arbeitsschuhe) tragen. Die Menschen verbringen den Hauptteil des Tages stehend oder gehend in diesem klobigen Schuhwerk, meist auf sehr harten und ebenen Böden. **Das Tragische daran ist, dass der Schuh zwar vor äußeren Einflüssen schützt, die Füße an sich auf lange Sicht aber schädigt.** Fersenschaft und Schuhsohle sorgen dafür, dass die Fersen festen Halt finden. Eine sinnvolle Be- und Entlastung durch das Wechselspiel von Fersen- und Sprunggelenkbewegung ist jedoch nur unzureichend möglich.

Statische Fehlhaltungen

Wenn Sie sich am Straßenrand in ein Café setzen und die Passanten beobachten, wird Ihnen sicherlich auffallen, dass eine echte, schöne, aufrechte und ruhige Körperhaltung selten zu sehen ist. Meist gehen die Menschen entweder straff aufgerichtet oder leicht nach vorne gesunken, weil sie aufs Handy schauen oder sonst irgendwie in Gedanken versunken sind und sich dabei vergessen. In beiden Fällen herrscht auf der Rückseite der Beine in der Muskelkette in der Regel eine deutliche Spannung beziehungsweise Verkürzung. Die Muskelkette wird bei jedem Schritt gezogen und reizt entweder am unteren Rücken oder an der Ferse.

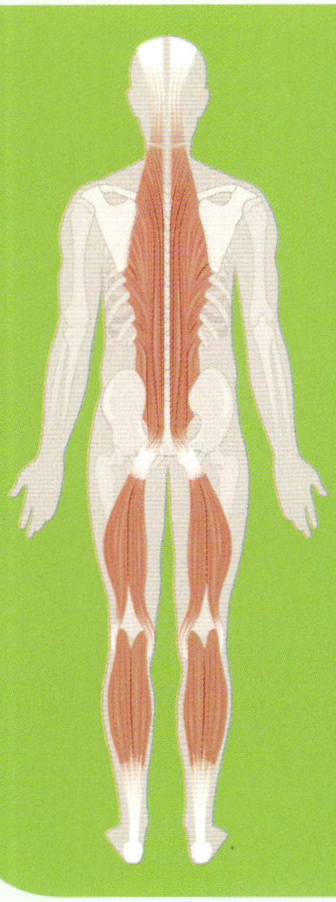

Die Illustration zeigt den Verlauf wichtiger Skelettmuskeln auf der Körperrückseite. Eindeutig zu erkennen: die Verbindung vom Fuß bis zum Kopf.

Man nennt solche künstlichen Haltungen auch statische Fehlhaltungen. Auch wenn wir sie zu kaschieren versuchen, suchen sie sich meist ein Ventil in unserem Körper. Dieses Ventil befindet sich interessanterweise oft an der Fußwurzel – also an dem Punkt, wo wir versuchen, am Boden Halt zu finden, und wo eine starke, aufrechte Haltung ihre Basis hat. Im Ergebnis schildern Klienten oft eine Druckempfindlichkeit an den Seiten des Rückfußes, unter den Sprunggelenken.

Statische Fehlhaltungen begünstigen Bewegungsmuster, die zu vielfältigen Störungen im Bewegungsapparat führen können. Diese können sich dann in den unterschiedlichsten Symptomen zeigen, wie in Gelenk- und Muskelschmerzen, Missempfindungen an den Füßen, Entzündungen an den Sehnenansätzen (inklusive Überwärmung, Schwellung, Hautrötung), in Überbeinen zum Beispiel am Fersenansatz, Hornhaut an der Ferse, im Gefühl schwerer, müder Beine, in dauerhaft harten Waden oder Rücken-, Hüft- und Knieschmerzen.

Zu wenig und zu viel Bewegung

Fersenbeschwerden betreffen oftmals Menschen, die sich zu wenig belasten und die viel sitzen. Gehen Sie jeden Tag mindestens 8000 Schritte? Haben Sie schon mal den Schrittzähler Ihres Smartphones angeschaut oder eingesetzt? Es gibt dafür auch kostenlose Apps. Unser Skelett ist für die aufrechte Haltung ausgestattet. Wir haben uns über Jahrtausende hinweg so entwickelt, dass wir auf zwei Beinen gehen und laufen können. Allein die Tatsache, dass wir über unsere Haut schwitzen und über den Schweiß unsere Körpertemperatur regulieren können, macht uns zu einem Ausdauerläufer par excellence – und nicht zu einem Ausdauersitzer. Durch die Bewegung kommen unser Kreislauf und unser Stoffwechsel in Schwung, der Körper wird gefordert und erhält dadurch Reize, welche Knochen, Muskeln und Sehnen vital erhalten. Für einen Erhalt oder sogar Ausbau unserer Fähigkeiten brauchen wir vielfältige und vor allem neue Belastungsimpulse. Fehlen sie, bauen wir ab. Nicht nur körperlich, sondern auch geistig.

TEST

Verkürzung der hinteren Beinmuskulatur

Bitten Sie doch mal fünf Menschen in Ihrem persönlichen Umfeld, sie mögen den Oberkörper mit durchgestreckten Beinen nach vorne beugen. Was glauben Sie, wie viele mit den Händen noch den Boden berühren können?

Aber es gibt auch eine andere Verhaltensvariante, die viele im Laufe der Midlife-Crisis entwickeln: Um dem Alter entgegenzusteuern, wird mit einem Mal ausgiebig Sport getrieben. Man dehnt und reckt sich auf Yogamatten, wann immer es geht, schwitzt im Sportstudio oder trainiert für den nächsten Marathon. **Fakt ist, dass die meisten dabei übertreiben – in der irrigen Annahme, ihrem Körper damit etwas Gutes zu tun.** Denn leider bringen viele dieser Spätberufenen nicht die Voraussetzungen für die neuen Bewegungsmuster mit. Gerade bei den Sportarten, die den Schwerpunkt auf Dehnungen legen, besteht die Gefahr, dass die Sehnenansätze permanent gereizt werden. Dadurch können Mikroentzündungen entstehen, was die Qualität der Sehnen mittelfristig beeinträchtigt. Ich weiß, dass Yoga sehr beliebt ist und als *der* Fitmacher im Alter angepriesen wird. Und trotzdem muss ich ein bisschen Spaßverderber sein und sagen, dass die intensiven Dehnungen Schäden am Fersenbein, an der Fußsohle, dem Achillessehnen- oder dem Plantarsehnenansatz verursachen können.

Falsche Techniken beim Sport

Doch auch jüngere Sportler, die schon länger dabei sind, sind betroffen. Gerade im Laufsport, aber auch beim Nordic Walking, Walking oder Bergsport treffe ich oft auf Menschen, die einer Sportart intensiv nachgehen, sich aber alles selbst beigebracht haben. Sie haben nie eine korrekte Laufmethodik erlernt oder einen sinnvollen Trainingsplan von Fachleuten erhalten. Seltsam: Bei fast jeder anderen Tätigkeit, die wir neu erlernen, verlassen wir uns auf Lehrer oder Trainer. Kaum einer bringt sich das Skifahren oder Musizieren selbst bei. Aber beim Laufen oder

Walken denken wir, dass wir alles wissen. Warum ist das so? Weil wir denken, dass uns das Laufen in die Wiege gelegt wurde und das Musizieren nicht? Dann kann ich Sie genauso gut fragen, warum Sie nicht den ganzen Tag barfuß gehen, denn als Kleinkind haben Sie das ja auch gelernt.

Fakt ist, dass man mit einer falschen Lauftechnik viel verderben kann. Auch Übertraining kann zu Fersenproblemen führen – gar nicht mal, weil die Muskeln von der einzelnen Trainingseinheit zu stark belastet sind, sondern weil die Summe der Fehlbelastungen die Muskulatur verhärten lässt. Dann treten die Ihnen ja nun schon bekannten Symptome auf.

Die Rolle der Ernährung

Als ich in den 1980er-Jahren für ein Jahr in den USA wohnte, war ich als junger Mensch sehr erschrocken über die vielen übergewichtigen Menschen, vor allem, weil ich den Anblick so aus Deutschland und Europa nicht kannte. Heute muss ich feststellen, dass die Fettleibigkeit sich auch in Europa ausgebreitet hat. Ein Überangebot an Nahrungsmitteln und Einkaufsmöglichkeiten lässt uns ständig schlemmen; Fast Food oder Lebensmittel, die mit Zucker, Konservierungsstoffen und Aromen vollgepumpt sind, schaden unserem Körper. Überlegen Sie mal kurz: Kennen Sie noch so ein richtiges Hungergefühl? Die meisten erleben nur noch eine Art Lustgefühl auf Essen. Man gönnt sich was. Man belohnt sich – besonders unter Stress.

Grundsätzlich sollte die Ernährungsweise jedoch der Lebensweise angepasst sein. Wer viel sitzt und sich kaum bewegt, braucht weniger Kalorien als jemand, der körperlich schwer arbeitet. Das wird gerne vergessen, und so essen wir zu energiereich, zu viel und zu oft. Wir bringen unseren Insulinhaushalt mit Zuckerbomben durcheinander. Das bewirkt auf Dauer ein Stoffwechselchaos, das negative Folgen für den Säure-Basen-Haushalt, die Blutqualität, die Bindegewebsqualität und die Funktionsfähigkeit unserer Organe hat.

Das Kuriose daran ist, dass wir bei Schmerzsymptomen immer überlegen, was wir ergänzen könnten – Tabletten, Salben, Training –, statt uns zu fragen, was wir weglassen könnten. Denn die Ernährung beeinflusst direkt unsere körperliche Fitness und unsere Regenerationsfähigkeit. Dabei ist nicht nur das „Zuviel“ und „Zuoft“ ausschlaggebend, sondern auch das „Was“. Einseitige Ernährungsgewohnheiten führen trotz adäquater Menge zu einer Mangelversorgung des Körpers. Die Konsequenz ist eine Unterversorgung des Gewebes. Auch in den Füßen.

Stoffwechselchaos: metabolisches Syndrom

Dass der Stoffwechsel entgleist, ist seit einigen Jahrzehnten für immer mehr Menschen Alltag. Besonders in den Industrieländern ist diese Zivilisationskrankheit – das metabolische Syndrom – auf dem Vormarsch. Es setzt sich aus mehreren Komponenten zusammen:

- Bluthochdruck (Hypertonie)
- Fettleibigkeit (Adipositas)
- dauerhaft erhöhte Cholesterinwerte
- Diabetes mellitus Typ 2

Das metabolische Syndrom hat Auswirkungen auf den gesamten Organismus und kann auch die Fußgesundheit beeinträchtigen.

Insulinresistenz, Übersäuerung und Mineralstoffmangel

Aber wissen Sie, was das Schlimmste ist? Dass wir das eigentlich alles wissen und es trotzdem selten verändern. Darum hier noch mal in aller Klarheit: **Wenn Sie mehr essen, als Sie benötigen, oder wenn Sie Nahrung zu sich nehmen, die vor Zusatzstoffen nur so strotzt, dann schaden Sie Ihrem Körper. Eventuell hängen auch Ihre Fersenprobleme damit zusammen.** Allein das mal in Betracht zu ziehen und nicht gleich abzuwinken, kann schon viel bewirken.

Fersenbeschwerden sind keine akut entstandene Erkrankung, sonst spräche man eher von einem Unfall. Nein, es handelt sich um eine schleichende Veränderung, die wir erst dann als Schmerz empfinden, wenn die Ampel schon viel zu lange auf Rot steht. Wenn das klar ist, ist die Überlegung ganz einfach: Wie sollen Entzündungsherde, Mikroverletzungen oder Schwellungen in Belastungsbereichen, die alle über einen langen Zeitraum entstanden sind, heilen, wenn wir dem Körper nicht die entsprechenden Substanzen in der richtigen Menge über unsere Ernährung zur Verfügung stellen?

Das permanente Überangebot an Energie, vor allem an Zucker und Kohlenhydraten, im Körper macht den Körper träge. Er verlernt, die maximale Energieausbeute aus der Nahrung herauszuziehen. Die Insulinrezeptoren in den Muskeln werden zunehmend unempfindlicher. Gleichzeitig wird die Bauchspeicheldrüse angeregt, immer mehr Insulin zu produzieren, um den normalen Stoffwechselprozess aufrechtzuerhalten. Sie können sich denken, worauf das hinausläuft? Es kommt zu Erschöpfungszuständen und vielfältigen Krankheitsfolgen für die Muskulatur, die Gelenke und den Gesamtorganismus – dementsprechend auch für den Rückfuß.

Es geht aber nicht nur um das Insulin, sondern auch um den Säure-Basen-Haushalt. Sind nämlich die Regulationsmechanismen in unserem Körper erschöpft, kann der Blut-pH-Wert nicht mehr optimal aufrechterhalten werden. Für unser Überleben und die Zellgesundheit ist es jedoch wichtig, dass dieser pH-Wert konstant auf einem Wert von etwa 7,4 gehalten werden muss. Schwankt der Wert nur um wenige Stellen hinter dem Komma, gefährdet das die Gesundheit. Nun bewirkt schlechte Ernährung oftmals ein saures Körpermilieu (niedriger als ein pH-Wert von 7,35). Dann versucht der Organismus, das irgendwie auszugleichen, indem er sich basisch wirkende Stoffe „sucht". Und wie macht er das? Er zieht erst einmal basenbildende Salze aus der Muskulatur. Das ist jedoch auf Dauer nicht kompensierbar und der wichtige Austausch von Nähr- und Wirkstoffen kann nicht mehr gewährleistet werden. Als Nächstes kommt es daher zu einer Einlagerung von „Abfallstoffen" des Stoffwechsels im Gewebe, die eigentlich abtransportiert werden sollten. Die dadurch auftretenden Gelenkbeschwerden und eine verfestigte Muskulatur führen zu Unbeweglichkeit. Und das natürlich ausgerechnet auch in dem so wichtigen Rückfußbereich, also dort, wo unter starker Gewichtsbelastung unbedingt Bewegung stattfinden müsste. Studien zeigen übrigens, dass sich an den schmerzauslösenden Triggerpunkten unserer Muskulatur ein extrem niedriger pH-Wert von 4,3 zeigt.

ph-Wert

Der pH-Wert dient als Messgröße dafür, ob eine Flüssigkeit sauer oder basisch ist. Ein pH-Wert von 0 ist extrem sauer, ein Wert von 14 extrem basisch beziehungsweise alkalisch. Arterielles Blut hat normalerweise einen pH-Wert zwischen 7,35 und 7,45.

Und noch etwas. Durch falsche Ernährung oder Lebensweise entsteht oftmals ein Mangel an Mineralstoffen: Entweder werden sie schlicht in unzureichender Menge aufgenommen oder sie werden durch Genussmittel oder zu viel Stress übermäßig stark abgebaut. Viele, die gern mal mehr als ein Gläschen Wein oder Bier am Abend trinken, werden die durch Magnesiummangel ausgelösten Wadenkrämpfe kennen.

Fersengesunde Ernährung

TIPP

+ Essen Sie frische Biolebensmittel.
+ Essen Sie „bunt“, also vielfältig. Meiden Sie eine einseitig „braune“ (Kaffee, schwarzer Tee, Cola, Fleisch, dunkler Toast …) oder zu einseitig „grüne“ (grüner Salat, grüner Tee, grüne Smoothies …) Ernährung. Selbst bei gesunden Lebensmitteln kommt es auf die richtige Dosierung an, und wenn die Abwechslung komplett fehlt, kann das den Körper schädigen.
+ Essen Sie regelmäßig und nehmen Sie sich dafür ausreichend Zeit. Erst nach 15 bis 20 Minuten kann sich ein Sättigungseffekt einstellen.
+ Nehmen Sie das Besteck beim Essen seitenverkehrt in die Hände, damit Sie für die Mahlzeit länger brauchen. Der Verdauungsvorgang beginnt bereits im Mund!
+ Kauen Sie gründlich.
+ Essen Sie im Sitzen und nicht nebenbei – und schon gar nicht „to go“.

Übergewicht und Fußstatik

Es ist erst ein paar Wochen her, da las ich in der Zeitung, dass irgendwo in einer Stadt ein Balkon eingestürzt war, weil die Bewohner ein Planschbecken auf ihm mit Wasser gefüllt hatten, um sich so ein wenig Abkühlung zu verschaffen. Gott sei Dank ist niemandem etwas passiert, aber ich musste sofort daran denken, wie wir Menschen unseren Füßen eine ähnliche Situation zumuten – wie wir sie tagtäglich überlasten.

Zum Thema Übergewicht habe ich ja schon ein paar Sätze gesagt. **Nun, da Sie wissen, wie anfällig unsere Statik auf Belastungsveränderungen reagiert, können Sie sich eventuell ausmalen, was es bedeutet, wenn sich unser Körpergewicht durch Diäten oder nach Diäten in kurzer Zeit stark verändert.** Mit jedem Kilo, das Sie mehr auf den Rippen haben, erhöht sich natürlich auch die Belastung Ihrer Füße. Und das bei zunächst gleichbleibender Fußqualität! Denken Sie an die Geschichte mit dem Balkon. Natürlich brechen Ihre Füße nicht ab. Aber Ihre Statik verändert sich massiv und mit ihr die Stellung Ihrer Gelenke. Und das wirkt sich wiederum auf den gesamten Körper aus.

Selbst Viren und Bakterien können die Ferse beeinflussen

Mikroorganismen sind die Grundlage des Lebens auf der Erde. Allein in unserem Darm leben bis zu 400 verschiedene Bakterienstämme. Insgesamt bringen die Bakterien, die unseren Körper bewohnen, rund zwei Kilogramm auf die Waage. Sie leben mit uns in einer Symbiose, also in friedlicher Einheit. Dabei helfen sie unter anderem mit, dass unsere Nahrung aufgespalten und den Zellen zugeführt wird. Bieten wir den Darmbakterien immer nur dieselben Lebensmittel an, so fördern wir im Darm nur jene Bakterien, die ebendiese Nahrungsmittel verdauen können. Das führt auf Dauer zu einem Ungleichgewicht innerhalb der Bakterienstämme.

Im Grunde bewirken wir auf diese Weise selbst, dass sich die Palette jener Nährstoffe, die wir aufnehmen können, nach und nach reduziert – für die anderen stehen einfach nicht mehr genug hilfreiche Bakterien zur Verfügung. Hinzu kommen noch Genussmittelmissbrauch, Medikamente und Medikamentenmissbrauch. All das kann nicht nur Allergien hervorbringen, sondern es hat auch großen Einfluss auf unser Immunsystem. Sie kennen sicher den Spruch „Der Tod lauert im Darm". Da ist etwas dran. Allerdings nicht, weil monströse Bakterien oder Viren dort angesiedelt sind, sondern weil wir selbst die Vielfalt unserer Darmflora zerstören.

Eine gesunde und ausgewogene Darmflora ist die Grundlage für ein starkes Immunsystem. Je vitaler das Immunsystem ist, desto besser kann es für eine gute Regeneration im Körper sorgen – auch im Hinblick auf unterversorgtes oder entzündliches Gewebe an der Ferse. Sie können Ihrer Darmflora etwas Gutes tun, wenn Sie sich vielfältig und gesund ernähren und gegebenenfalls ein

Präparat zum Aufbau der Darmflora einnehmen. Lassen Sie sich in der Apotheke oder vom Arzt dazu beraten.

Je besser wir unser Immunsystem unterstützen und je besser es aufgestellt ist, desto besser kann es uns vor eindringenden Mikroorganismen beschützen. Ich schreibe das nicht umsonst, denn es gibt Angreifer, die im Zusammenhang mit dem Rückfuß sehr wohl relevant sind. Es ist das Bakterium Borrelia burgdorferi. Es kann in unserem Körper die sogenannte Lyme-Borreliose auslösen. Sie haben vielleicht im Zusammenhang mit der alljährlichen Warnung vor Zeckenbissen schon davon gehört.

Die Lyme-Borreliose ist eine Erkrankung, die sich in allen Bereichen unseres Körpers manifestieren kann. Besonders häufig betroffen sind das Bindegewebe, die Gelenke und die Sehnenansätze – und damit auch die Ferse. Die Übertragung auf uns Menschen erfolgt in der Regel durch einen Zeckenbiss (wobei nur ein Bruchteil der Zecken tatsächlich Überträger sind). Wussten Sie aber auch, dass mittlerweile in 20 Prozent aller Fälle Stechmücken die Krankheit übertragen haben?

Einmal in unserem Körper, vermehren sich die Bakterien unbemerkt – teilweise über Jahre hinweg. Unser Immunsystem hat große Probleme, diesen Befall zu bekämpfen, denn Borrelien verfügen über verschiedene Mechanismen, um den Erkennungsmethoden unserer Abwehr zu entgehen. Sie „verstecken" sich regelrecht. Zwei Situationen sind typisch für den weiteren Verlauf: Entweder der Betroffene bemerkt die Erkrankung an bestimmten Symptomen – dann verwendet man Antibiotika. Oder der Befall bleibt unbemerkt, weil zunächst keine Symptome auftreten. Das macht die Sache schwierig, denn wenn die Schmerzen in der Muskulatur oder in den Gelenken erst mit großer Verzögerung auftauchen, bringen die wenigsten sie mit einem uralten Zeckenbiss oder Mückenstich in Verbindung.

Doch selbst nach einer Behandlung mit Antibiotika befinden sich oft nach wie vor Borrelien im Körper. Denn die Medikamente können nur diejenigen Bakterien abtöten, die sich während der Behandlung gerade im Blut befanden und damit „sichtbar" waren. Die „versteckten" Bakterien werden nicht mit erfasst. So kann es sein, dass sich nach Monaten oder Jahren wieder ein deutlicher Befall zeigt, ohne dass es erneuten Kontakt zu einem Überträger gab. Ganz abgesehen davon zerstören Antibiotika ja leider nicht nur gezielt einen bestimmten krankheitsauslösenden Bakterienstamm, sondern in der Regel auch viele andere Bakterienstämme in unserem Darm. Das hat wiederum zur Folge, dass unser Immunsystem zusätzlich geschwächt wird – obwohl wir es doch so dringend bräuchten.

56

Rauben Sie sich den Schlaf?

Einst schrieb der antike römische Dichter Ovid: „Du Tor, was ist der Schlaf denn anderes als das Abbild des eisigen Todes?“ (Ovid, *Amores II*, 9b). Dabei ist unser Körper, auch wenn wir ruhig im Bett liegen, alles andere als inaktiv: Er bildet neue Zellen und die Produktion von Wachstumsfaktoren läuft auf Hochtouren. Während wir ruhen, schwirren Hormone besonders intensiv durch den Körper. Zum Beispiel das Testosteron, das unser Muskelwachstum anregt. Stoffwechselprodukte werden abgebaut und Nährstoffe verteilt. Das Immunsystem aktiviert seine Abwehrzellen und die Regeneration ist in vollem Gange. Obendrein werden auch Sinneseindrücke und emotionale Erfahrungen, also unsere „geistige Nahrung“, im Schlaf verarbeitet und Erinnerungen buchstäblich katalogisiert.

Wie viel Schlaf jeder Mensch braucht, lässt sich nicht pauschal sagen. Es gibt Durchschnittsangaben, die bei sechs bis acht Stunden liegen. Und es gibt klare Erkenntnisse, was mit einem Körper passiert, der dauerhaftem Schlafmangel ausgesetzt ist. Denn Schlafstörungen verhindern die ausreichende Regeneration von Körper und Geist. Sie führen, oberflächlich betrachtet, erst einmal zu Müdigkeit und Leistungsmangel am Tage. In der Tiefe verstärken sie die Wirkung der Stoffwechselstörungen, die ich im Abschnitt „Ernährung“ geschildert habe (siehe Seite 50–53). Nicht umsonst wird bewusster Schlafentzug als eine Foltermethode angewendet. Und wodurch „foltern“ wir uns Tag für Tag? Vorrangig durch:

- Genuss von Koffein oder Tein ab dem Nachmittag,
- Nikotingenuss,
- Alkoholgenuss am Abend: Alkohol am Abend lässt uns zwar zunächst gut einschlafen, jedoch nicht gut durchschlafen,
- Trinken kurz vor dem Zubettgehen: Grundlage für nächtliches Aufwachen, weil die Blase drückt,
- „Verschmutzung“ durch Licht, Lärm und elektromagnetische Wellen (elektronische Geräte in Bettnähe),
- spätabendliches Betrachten moderner Monitore (LED-Bildschirme, Smartphone, iPad etc.), die mittlerweile hauptsächlich blauwelliges Licht ausstrahlen und so die Bildung des Schlafhormons Melatonin unterdrücken,

- spätes Fernsehschauen, sodass die Inhalte uns im Schlaf beschäftigen,
- die Anwesenheit eines ausgeschalteten Handys neben dem Bett: Studien zeigen, dass die Schlafqualität um 20 Prozent sinkt, weil wir unbewusst permanent in Abrufbereitschaft sind,
- ungünstige Schlafvoraussetzungen wie eine schlechte Matratze, ungeeignetes Bettzeug.

Es gibt noch unzählige weitere Beispiele – die genannten Einflussfaktoren begegnen mir im Praxisalltag in den Gesprächen jedoch am häufigsten. **Interessanterweise sind es nämlich besonders die Klienten mit Rückfußproblemen, die sich ihren Schlaf auf die eine oder andere genannte Art selbst rauben.**

Ergebnis sind Achillessehnenprobleme oder Fußsohlenschmerzen, die das Gehen stark beeinträchtigen und mit einer gewissen Morgensteifigkeit verbunden sind. Ich stelle mir dann oft die Frage: Was wollen diese Symptome den Betroffenen sagen? Will der Körper die Menschen vielleicht vor ihrem ungeduldigen, rastlosen Vorangehen bewahren?

Äußerer und selbst gemachter Stress

Wir leben in wirtschaftlich und gesellschaftlich herausfordernden Zeiten und der Großteil der Bevölkerung ist permanentem psychischen Stress ausgesetzt. Leistungsdruck, überhöhte Erwartungshaltungen und der Zwang zur Einkommenssicherung verfehlen nicht ihre Wirkung: Wir sind angespannt, gereizt, schmerzempfindlich, antriebsschwach und erschöpft. Wir können nur noch oberflächlich agieren und haben nicht die Muße, uns unseren Aufgaben gelassen, konzentriert und mit gesundem inneren Abstand zu widmen.

Eine weitere Folge ist eine dauerhaft zu hohe Grundspannung der Muskulatur. Meine Klienten klagen oft über Muskelverhärtungen in den Beinen, nächtliche Wadenkrämpfe und schnelle Erschöpfung bei körperlicher Belastung. Für den Rückfuß bedeutet das, dass das Sprunggelenk unbeweglicher wird und dass die Sehnen und Sehnenansätze an der Ferse unter erhöhter Spannung stehen. Fersensporne und Entzündungen können die Folge sein.

Ständig „online“

Schauen wir uns einzelne Aspekte unseres Alltagsstresses noch einmal genauer an. Was wäre zum Beispiel, wenn der Strom für eine Woche ausfallen würde? Klar, das Eisfach würde auftauen. Für viele von uns wäre das noch irgendwie zu ertragen. Aber was ist mit unserer ständigen Erreichbarkeit über das Smartphone? Wie würden wir innerlich reagieren, wenn wir von unserer „Community“ abgetrennt wären – und damit ist heute ja nicht mehr eine echte Gemeinschaft gemeint, sondern das Internet?

Wie oft schauen Sie täglich auf Ihr Smartphone? Wie viele Stunden verbringen Sie damit? Können Sie es ganz bewusst abschalten? Können *Sie* abschalten? Was das mit Ihrer Ferse zu tun hat, fragen Sie? Nun, jeder gute Sportler weiß, was man braucht, um Höchstleistungen zu erreichen. Man braucht ausreichende Ruhephasen zur Regeneration und einen tiefen, gesunden Schlaf. Dazu muss man „den Alltag“ auch mal loslassen können. Diese Pausen sind die Grundlage für Flexibilität, Kraft und Leistung.

Auf welcher Stress-Stufe stehen Sie?

Beobachten Sie sich selbst. Wenn die Stufe 1 für völlige Ausgeglichenheit und innere Stärke steht und Stufe 10 nur noch Hetzen durch den Alltag bedeutet - wo stehen Sie gerade? Arbeiten Sie alles, was auf Sie zukommt, nur noch ab - zum Beispiel E-Mails oder das wöchentliche Sportprogramm (oder die lästige Schuhpflege)?

Fragen Sie Ihre Freunde und Bekannten doch mal nach der vorhandenen Zeit. Ich höre in 90 Prozent der Fälle: „Ich habe keine Zeit.“ Nur selten bekomme ich auf meine Frage die Antwort: „Ja, ich habe Zeit oder nehme sie mir gern.“ Dabei sollten die Errungenschaften von Computer & Co. uns doch eigentlich Zeit schenken, statt sie uns zu stehlen. **Jeder von uns hat täglich 24 Stunden zur Verfügung. Es ist also nicht die Frage, ob wir Zeit haben, sondern was wir damit anfangen.**

Das Dilemma des rasanten Wechsels

Die meisten von uns suchen sehnsüchtig nach einem Ausgleich zum alltäglichen Stress. Und da die Freizeitindustrie diesen Wunsch gern bedient, ist das Angebot an Freizeit- und Sportmöglichkeiten mittlerweile unüberschaubar. Die einen erholen sich bei Yoga und Meditation, die anderen beim Ausdauer- oder Extremsport. Ich kann beobachten, dass bei meinen Klienten mit Fersenleiden dieser Wechsel zwischen Alltag und „Entspannung" oft sehr abrupt geschieht. Gerade waren Sie noch in einer anstrengenden Konferenz und ein paar Minuten später treten Sie so schnell es geht auf dem Spinningrad im Fitnessstudio. Je stärker die Anforderungen auf der einen Seite sind, desto intensiver wird der Ausgleich betrieben. Intensiver, länger, häufiger – die Latte wird auf der Leistungsskala Stück für Stück nach oben verschoben, ohne dass die Betroffenen merken, dass sie nicht ausgleichen, sondern lediglich ein Hamsterrad gegen das andere tauschen.

Dabei wird meist vergessen, dass sich der Körper im Spannungsfeld zwischen diesen beiden Welten befindet – und mit ihm natürlich auch die Füße. Sie tragen den Menschen treu von einem zum anderen Extrem und werden in der Regel dafür auch noch missachtet. Hand aufs Herz: Wann haben Sie das letzte Mal Ihren Füßen mehr Aufmerksamkeit geschenkt als Ihrer Ernährung, dem Muskeltraining oder Ihren Hobbys? Oder mussten Ihre Füße bisher ohnehin einfach nur funktionieren?

Auf die innere Haltung kommt es an

Jetzt kommen wir zu einem Thema, das andere gerne aussparen oder nur bemühen, wenn sie überhaupt nicht mehr weiterwissen. Ich hatte es ja schon angekündigt, dass ich es außerordentlich wichtig finde, im Rahmen von Fersenproblemen die Psyche mit zu betrachten. Das hat Gründe. Der argumentativ stärkste ist: Viele Klienten machen zwar die Übungen, die ich ihnen mitgebe, aber es ändert sich zunächst trotzdem nichts an ihrer Situation. Erst wenn sie an ihren Einstellungen etwas verändern, werden die ersten Erfolge sichtbar.

Die Verbindung zwischen unserer geistig-seelischen Ebene und dem Körper wird allgemein auch als Psychosomatik bezeichnet. Dazu wird es noch einmal kurz anatomisch: In unserem Bindegewebe, den Faszien und Muskeln gibt es zum einen Sinneszellen (Rezeptoren), zum anderen Fasern, die sich zusammenziehen können. Diese Fasern reagieren sehr sensibel auf körperliche Verletzungen, aber auch auf belastende Ereignisse, auf Stress und Ängste. Sie verhärten dann regelrecht. Das schränkt unsere Beweglichkeit ein. Jetzt reagieren die Rezeptoren und geben durch Missempfindungen, Unwohlsein, Schmerzsymptome oder auch Panik- und Angstgefühle Alarm. Die Anspannung steigt dadurch. Und schon haben wir den schönsten Teufelskreis: Je mehr Missempfindungen, desto mehr Anspannung – je mehr Anspannung, desto mehr Missempfindungen.

Umgekehrt wird der Körper durch positive Empfindungen lockerer und gelöster. Er erhöht quasi seine Beweglichkeit, denn die Grundspannung ist angenehm. Ich verwende hier bewusst nicht den Begriff „entspannt". Warum? Weil für einen Muskel das Gegenteil von Verspannung *Spannung* ist und nicht Entspannung. Der Muskel ist ja keine Hängematte.

Die Psyche drückt sich im Körper aus

Für den Zusammenhang zwischen Psyche und Körperausdruck lassen sich genügend Beispiele in unserem Alltag finden. Wir werden selten Menschen erleben, die gleichzeitig krank und frisch verliebt sind. Sie werden auch kaum jemanden finden, der gleichzeitig Schmerzen hat und sich unbändig über etwas freut. Wenn Sie darauf achten, sehen Sie, dass Menschen, die im Beruf stark gestresst sind, das körperlich auch ausdrücken. Auch Trauer schlägt sich auf unseren Körper nieder und zeigt sich durch Unwohlsein, Schwäche, Lethargie und Schmerzen. Unsere Körperhaltung ist aber nicht nur Ausdruck eines individuellen Befindens, sondern spiegelt auch bestimmte Moden wider. Dabei spielt selbst Gruppendynamik eine Rolle: Heutzutage darf es beispielsweise keine Verlierer geben, Schwächen sind tabu. Stattdessen soll das aufrechte Körperbild von Zufriedenheit und körperlicher Leistungsfähigkeit, von Stolz, Durchsetzungskraft oder kämpferischen Eigenschaften zeugen. **Wir können die Seele nicht vom Körper abkoppeln.** Besonders dann nicht, wenn bestimmte Zustände über einen langen Zeitraum unveränderlich bleiben.

Eine solche Chronifizierung ist im Grunde nichts anderes als ein Spannungsmissverhältnis. Sie wird ausgelöst durch ständige oder wiederholte körperliche und geistige Belastung über einen längeren Zeitraum hinweg. Sie kann auch das Resultat einer aussichtslos erscheinenden Situation sein. Die Reaktionen des Körpers darauf sind vielfältig, drücken sich aber unter anderem in chronischen Muskelverspannungen aus, zum Beispiel in der Lendenwirbelsäule oder in den Beinen. Wir finden diese Überspannung auch häufig in der Wade, wo sie zu Durchblutungsstörungen, Verdickungen und Verhärtungen im Bindegewebe führt – und damit dann auch zu Rückfußproblemen. Die Beschwerden zwingen uns dann förmlich dazu, hinzuschauen statt wegzulaufen.

Ist dieser Zustand der Chronifizierung erst einmal erreicht, lässt er sich kaum noch durch guten Schlaf oder positiv empfundene Ereignisse beeinflussen. Körperlich äußert sich das zum Beispiel darin, dass der Fuß immer in einer Fehlstellung aufgesetzt wird. Damit ist die Belastung stets einseitig, erfolgt also an derselben Stelle. Die Beschwerden können zwar in ihrer Intensität durchaus variieren, beschäftigen uns jedoch meist permanent.

Psychische Belastung – schmerzende Ferse

TIPP

Verspannte Muskeln in den Füßen und Beinen sind objektiv feststellbare, körperliche Symptome. Oft ist auch das umliegende Bindegewebe verhärtet. Wenn Ihnen das bekannt vorkommt, dann könnten Ihre Schmerzen eine Folge permanenter Verspannungen sein, die durch psychische Belastung entstanden sind.

Das Gesetz der Anziehung

Die Schmerzen sollen psychisch mit bedingt sein? Ich weiß, dass man so etwas nicht gern hört. Dass man lieber eine handfeste Diagnose hat, schön sichtbar auf dem Röntgenbild, sodass man zum Arzt sagen kann: „Machen Sie das weg!“, statt sich selbst und das eigene Leben zu hinterfragen. Ich weiß auch, dass viele Menschen genau an dieser Stelle aufgeben, einfach weitermachen wie bisher und sich mit ihren Schmerzen arrangieren. Hoffentlich gehören Sie, liebe Leserin, lieber Leser, nicht dazu. Hoffentlich haben Sie den Mut und die Kraft, sich Ihren Problemen zu stellen. Ich kann immer wieder nur sagen: Unterschätzen Sie nicht die Wirkung Ihrer Gedanken auf Ihren Körper. Ihre Gedanken haben einen viel größeren Einfluss auf Ihre Gesundheit und die Selbstheilungskräfte, als Sie annehmen.

Täglich gehen uns Zigtausende Gedanken durch den Kopf. Wir können selbst entscheiden, welchen Gedanken wir den Vorrang lassen: Konzentrieren wir uns auf das Problem oder stellen wir die Weichen, sodass unsere Gedanken auf Ge-

Wo liegt Ihr Fokus?

TEST

Ich sagte es bereits: Wenn Sie etwas ändern wollen, kommen Sie um eine ehrliche Reflexion nicht herum. Beobachten Sie sich einfach mal einen Tag lang beim Denken. Worauf liegt Ihr Fokus? Auf allem, was schlecht läuft oder was bedrohlich ist? Oder sind Sie grundsätzlich positiv ausgerichtet? Sehen Sie das Glas eher halb voll oder eher halb leer?

sundheit und Heilung gerichtet sind? Natürlich sollen Sie, wenn Sie Schmerzen haben und leiden, das auch artikulieren. Sonst würden Sie ja wieder in eine andere Falle tappen – aufrecht sein, wenn Ihnen gar nicht danach zumute ist. Und trotzdem gibt es einen Unterschied dazwischen, eine Situation wahrzunehmen oder sich in einer Situation einzurichten. Im ersten Fall sind Sie Beobachter, im zweiten Fall sind Sie Opfer.

Und nun fühlen Sie mal rein, wie sich das eine oder andere anfühlt. Meiner Erfahrung nach klagen Menschen, die klare Ziele und Freude an dem haben, was sie tun, seltener über Schmerzen und sind auch seltener krank. Die Wissenschaft belegt die Wirkung unserer Gedanken auf unseren Gesundheitszustand immer wieder eindrücklich. Denken Sie nur an den Placebo-Effekt oder – das Gegenteil davon – den Nocebo-Effekt, bei dem durch einen eigentlich unwirksamen Wirkstoff eine negative Wirkung erzielt wird.

Im Grunde erscheint das auch alles sehr logisch. Werden wir zum Beispiel durch Presse und Rundfunk mit der Meldung über eine neue, „erbarmungslose" Grippewelle bombardiert, kann es passieren, dass unsere Angst vor Ansteckung steigt. Das löst in unserem Körper automatisch Stressreaktionen aus. Der Körper produziert vermehrt Stresshormone, die wiederum unser Immunsystem schwächen. Die Folge kann sein, dass wir uns bei der nächsten Busfahrt bei unserem Sitznachbarn, der sich die Nase putzt, tatsächlich anstecken.

Ein weiteres Problem ist, dass durch die negativen Gefühle nicht nur unser Immunsystem geschwächt wird, weil Stresshormone ausgeschüttet werden. Auf Dauer können so auch Entzündungen und Entzündungsphänomene in unserem Körper entstehen – manchmal an Stellen, bei denen wir einen Zusammenhang mit unserer Psyche nie vermuten würden, wie an der Achillessehne oder der Ferse durch die Ausbildung eines Fersensporns.

Für solche Fälle habe ich in meiner Praxis den Satz geprägt: „Geliefert wird immer." Ich meine damit, dass unsere Gedanken darüber entscheiden, was wir bekommen werden. Man nennt das auch das Gesetz der Anziehung. Sie können es auch mit Henry Ford sagen, der meinte: **„Ganz gleich, ob Sie denken, Sie können etwas oder Sie können es nicht: Sie haben recht."**

Sie sehen: Am besten geben Sie Ihren Gedanken schon morgens, wenn Sie aufwachen, eine Richtung für den Tag vor. Nehmen Sie sich ein paar Minuten Zeit und denken Sie darüber nach, was Sie heute erreichen wollen. Worauf Sie sich freuen, was Ihnen guttun wird. Welchem Menschen möchten Sie heute eine Freude machen?

Erlauben Sie sich, nicht perfekt zu sein, und legen Sie sich einen kleinen psychologischen Anker als Erinnerung aus. Zum Beispiel in Form eines roten Waschlappens, den Sie vor Ihr Bett oder an die Türklinke der Schlafzimmertür hängen. So werden Sie immer an Ihr Vorhaben erinnert.

Seien Sie nachsichtig mit sich selbst. Fehler machen ist menschlich, und es wäre doch schade, wenn wir keine Fehler machen würden. Wenn jeder Fehler macht, haben wir alle gut zu tun und die Gemeinsamkeit macht uns lockerer. Lachen Sie über sich selbst. Lockerheit heißt Beweglichkeit – und das führt wieder zu mehr Flexibilität und hilft auch Ihrer Ferse.

Ich kann mich noch gut erinnern, dass ich als Kind viel häufiger Menschen gesehen und gehört habe, die während der Arbeit oder einfach so vor sich hin gepfiffen haben. Heute erlebe ich das kaum noch. Das Interessante ist, dass Sie nur dann pfeifen können, wenn die Lippen locker sind. Und locker sind die Lippen nur dann,

Sind Sie locker genug zum Pfeifen?

TEST

a) Versuchen Sie, mit lockeren Lippen einen klaren, kräftigen Pfeifton zu erzeugen.

b) Versuchen Sie, Ihre Lippen locker zu halten und jetzt die Luft durch diese auszupusten, sodass Ihre Lippen vibrieren.

Klappt das mit den lockeren Lippen? Sind Sie entspannt genug oder pressen Sie die Töne heraus? Vergleichen Sie das Ergebnis mit der Anspannung in Ihnen. Was können Sie tun, damit Ihre Lippen locker sind? Nutzen Sie diese Erfahrung auch als Grundlage für die Wirkung auf Ihre Fersenbeschwerden.

wenn wir entspannt und freudvoll sind, in uns selbst ruhen und gelassen an die Dinge herangehen. Gestresst werden wir sicherlich keinen Ton herausbekommen.

Fragen Sie sich selbst!

Ich möchte Ihnen eine kleine Liste mit Fragen an die Hand geben. Fragen, die Sie sich selbst ehrlich beantworten können. Nehmen Sie sich Zeit dafür und lassen Sie sich nicht von Ihrem Smartphone oder von anderen Störfaktoren ablenken.

Fragen, die Ihr Leben und Ihre Gesundheit positiv unterstützen werden

- Was fällt Ihnen schwer, was fällt Ihnen leicht?
- Welche Dinge können Sie nur durch Überwindung großer innerer Widerstände bewältigen?
- Was erschöpft Sie und zehrt Sie aus?
- Was tut Ihnen gut und was macht Ihnen Freude?
- Was macht Sie traurig und was macht Ihnen Angst?
- Wann (bzw. mit wem) fühlen Sie sich allein und womit (bzw. mit wem) fühlen Sie sich voller Kraft?
- Schöpfen Sie Kraft aus dem, was Sie alles erreicht/geschafft haben, oder setzen Sie Ihren Schwerpunkt auf die „noch" nicht erreichten Dinge?
- Beschäftigen Sie sich hauptsächlich mit Ihrem Schmerz oder Ihrer Krankheit? Verspüren Sie eine verborgene Angst, dass sich Ihre Beschwerden verschlimmern könnten?
- Führen Sie hierzu häufig Gespräche mit Ihren Freunden oder googeln jeden Abend stundenlang im Internet in Gesundheitsforen? Recherchieren Sie selbst Ihre Diagnose, statt professionelle Hilfe zu konsultieren?
- Sind Sie mit Ihrem Alltag und Ihrem Leben zufrieden?
- Können Sie alle Bedürfnisse, die Sie haben, ausleben?
- Was haben Sie für Ziele? (Damit meine ich nicht das, wovon Sie wegwollen, sondern wohin Ihr Weg Sie führen soll.)
- Was müsste geschehen, damit Sie sich wohlfühlen?
- Was gibt Ihnen Selbstvertrauen?

Wenn Sie die Fragen ehrlich für sich beantworten, werden Sie in den nächsten Wochen bemerken, dass sich etwas ändert. Denn Sie unterstützen damit den Heilprozess für Ihre Ferse mental. **Tun Sie sich und Ihrer Gesundheit dabei den Gefal-**

len und verschwenden Sie keine Gedanken an Dinge, die unabänderlich sind. Sie kennen sicher das Gelassenheitsgebet des US-amerikanischen Theologen Reinhold Niebuhr, in dem er Gott bittet, ihm die Gelassenheit zu geben, Unabänderliches hinzunehmen, ihm den Mut zu geben, Veränderbares zu ändern, und die Weisheit, beides zu unterscheiden. Das trifft es wunderbar. Sie können sich aber auch an Sven Hedin, einen schwedischen Entdeckungsreisenden halten, der gesagt hat: „Von allen Sorgen, die ich mir machte, sind die meisten nicht eingetreten." So ist es nämlich: Sorgen bringen weder Ihnen etwas noch denen, um die Sie sich sorgen. Schauen Sie sich die Grafik an, dort sehen Sie es schwarz auf weiß.

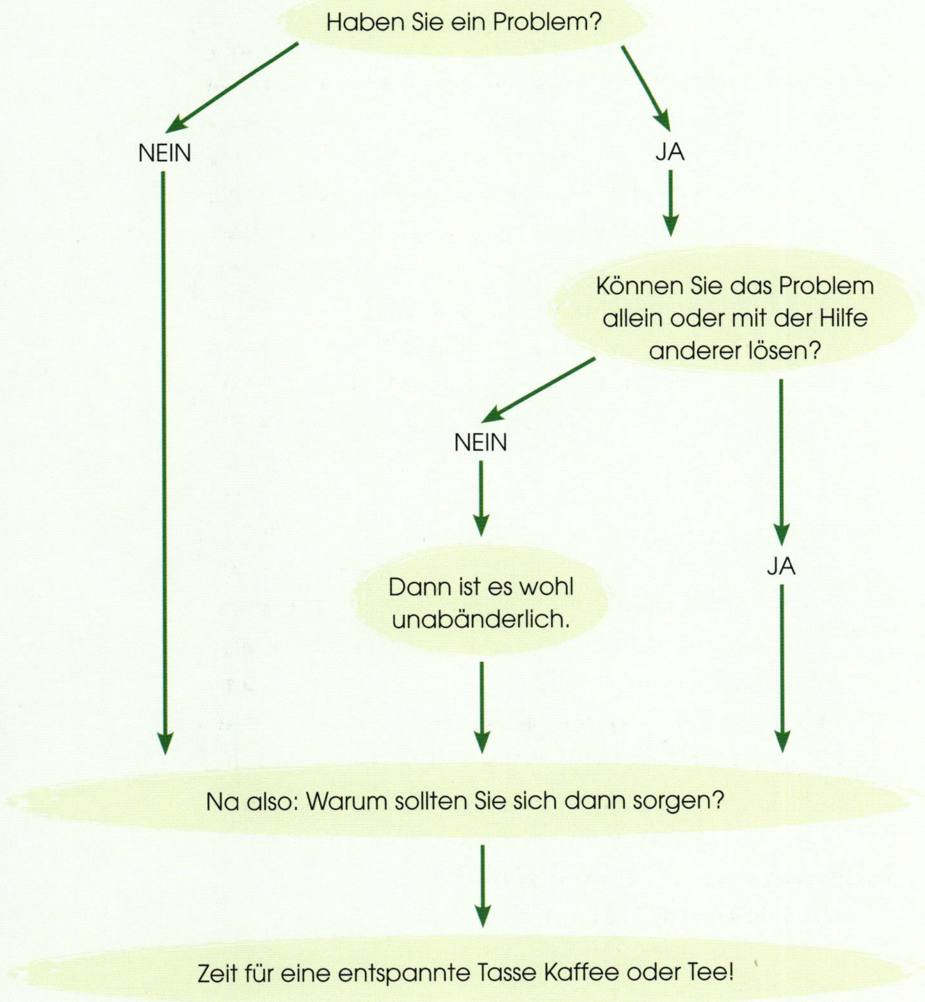

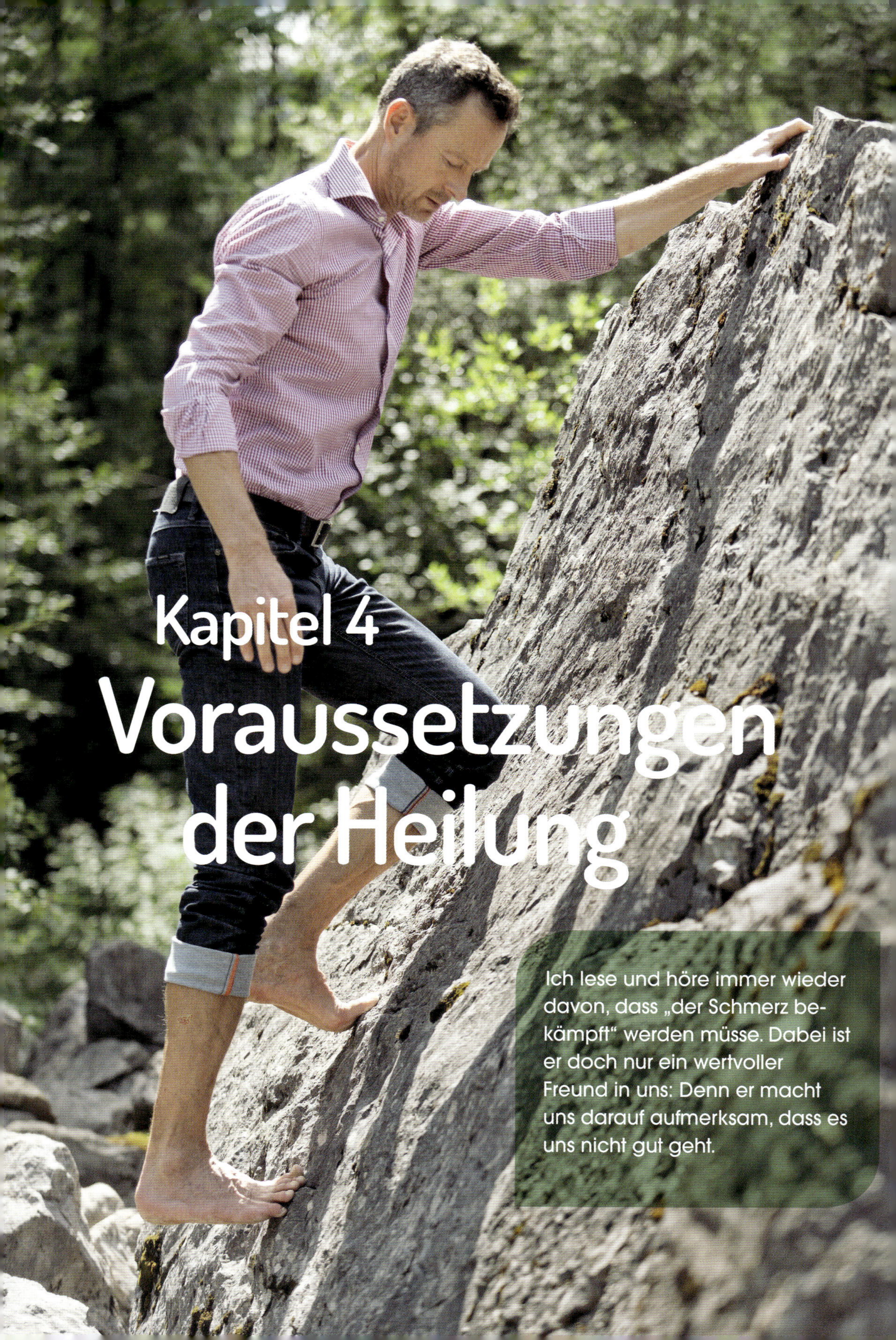

Kapitel 4
Voraussetzungen der Heilung

Ich lese und höre immer wieder davon, dass „der Schmerz bekämpft“ werden müsse. Dabei ist er doch nur ein wertvoller Freund in uns: Denn er macht uns darauf aufmerksam, dass es uns nicht gut geht.

Verändern Sie Ihre Sichtweise

Bewegungen bewusst steuern

Wenn Sie aktiv auf den Heilungsprozess Ihrer Ferse Einfluss nehmen wollen, dann ist es notwendig, dass Sie zum Steuermann Ihrer Bewegungen werden. Sie wissen ja bereits, dass wir im Alltag vieles tun, ohne darüber nachzudenken. Das hat Vorteile, weil wir uns so auf die wichtigen Dinge konzentrieren können. Der klare Nachteil ist, dass die Bewegungsgewohnheiten oft einseitig sind. Damit überlasten wir den Körper oder bestimmte Bereiche des Körpers auf Dauer. Doch das Problem lässt sich lösen.

Peripheres und zentrales Nervensystem

Wie ein Stromnetz verbindet unser peripheres Nervensystem (PNS) sämtliches Gewebe mit dem zentralen Nervensystem (ZNS). Das PNS zieht sich bis in den kleinen Finger oder die kleine Zehe. Es erkennt schädliche, krankhafte Prozesse und Bewegungsmuster und kann darauf entsprechend reagieren. Zum Beispiel, indem es einen Schmerz auslöst, der dann eine Verhaltensänderung bewirkt – meist zunächst eine Schonhaltung. Gleichzeitig unterliegt das PNS Einflüssen und Vorgaben des ZNS.

Diese Zusammenhänge sind ungeheuer wichtig, damit Sie verstehen, wie Sie schädigende Bewegungsmuster verändern können. Leider wird das oft nicht erklärt: Unser Nervensystem funktioniert wie eine Art Steuerzentrale. Nur durch dieses System ist es dem Körper möglich, alle Gewebe und die dazugehörigen Vorgänge so abzu-

Wichtig

Schmerzen am Rückfuß sind sehr vielfältig und äußern sich individuell in unterschiedlichster Ausprägung. Meine Ausführungen in diesem Buch beziehen sich ausschließlich auf chronische Schmerzen, nicht auf akute Schmerzen, die durch Verletzungen, Unfälle oder Operationen herbeigeführt wurden. Sonst würde der Rahmen dieses Buches gesprengt.

stimmen, dass die Bedürfnisse unseres Organismus erfüllt werden. Denn Sie wissen ja, dass unser Körper nach Harmonie strebt. Je harmonischer – also ausgeglichener – etwas ist, umso gesünder ist es auch. In der Medizin und vielen anderen Wissenschaften nennt man diesen Zustand Homöostase.

Man kann die einzelnen Anteile unseres Nervensystems nach verschiedenen Kriterien einteilen:

- Nach dem **Aufbau** wird es unterteilt in ein zentrales Nervensystem (Gehirn, Rückenmark) und ein peripheres Nervensystem (alle Nervenzellen außerhalb von Gehirn und Rückenmark).
- Nach der **Funktion** unterscheidet man ein willkürliches Nervensystem, das alle bewussten Vorgänge steuert, und ein vegetatives Nervensystem, das vor allem für unbewusste Vorgänge zuständig ist.

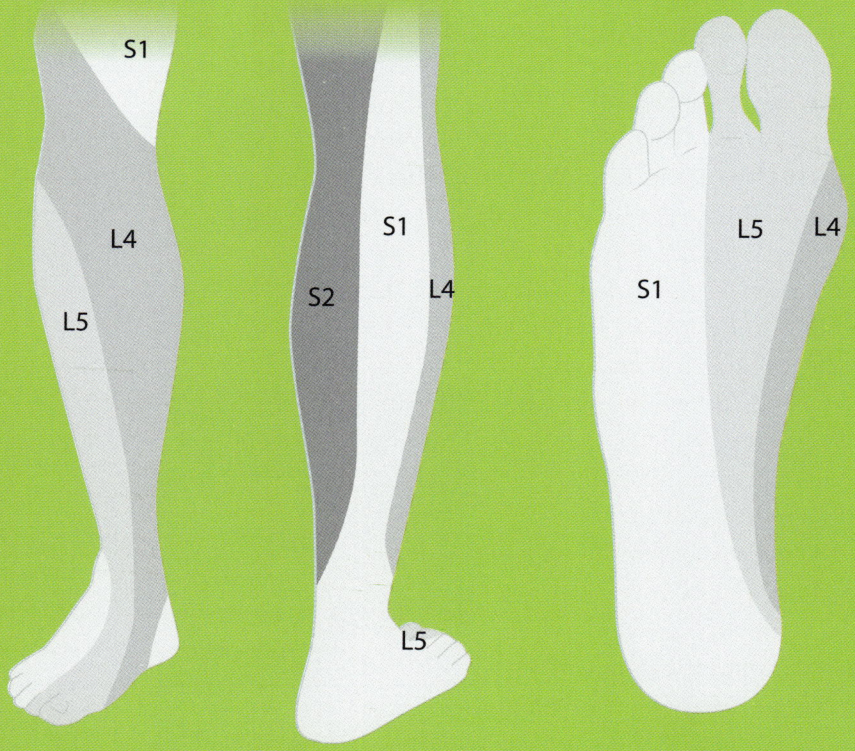

Die Illustration zeigt die Verbindungen der Nervenursprünge (Wirbelkörper, vom vierten Lendenwirbel L4 bis zum zweiten Steißbeinwirbel S2) mit den dazugehörigen Bereichen der unteren Extremitäten.

Für die Tätigkeit unserer Bewegungsmuskulatur steht demnach das willkürliche Nervensystem zur Verfügung. Es ist durchzogen von Nervenfasern, die dem ZNS zum Beispiel Informationen von der Ferse liefern. Genauer gesagt kommen diese Informationen aus den Muskeln und Sehnen, dem Bindegewebe, den Bändern und den Gelenkkapseln der Ferse.

Ein Beispiel: Wenn Sie eine Schleimbeutelentzündung am Ansatz der Achillessehne haben, meldet Ihr PNS dies an das Rückenmark weiter: Ein Schmerzsignal entsteht. Sofort schickt das ZNS eine Antwort an den Fuß zurück, woraufhin dieser eine Schonhaltung einnimmt. So wird die Stelle kurzfristig entlastet und der Heilungsprozess gefördert.

Differenzielles Lernen

Und jetzt kommen Sie ins Spiel. Sie können auf die Ausführung der eingeleiteten Reaktionen Einfluss nehmen! Denn der verantwortliche Teil des Nervensystems heißt nicht umsonst „willkürliches“ Nervensystem. Die moderne Neurowissenschaft hat herausgefunden, dass unser Gehirn nur das strukturieren kann, was es kennt. Stecken wir immer in denselben Gewohnheiten, nutzen also auch immer dieselben Bewegungsmuster (z. B. durch das Tragen von Schuhwerk oder das Gehen auf ebenen Böden), kennt unser Gehirn nur diese Muster. Wir sind auf Neues nicht vorbereitet. Die Körperstrukturen verhärten sich, um den Zustand zu bewahren.

Wie kommen wir da heraus? Nun, wir müssen, um etwas zu verändern, unserem Gehirn neue Bewegungsmuster anbieten, die es mit einbeziehen kann. Das setzt voraus, dass wir uns aktiv von unserer Stelle wegbewegen, denn passive Korrekturen von außen (z. B. in Form von Hilfsmitteln wie Einlagen) nützen hier nichts. Dazu gehört immer auch eine Phase der Instabilität und Unsicherheit – denn die Bewegungen sind ja noch völlig neu für unser Gehirn. **Dieser Prozess wird auch als differenzielles Lernen bezeichnet.**

Nochmals: Indem wir uns unbekannte Bewegungen und Übungen ausführen, bieten wir dem Gehirn neue Verhaltensmuster an. Jedes Gehirn verarbeitet das ganz individuell und integriert die neuen Muster in das Bewegungssystem. Rein mentales Üben genügt also nicht: Der Bewegungsimpuls muss über *aktives Tun* stattfinden. Denken Sie an Ihre Kindheit, als Sie das Fahrradfahren erlernten. Das war am Anfang eine sehr wacklige Angelegenheit, aber Sie werden es nie wieder verlernen. Bieten Sie Ihren Füßen, Ihrem Körper, Ihrem Gehirn doch mal die unterschiedlichen Gangvarianten aus dem Kasten auf Seite 70 an.

Gangvarianten

TEST

- Gehen Sie seitlich mit gekreuzten Schritten.
- Gehen Sie rückwärts und drehen dabei Ihren Kopf mal über die rechte und mal über die linke Schulter.
- Drehen Sie sich mal links, mal rechts herum um die eigene Achse.
- Gehen Sie nur auf den Fersen, dann nur auf den Innenfüßen, nur auf den Außenfüßen, nur auf den Fußballen.
- Stellen Sie sich vorsichtig mit verschlossenen Augen auf unebene Böden. Am besten tun Sie das barfuß oder höchstens in Minimalschuhen. Im gepolsterten Schuh würden Ihre Füße fast nichts vom tatsächlichen Untergrund spüren.

Beobachten Sie die Reaktionen Ihrer Ferse jeweils bewusst und aufmerksam. Welche Bewegungen nimmt Ihr Körper als positiv wahr? Welche Bewegungen schaden Ihrer Ferse eher? Durch gezielte, bewusst wahrgenommene Veränderungen im Bewegungsablauf und durch das häufige bewusste Wiederholen der neuen Muster können Sie den Fersenschmerz sozusagen „wegbewegen".

Schmerz als willkommener Fingerzeig

Wenn Sie sich Ihre Fersen mal genauer anschauen, erkennen Sie, dass speziell in dem Bereich der inneren und äußeren Sprunggelenke und des Fersenbeins ein sehr dünnes Gewebe zu finden ist. Es ist wie ein komplexes Netz mit Sehnen, Bändern, Gelenken, Sehnenscheiden verflochten (siehe Abbildungen auf Seite 71).

Jede auch noch so kleine Veränderung bewirkt einen Zug auf die entsprechenden Bänder und Sehnen. Darum ist die Gefahr, dass es zu Reibungen, Verengungen und erhöhtem Druck kommt, recht hoch. Schutz dagegen bietet nur das Bindegewebe – und im ungünstigen Fall die Entstehung von Schwellungen und Verdickungen, die einzige „Notfallstrategie" des Rückfußes. **Sie merken also**

schon: Wir finden an der Ferse eine besondere Situation vor, die sich schwer mit anderen Bereichen unseres Körpers vergleichen lässt.

Viele Leser und Leserinnen, die mein erstes Buch und deshalb meine eigene Schmerzgeschichte kennen, wissen, dass ich leidliche Erfahrungen mit Schmerzen gemacht habe. Damals waren meine Rückenschmerzen so stark, dass ich mir schon antrainiert hatte, möglichst viel zu schlafen. Das war die einzige Chance, den Schmerz einmal nicht zu spüren. In dieser Zeit ist mir klar geworden, dass Schmerzen durch das Bewusstsein hervorgebracht werden: Schmerzen sind persönliche Signalgeber, die anzeigen, dass etwas im Körper nicht stimmt. Sie fordern

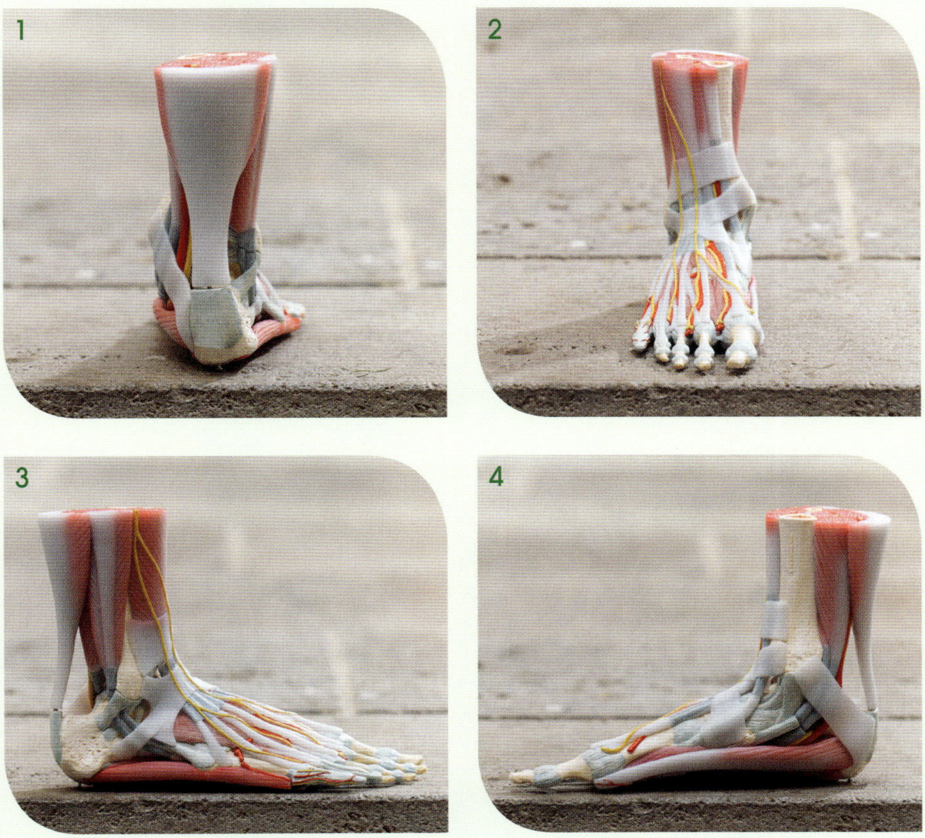

Das Fußmodell zeigt den komplexen Bewegungs- und Halteapparat des Fußes: 1) Ansicht von hinten auf die Ferse mit Achillessehnenansatz und den seitlichen Bandansätzen, 2) Frontalansicht auf die Zehen, den Fußrücken und die seitlichen Bänder um die Sprunggelenke, 3) Seitenansicht auf den äußeren Fuß, markant sind hier der Achillessehnenansatz an der Ferse und die Bandverbindungen des Fußskeletts, die die Ferse stabilisieren und gleichzeitig flexibel machen, 4) Innenansicht auf das Längsgewölbe und das stabilisierende Band für das innere Sprunggelenk.

dazu auf, den Körper durch richtiges Handeln so zu unterstützen, dass er sich selbst heilen kann.

Der Schmerz versucht also den Schaden an der Stelle zu begrenzen, wo eine Norm überschritten wird und Regeneration nicht mehr möglich ist. Manchmal erscheint er jedoch auch an einer anderen Stelle, um dort die Bewegung einzuschränken. Ich will Ihnen das an einem Beispiel verdeutlichen.

Immer wenn Sie auftreten, schmerzt Ihre Achillessehne. Sie merken, dass die Schmerzen nachlassen, wenn Sie über den Vorfuß gehen. Vielleicht ist an der Achillessehne noch gar kein Schaden entstanden und die Schmerzen sind vorerst nur ein Warnsignal, dass ein Schaden entstehen könnte. Der Körper will eine sofortige Entlastung der Achillessehne erreichen, indem Sie quasi „sanft gezwungen werden", mehr über den Vorfuß zu gehen. Es scheint, dass die Problemlösung schon in der Verhaltensveränderung besteht – nur leider ist die Ausweichreaktion (nur noch über den Vorfuß zu gehen) auf Dauer gesehen genauso falsch.

Vor diesem Hintergrund muss man es eigentlich als Geschenk sehen, dass wir Schmerzen empfinden können. **Der Schmerz informiert Sie darüber, dass etwas in Ihrem Körper stattfindet, das – wenn Sie nichts ändern – zu einer Schädigung führen könnte.** Dabei kann die Ursache für den speziellen Schmerz, der sich vielleicht bei zehn Menschen ähnlich anfühlt, vollkommen unterschiedlich sein.

Den Schmerz verstehen

Vielleicht verstehen Sie jetzt noch mehr, warum mir die ganzheitliche Sicht so wichtig ist und warum ich Pauschallösungen nicht gelten lasse. Es könnte zum Beispiel sein, dass eine alte Verletzung Ihnen Schwierigkeiten macht. Sie könnten aber auch ein Wirbelsäulenproblem haben oder sich beim Sport überfordern. Genauso gut könnte Ihr Schmerz einen organischen Hintergrund haben, ein Schuh könnte der Auslöser sein, eine psychische Situation, ein Trauma, eine verschleppte Grippe und so weiter.

Wundern Sie sich immer noch, warum die Einlagen, die Ihnen verschrieben wurden, die Situation nicht deutlich verbessern und warum der Schmerz immer wiederkehrt? Aus meiner Sicht wird viel zu selten der Betrachtungsradius erweitert oder es wird an völlig falscher Stelle geguckt. In der heutigen Schmerztherapie – zumindest was die Situation von Fußbeschwerden betrifft – wird meiner Erfahrung nach nicht ursachenbezogen und ganzheitlich analysiert und therapiert. An der Tagesordnung sind vielmehr Standardangebote wie Fersenpolster, radioaktive Bestrahlung, weiche Schuhe, Fersenerhöhungen, Bandagen, Stoßwellentherapie, Schmerzmittel, Kortisonspritzen, Entzündungshemmer und passive Therapien wie zum Beispiel Physiotherapie. Das alles bietet viel zu oft nur kurzfristige Lösungen oder ist sogar nur Kosmetik.

Es kann doch nicht darum gehen, den Schmerz, ohne ihn verstanden zu haben, gleich zu eliminieren. Natürlich sind Schmerzen unangenehm, und ich will sie hier auch nicht wie ein Märtyrer feiern. Aber sie ohne vorheriges Nachdenken zu beseitigen ist, als zerstöre man beim Auto eine wild blinkende Warnlampe und hielte das für die Reparatur.

Doch kehren wir nochmals zurück zum eigentlichen Schmerzphänomen. Vermutlich treten Ihre Schmerzen im Rückfuß nicht permanent auf, sondern werden durch bestimmte Dinge ausgelöst: durch das Erzwingen einer bestimmten Fußhaltung, durch eine Belastungssteigerung, durch Druck oder durch bestimmte Bewegungsmuster. Sicher haben Sie ebenfalls bemerkt, dass Sie den Schmerz vermeiden oder deutlich reduzieren können, wenn Sie den Fuß ruhigstellen, entlasten oder die Bewegung verändern.

Unser Körper verfügt über verschiedenste Rezeptoren, die Reize aus dem Körperinneren aufnehmen. Es gibt zum Beispiel Druckrezeptoren, welche die Ausdehnung der Muskel und des Bindegewebes messen. Das ist, als bliesen Sie einen Ballon auf, dessen Oberfläche sich dann mehr und mehr ausdehnt und spannt. Die Druckrezeptoren erkennen diese Spannung und leiten die Information an das Rückenmark weiter. Im ZNS angekommen, werden die Dateien sofort ausgewertet. Der Körper reagiert – zum Beispiel mit einer örtlichen Gefäßerweiterung, damit Stoffwechselprodukte abtransportiert werden können, oder indem er die Bildung weißer Blutkörperchen aktiviert. Gleichzeitig werden schonende Bewegungsmuster in Gang gesetzt, um den Heilungsprozess zu fördern. Das kann dann so aussehen, dass Sie bei Schmerzen am inneren Sprunggelenk den Fuß automatisch mehr auf die Außenseite stellen oder zur Schmerzvermeidung das Bein etwas nach außen rotieren. **Man nennt dieses Schutzinstrument des Körpers Tiefensensibilität oder Propriozeption**. Die zugehörigen Rezeptoren sitzen in Muskeln, Sehnen und Gelenkkapseln.

Ich denke, dass Ihnen der Sinn des Schmerzes immer klarer wird. Noch deutlicher wird er, wenn Sie mit Menschen sprechen, die aufgrund einer Verletzung oder Erkrankung keinen Schmerz empfinden können. Ehrlich gesagt, bin ich froh darüber, dass ich Schmerz empfinden darf. Mir vorzustellen, auf eine heiße Herdplatte zu fassen, ohne dass mir der Schmerz die Gefahr signalisiert und mich automatisch zurückschrecken lässt, ist für mich beängstigend.

Anlauf-, Belastungs- oder Ruheschmerz?

Je nachdem, wo die Schmerzursache bei Ihnen liegt, werden Sie vielleicht schon festgestellt haben, dass die Schmerzen sich beruhigen, wenn Sie sich bewegen – ähnlich wie bei der Läuferin, von der ich am Anfang des Buches berichtet habe: Bei den ersten Schritten nach einer Ruhepause hat Sie sehr starke Schmerzen in der Ferse, die sich jedoch nach einigen Minuten deutlich beruhigen. Dieses Phänomen nennt man Anlaufschmerz. Andere Sportler schildern mir, dass die Schmerzen während des Sports gar nicht vorhanden sind und erst in der Ruhephase auftauchen – dann aber besonders heftig, wenn sie zum Beispiel auf dem Sofa sitzen und die Beine ausstrecken.

Dafür gibt es eine Erklärung, und die liegt in unserer Entwicklungsgeschichte. Ähnlich wie viele Tiere haben wir uns früher nur dann aufrecht bewegt, wenn es um unser Überleben ging – sei es bei der Jagd, der Organisation von Holz, dem Bau von einem Unterschlupf oder im Kampf. Bestanden damals chronische Schmerzen, die noch nicht extrem ausgeprägt waren (beispielsweise eine Fersenbeinentzündung), war das für den Körper akut nicht lebensbedrohlich. Das heißt, in der Aktivität wurde der Schmerz praktischerweise durch andere Nervenimpulse (z. B. durch Steine unter den Füßen) einfach überlagert, um lebensnotwendigen Tätigkeiten nachgehen zu können.

Besteht die Schmerzsymptomatik jedoch schon über einen längeren Zeitraum, reagieren die Schmerzrezeptoren schon auf einen normalen Belastungsreiz, zum Beispiel wenn der Fuß nach der Nachtruhe aufgesetzt wird. Zu guter Letzt feuern die Schmerzrezeptoren sogar ohne einen erhöhten Reiz, also in völliger Ruhe. In diesem Fall gibt der Körper eindeutig Alarm: Das Schmerzsignal ist noch wichtiger als der Erhalt der „Kampf- und Jagdfähigkeiten".

Hören Sie Ihrem Körper zu!

TIPP

Wenn Sie Schmerz empfinden, dann können Sie sicher sein, dass der Körper auf direktem Wege versucht, ein Problem zu bewältigen und Ihren Körper vor weiteren Schäden zu schützen. Ihre Aufgabe besteht also darin, aufmerksam in sich hineinzuhorchen, um die Bedeutung dieser speziellen Schmerzsymptomatik zu verstehen. Nur wenn es die Situation gerade nicht anders erlaubt, kann es eine kurzfristige Lösung sein, den Schmerz zu ignorieren oder zu unterdrücken – zum Beispiel wenn ein Läufer auf den letzten zehn Kilometern des Marathons einen Fersenschmerz bemerkt. Schmerzen jedoch dauerhaft zu ignorieren oder durch Medikamente oder Ähnliches zu hemmen, führt meiner Erfahrung nach nur in eine körperliche Katastrophe.

Von der Schmerzautobahn abfahren

Ich nehme an, dass Ihre Schmerzsymptomatik an der Ferse schon einige Wochen, Monate oder gar Jahre besteht. Wenn Sie einmal zurückblicken, wie die Situation entstanden ist, dann wird sich der Schmerz von seiner ursprünglichen und wahren Funktion abgekoppelt haben und nun bereits chronisch sein. Mein Mentor bei meiner Ausbildung zum naturheilkundlichen Therapeuten hat mich gelehrt, dass chronische Schmerzen „gelernte Schmerzen" sind. Das funktioniert so: Wir verstärken die Aufmerksamkeit auf den schmerzenden Bereich. Wenn wir nicht den richtigen Weg aus den Schmerzen heraus gefunden haben (indem wir z. B. die Ursache oder eine Antwort auf die Situation fanden), die Aufmerksamkeit aber weiterhin permanent darauf fixieren, wird aus dem ursprünglichen Warnsignal eine ganze Signalkolonne. Wir haben sozusagen eine Signalautobahn geschaffen. Dadurch verlernt der Körper, nach anderen Lösungswegen zu suchen.

Um diese Schmerzspirale zu verlassen, müssen Sie von dieser Autobahn abfahren – um im Bild zu bleiben. Das gelingt, indem Sie Ihrem Körper wieder eine Umgebung mit vielfältigen Bewegungsreizen und damit Nervenreizen bieten. So ermöglichen Sie dem System wieder, vielfältig zu reagieren.

An der Stelle erinnere ich nochmals daran: Bitte denken Sie daran, dass sich meine Beschreibungen immer auf chronische Schmerzsymptome beziehen, nicht auf lokale Schäden, die durch Unfälle und Verletzungen entstanden sind!

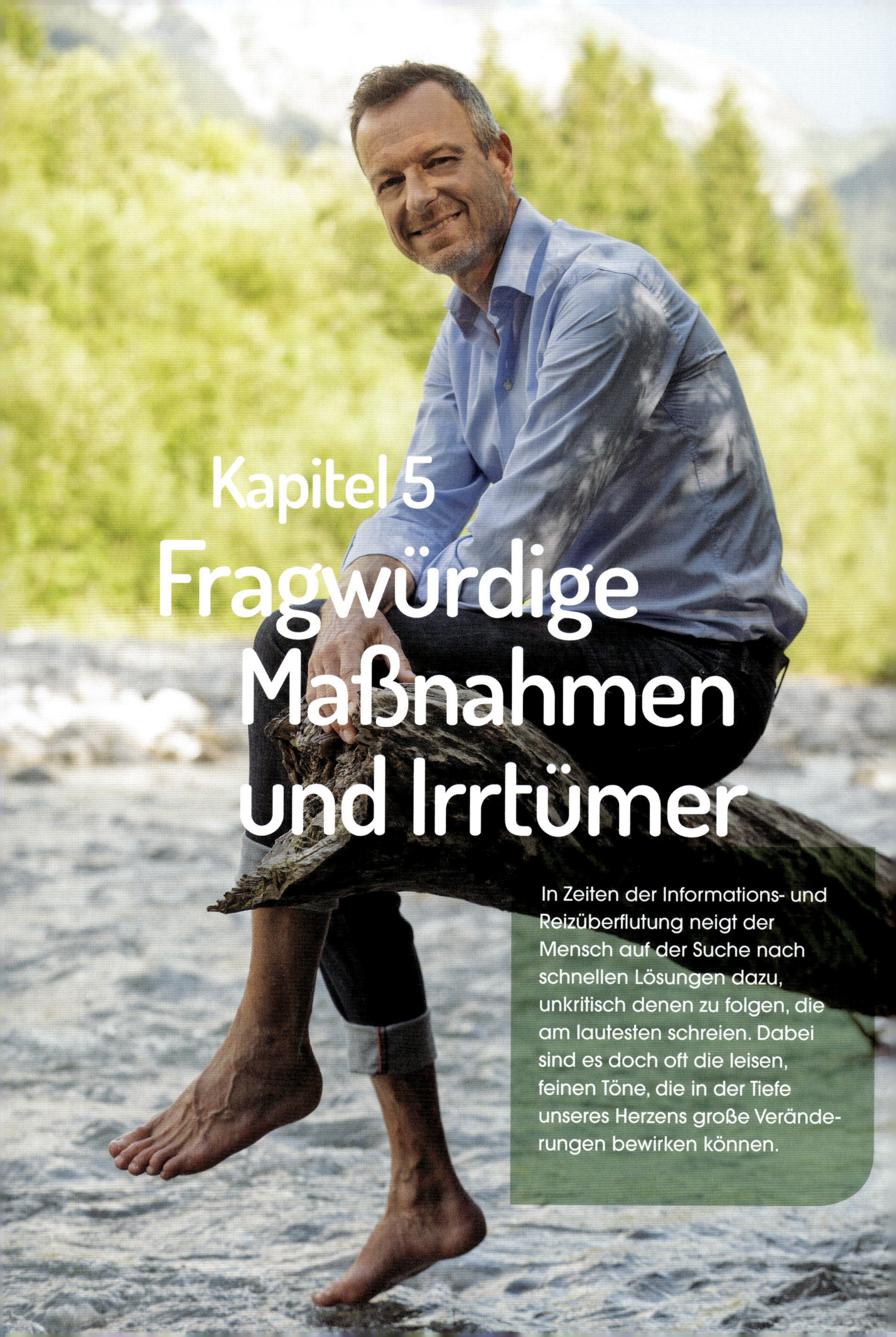

Kapitel 5

Fragwürdige Maßnahmen und Irrtümer

In Zeiten der Informations- und Reizüberflutung neigt der Mensch auf der Suche nach schnellen Lösungen dazu, unkritisch denen zu folgen, die am lautesten schreien. Dabei sind es doch oft die leisen, feinen Töne, die in der Tiefe unseres Herzens große Veränderungen bewirken können.

Die verbreitetsten Fersen-Denkfehler

Irrtum 1: Evidenzbasiertes Wissen als alleinige Basis

Bestimmte Meinungen und Ansichten liegen schwer wie Blei in den Köpfen von Lehrern, Therapeuten und Ärzten. Sie beruhen auf reiner Statistik (das bedeutet der Begriff „evidenzbasiert"), werden mündlich und schriftlich gelehrt und auch von der Presse ständig wiederholt. So prägen diese Meinungen das Bild, das viele über Schmerzen oder chronische Erkrankungen am Halte- und Bewegungsapparat haben. Es ist deshalb unglaublich schwierig, wirkungsvolles Erfahrungswissen in den Köpfen zu verankern. Zwei Beispiele:

- Warum wird bei chronischen Rückfußbeschwerden in der liegenden Position therapiert? Unser gesamter Körperaufbau orientiert sich an unserem aufrechten Stand. Ein Organ wie die Füße, die ja für die Aufrichtung und die Bewegung in der Vertikalen gemacht sind, müsste doch auch in der Vertikalen behandelt werden. So fände man schnell heraus, wie der Körper auf die Hilfe reagiert und welche Maßnahmen ihm spürbar guttun.
- Meist sind Beinlängendifferenzen, die zu einer zusätzlichen Herausforderung für die Fersen werden können, die Folge einseitiger muskulärer Verkürzungen im Unterbauchbereich. Eine gekonnte leichte Manipulation dieser Muskelstrukturen kann bereits nach wenigen Minuten sichtbare Veränderungen zeigen. Dennoch sieht die klassische Orthopädie die Lösung im Verschreiben ausgleichender Fersenerhöhungen im Schuh oder Absatz.

Wenn wir die Füße von Urvölkern betrachten, stellen wir fest, dass sie deutlich ausgeprägte Plattfüße hatten. Nach unserem mitteleuropäischen orthopädischen Verständnis müssten solche statischen Schwächen uneingeschränkt zu Fuß-, Knie- und/oder Rückenschmerzen führen. Dennoch konnte ich keine Quelle finden, die mir dies bestätigte. Ich konnte sogar bei einem Ostafrika-Besuch Menschen aus einem Massai-Urvolk befragen – es gab keinerlei Auskünfte zu Beschwerden. Es ist also ein Irrtum zu glauben, dass ein Fuß nur gesund sei, wenn sein Längs- oder Quergewölbe schulmäßig „korrekt" aufgerichtet ist. Meiner Ansicht nach spielen vielmehr viele Faktoren zusammen, die entscheiden, ob der Körper sich als Ganzes an veränderte Bedingungen anpassen kann. Was kann das für Ihre Fersenbeschwerden bedeuten?

Beschränken Sie sich beim Betrachten Ihrer Beschwerden nicht nur auf den lokalen Schmerz. Nicht allein die gekippte Fersenstellung, der Senk- oder Knickfuß oder die Triggerpunkte in der Muskulatur sind dafür verantwortlich, dass Ihr Körper es nicht schafft, sich selbst zu heilen. Verlangen Sie nicht, dass Ihre gesamte Fußstatik erst ins Lot gestellt werden muss, damit es Ihnen gut gehen kann. Sollten Ihre Beschwerden durch andere Maßnahmen weggehen und Sie so alles gut unter Kontrolle haben, dann ist das doch vollkommen ausreichend. Diese Haltung nimmt auch viel Druck von Ihren Schultern.

Natürlich ist das oberste Ziel immer eine vollständige Ausheilung des Problems. Jedoch geht es primär vor allem darum, eine positive Reaktion Ihres Körpers auf die Veränderung der Ist-Situation zu erreichen. Das entlastet den Körper und motiviert Sie, weil Sie Ihre Handlungen als sinnvoll erkennen.

Irrtum 2: Isolierte Herangehensweise

Der zweite Irrtum hängt eng mit dem ersten zusammen: Es geht um die Behandlungsstrategie vieler Ärzte, nur lokal am Problembereich zu therapieren. Unser Körper setzt sich jedoch nicht aus Einzelteilen zusammen, sondern ist ein hochkomplexes, ganzheitliches System. Man kann ihn mit einem Uhrwerk vergleichen, bei dem die Zahnrädchen ineinandergreifen. Darum müssen Anwendungen und Maßnahmen sinnvoll und logisch aufeinander aufgebaut werden. Es geht um nichts Geringeres als darum, die Harmonie zwischen den Einzelfunktionen wiederherzustellen.

Sich ergänzende Anwendungen führen zu einer deutlichen strukturellen und funktionellen Entlastung und helfen gleichzeitig, den Regenerationsprozess des Körpers anzukurbeln.

TIPP

Anwendungsempfehlungen

Konkrete Anwendungsempfehlungen für die einzelnen Bereiche des Rückfußes finden Sie in der Tabelle auf Seite 108 f.

So kann zum Beispiel die parallele Anwendung von Fußbädern, Salben und homöopathischen Mitteln zusammen mit einer Optimierung des Schuhwerks, einem sanften Ausschleichen von Einlagen (siehe Seite 80 f.) und dem Erlernen neuer Bewegungsmuster beim Gehen eine große Wirkkraft entfalten.

Irrtum 3: Operationen zur Schmerztilgung

Oftmals empfehlen Ärzte Operationen, um die Fersenprobleme in den Griff zu bekommen. Haben bildgebende Verfahren keine funktionelle Schädigung abgebildet, macht ein operativer Eingriff aus meiner Sicht jedoch überhaupt keinen Sinn. Wir müssen uns immer klar darüber sein, dass ein Eingriff in den Körper an sich schon eine Körperverletzung ist. Bei einem operativen Eingriff…

- wird das Gewebe nicht nur an der Oberfläche, sondern auch in der Tiefe geschädigt.
- verbleibt an der Hautoberfläche und im Körperinneren störendes Narbengewebe, das die Bindegewebsflexibilität einschränkt.
- werden Meridiane (Energieleitbahnen) durchtrennt.
- kommt es zwangsläufig zu Verletzungen feinster Nervenverästelungen.
- besteht die Gefahr von Infektionen und Knochenhautverletzungen.

Grundsätzlich sind die Folgen einer Operation unabsehbar und die Reha-Maßnahmen langwierig. Zudem werden die Problemursachen, wie zum Beispiel ein schiefes Gangbild, ein Knickfuß oder andere Verhaltensweisen, mit einer Operation nicht behoben.

Nehmen wir als Fallbeispiel eine Entzündung am inneren Sprunggelenk. Immer wieder höre ich von meinen Klienten im Erstgespräch, dass der konsultierte Orthopäde Ihnen eine Operation nahegelegt hat, bei der die inneren Knöchelstrukturen abgehobelt werden. Ziel dieser Operation ist es, die Reibung der Sehne an diesen Knöcheln zu verringern und dadurch die chronische Entzündung zu beseitigen. Bei meinen Recherchen stellt sich dann oft heraus, dass die Klienten bereits Monate, bevor die Fußschmerzen entstanden, über Rückenschmerzen durch Sport geklagt hatten. Sie hatten – meist unzureichend vorbereitet – extrem intensive Aktivitäten ausgeübt: Alpenüberquerung mit dem Mountainbike, 600 Kilometer Jakobsweg, Strandläufe im Sand et cetera.

Die meisten sind nach diesen Erfahrungen einfach wieder zum normalen Alltagstrott übergegangen. Sie haben den Schmerz am Rücken verdrängt, bis er am Rückfuß wieder auftauchte.

Wenn ich so etwas höre, dann weiß ich sofort, dass die Ursache nicht im Sprunggelenk sitzt, sondern in der irritierten und – ich nenne es mal so – „beleidigten" Muskelkette. Sie hat schlicht keine positiven Entlastungsimpulse bekommen, um die verhärteten Muskelbereiche zu lockern und dementsprechend die Sehnenspannung zu verringern. Eine Korrektur dieser Ursachen brachte bisher immer bereits nach wenigen Wochen eine deutliche Linderung. Ganz ohne Operation.

Irrtum 4: Kortisonspritzen gegen Sehnenentzündungen

Kortisonspritzen sollen den Entzündungsprozess lokal hemmen und durch beigemischte Schmerzstiller für schnelle Hilfe sorgen. Die Wirkung ist jedoch in der Regel nur von kurzer Dauer, weil die Entzündungsursachen dadurch nicht beseitigt werden. Im Gegenteil: Das Kortison schwächt das Bindegewebe, indem vermehrt Kollagene abgebaut werden. Dadurch erhöht sich die Gefahr einer Achillessehneninstabilität.

Die größte Gefahr birgt jedoch der Einstich der Spritzennadel in das Sehnengewebe. Die durch die chronischen Entzündungsprozesse und überspannten Sehnenansätze ohnehin schon labile Sehne wird durch den Einstich noch weiter geschwächt. Ein hoher Preis und ein hohes Risiko gegenüber einer geringen Erleichterung.

Irrtum 5: Orthopädische Einlagenversorgung

Tragen Sie Einlagen? Wie lange schon? Warum hat man Ihnen die Einlagen verschrieben? Wie viele verschiedene Einlagentypen haben Sie schon ausprobiert? Besteht Ihr Problem trotz der Einlagen weiter? Wenn ja, warum tragen Sie sie dann immer noch? Wie lange tragen Sie die Einlagen schon, ohne dass sich etwas verändert hat? Wenn Sie „ohne" gar nicht auskommen können: Wollen Sie diese Abhängigkeit beibehalten?

Sollten Sie Einlagen tragen und sich Ihre Situation nicht verbessert haben, dann scheinen stützende Elemente unter den Füßen Ihnen nicht wirklich zu helfen.

Möglicherweise tragen Sie auch Standardeinlagen, die nicht individuell und aufs Sorgfältigste an Ihren Fuß angepasst wurden. Aus meiner Sicht tragen Einlagen grundsätzlich dazu bei, dass Bewegungsmuster fixiert werden und dass der Fuß auf Dauer nur noch mehr geschwächt wird. Eine Einlage überfordert Belastungszonen wie die Fersen. Das bestätigen mir immer wieder meine Erfahrungen aus der Praxis.

Kurzfristig können Einlagen sicherlich eine erste Hilfe bieten. Viele Menschen spüren zunächst auch eine Entlastung. **Trotzdem muss parallel zum Tragen schon eine Alternative entwickelt werden, damit Sie möglichst bald von der Einlage wieder wegkommen.**

Das geht so: Setzen Sie zu Hause geeignete Fußübungen um, die Ihnen idealerweise von einem Therapeuten empfohlen wurden. Üben Sie langsam und vorsichtig, aber trotzdem konsequent und regelmäßig. Wechseln Sie während des Tages mehrmals den Schuhtyp und auch die Schuhmarke. Wenn Sie die orthopädischen Einlagen „ausschleichen", müssen Sie natürlich die ursprüngliche Einlage des Herstellers wieder einsetzen.

Im Optimalfall haben Sie sich, als Sie Schuhe für orthopädische Einlagen kauften, für etwas größere Schuhe entschieden, damit die Sohle Ihre Füße nicht einzwängt. Wenn Sie jetzt zurückkehren zur Herstellereinlage, werden sich Ihre Füße erst an die ungewohnte Weite und Länge gewöhnen müssen. Das ist zunächst vielleicht ein seltsames Gefühl. Nach und nach werden sich Ihre Füße mit dem neuen Bewegungsspielraum aber sehr wohlfühlen – und könnten die vorherige Enge gar nicht mehr ertragen!

Irrtum 6: Stoßdämpfung durch weiches Schuhwerk

Für viele Fersensporn-Geplagte ist eine Fersendämpfung, gepolstertes Schuhwerk oder eine extrem weiche Sohle zunächst der Himmel auf Erden, weil sich der Schmerz in der Regel sofort reduziert. Doch was zunächst als heilsam empfunden wird, stellt sich schon nach einiger Zeit als tückisch heraus. Unsere Rezeptoren an den Füßen und die 70 000 Nervenenden sorgen durch die Übermittlung von Reizen für eine korrekte und gesunde Anspannung unserer Muskulatur; über die Sehnen wird unsere Fuß- und Beinachse daraufhin sinnvoll ausgerichtet. Werden die Druckimpulse durch eine weiche Unterlage unter einen bestimmten

Schwellenwert gebracht, können in logischer Konsequenz auch keine schützenden und stützenden biomechanischen Reaktionen eingeleitet werden. Somit bleibt zwar die Aufprallenergie durch das Körpergewicht gleich, es findet allerdings in dem weichen Schuhwerk keine Gegenreaktion mehr statt. Der Körper verlernt, schnell und effektiv auf unterschiedliche Gegebenheiten zu reagieren. Der Fuß fängt an, in seiner Weichbettung zu „schwimmen"; die Instabilität im Fußbereich und Sprunggelenk ist dadurch merklich erhöht.

Hinzu kommt, dass sich die Aufmerksamkeit auf den Gang verringert. Das hat zur Folge, dass die Bewegungen und der Gang ungenau werden. Meist wird der Fuß extra kräftig aufgesetzt, um überhaupt noch etwas zu spüren. Und was passiert, wenn die Schuhe dann irgendwann doch einmal ausgezogen werden und man barfuß durch den Garten oder über einen unebenen Weg geht? Man empfindet es als unangenehm und zieht Socken oder Schuhe wieder an.

Irrtum 7: Entlastung durch Fersenerhöhung

Viele Fersenbeschwerden haben eine Ursache in einer verhärteten und verkürzten Beinrückseite. Da kommt es den meisten Schmerzgeplagten entgegen, durch eine Fersenerhöhung, hohe Absätze oder High Heels die Fersendehnung und damit die Zugkräfte zu reduzieren. Anfänglich ist das auch eine gute Wahl, denn nur durch Entlastung kann Regeneration stattfinden. Gewöhnt man sich jedoch daran, kann das fatal sein: Spätestens wenn die Fersenerhöhung nach dem Ausziehen des Schuhwerks wegfällt, kommt es zu einer plötzlichen Streckung an der Beinrückseite. Das kann zu einer Überdehnung und Überbeanspruchung der Sehnenansätze an der Ferse führen.

Irrtum 8: Schienen und Bandagen

Nach Unfällen oder Verletzungen am Rückfuß werden häufig Schienen oder Bandagen eingesetzt. Leider kommen sie teilweise auch bei chronifizierten Schmerzzuständen zur Beruhigung und Entlastung zum Einsatz. Die meisten meiner Klienten verbannen diese Hilfsmittel schon nach kurzem Tragen in die Schublade. Nicht nur, weil sie unangenehm zu tragen sind, sondern auch, weil die Anwendung und das Tragen im Schuh sehr umständlich sind – zumal herkömmliche Schuhe gar nicht den Platz dafür hergeben. Ich kann nur sagen: Gott sei Dank!

Denn wie wir ja gelernt haben, geht es um die Umstellung und Veränderung der Bewegungsabläufe und nicht um das „Einzementieren" des Sprunggelenks.

Irrtum 9: Schonhaltungen

Das Umgehen schmerzhafter Bewegungsmuster ist eine wichtige Notlösung des Körpers, um ihn überhaupt in Bewegung halten zu können. Dennoch leuchtet wohl jedem ein, dass es auf längere Sicht keine Lösung sein kann, einer schmerzhaften Bewegung auszuweichen. Man beansprucht dadurch ja andere Regionen, die auf diese Arbeit gar nicht vorbereitet sind. **Es kann also dauerhaft nicht um die Schonung (bzw. Verlagerung), sondern um die Veränderung von Bewegungsmustern gehen.** Damit werden auch die biomechanischen Belastungsabläufe von Fuß- und Beinachse verändert.

Irrtum 10: Fersengang auf harten Böden

Auch wenn es scheinbar genügend Therapeuten gibt, die – mit welchen Begründungen auch immer – das Vorfußgehen ablehnen, so ist es doch im Alltag eine gute Ergänzung. Denn es ist ein Irrtum zu glauben, dass nur der Fersengang „richtig" ist. Ich möchte Sie bitten, die beiden kurzen Tests auf Seite 84 zu machen, bevor Sie weiterlesen. Der Auftrittsschall, den Sie dabei kennenlernen, bestätigt, dass die Ferse – anders als das Längs- und Quergewölbe – kaum dämpfende Wirkung hat. Je länger der Schritt, desto höher ist die Kraftausübung auf die Ferse. Dazu kommt, dass bei Knick- und/oder Senkfüßen die Belastung auf der Innenseite des Sprunggelenks deutlich zunimmt. Auch der obere und untere Sprunggelenkspalt bekommt bei jedem harten Kontakt der Fersen mit dem Boden Schläge. Bei erhöhter Krafteinwirkung auf die Ferse, wie beim Bergabgehen oder Joggen, kann dies zu Reizzuständen führen.

Nun ein Vorschlag: Probieren Sie verschiedene Gangmuster und Bewegungsvarianten aus, um diesen harten Bodenkontakt zu verringern. Vielleicht indem Sie kleinere Schritte machen, den Fuß sanfter aufsetzen oder über das Knie abfedern. Sie können mal mit dem gesamten Fuß aufsetzen oder nur mit dem Vorfuß. Oder Sie gehen mal seitlich oder rückwärts. Spielen Sie mit den Möglichkeiten! Stellen Sie fest, wie viel Aufmerksamkeit Sie nun auf Ihren Gang richten und wie achtsam Ihr Gang dadurch wird. Achtsamkeit ist die Basis Ihrer Genesung.

Fersengang – erster Versuch

TEST

Ziehen Sie Ihre Schuhe und Socken aus. Stellen Sie sich auf einen harten Untergrund und dann rennen Sie ein paar Meter. Oder wenn Ihnen das zu anstrengend ist, dann treten Sie auf der Stelle. Was fällt Ihnen auf? Womit setzt Ihr Fuß zuerst auf? Richtig! Ganz intuitiv mit dem Fußballen. Warum? Weil Ihr Körper intelligent ist und weil er automatisch eine Art des Laufens auswählt, die möglichst wenig Schaden am Fuß und in Ihrem Körper anrichtet. Intuitiv haben Sie die Fähigkeiten des Fußes zur Absorption der Stöße genutzt.

Und jetzt versuchen Sie mal, auf dem harten Untergrund bewusst über die Ferse zu laufen. Wie fühlen Sie sich? Sehr wahrscheinlich wird sich plötzlich und sehr stark etwas in Ihnen sträuben, diese Übung weiter auszuführen. Gut so, denn das zeigt, dass sich der Körper an die seit vielen Millionen Jahren in uns gespeicherten natürlichen Bewegungsmuster erinnert und sie abrufen kann.

Fersengang – zweiter Versuch

Gehen Sie auf hartem Boden, am besten so, wie Sie es gewöhnlich tun, barfuß und halten Sie sich beim Gehen die Ohren zu. Und? Hören Sie Ihre Schritte? Sicher. Das, was Sie da hören, sind die Stöße, die der Körper aufnimmt, wenn Sie mit der Ferse auftreten. Er überträgt sie als Schallwellen.

Versuchen Sie nun das Gleiche noch einmal, treten Sie jetzt aber mit dem Vorfuß oder mit dem Mittelfuß auf. Überrascht es Sie, dass Sie Ihre Schritte kaum noch hören?

So gehen Sie schonend und natürlich richtig. Das wird nicht nur die Menschen freuen, die unter Ihnen wohnen, sondern vor allem Ihre Füße und Ihren Körper.

Irrtum 11: Alleiniger Vorfußgang

Der Trend zum Barfußgehen und -laufen ist ungebrochen. Immer neue Barfußschuh-Marken beweisen das große Interesse an dem Thema. Eine Begleiterscheinung dieses Trends sind meiner Beobachtung nach viele Halbwahrheiten, die in Veröffentlichungen, im Internet und in Barfußlauf-Seminaren kursieren. Darin wird zum Beispiel der Vorfußgang als einzig „wirklicher" und „echter" menschlicher Gang angepriesen. Ich kann dazu nur sagen: Bei allen Vorteilen, die das Vorfußgehen mit sich bringt, sollten vor allem Laien sich der Gefahren bewusst sein. Bei einseitiger Anwendung (wenn man also nur noch barfuß oder mit Minimalschuhen geht) ist es nämlich sehr wahrscheinlich, dass Probleme am Rückfuß oder generell am Fuß auftauchen.

Der Vorfußgang ist ein Gang, den die meisten Menschen einfach nicht gewohnt sind. Ich habe die Erfahrung gemacht, dass oft viel zu schnell und ohne Anpassungszeit auf diese Gangart umgestellt wird – egal ob mit oder ohne Schuhe. Ohne Pause, ohne Wechsel, tagein, tagaus. Dann ist es natürlich nicht verwunderlich, wenn schon nach kurzer Zeit erste Zipperlein entstehen. Typisch ist zum Beispiel eine Anfangssteifigkeit der Fersen nach dem Aufstehen. Wenn Sie diese Symptome ignorieren, verstärken sie sich zumeist oder tauchen in Form anderer Beschwerden, wie Knie- oder Hüftschmerzen, erneut auf. Besonders die Wade, die Ferse und der Mittelfuß sind bei dieser Gangart besonders beansprucht. Wie immer im Leben macht auch hier die Abwechslung den großen Unterschied – und natürlich die langsame Anpassung an die neue Art des Gehens.

Irrtum 12: „Allgemeines Aufwärmen" vor dem Sport

Ich weiß nicht, warum sich dieser Irrtum so hartnäckig in den Köpfen hält. Ich spreche vom Aufwärmen im Sinne von „sich insgesamt warm machen". Wie einen Motor, den ich erst eine Weile laufen lassen muss, bis er auf Betriebstemperatur ist. Danach soll man mehr Leistung bringen und weniger verletzungsanfällig sein. Das Aufwärmen soll außerdem das Herz-Kreislauf-System aktivieren, so ähnlich wie ich mich mit Wasser bespritze, bevor ich in einem See baden gehe. Eigentlich ist unser umgangssprachliches Aufwärmen nichts anderes als eine „allgemeine Vorbereitungsphase".

Dabei ist so eine allgemeine Vorbereitung gar nicht das Ziel des Aufwärmens. Vielmehr bezieht sich vernünftiges Aufwärmen immer konkret auf die Anforderungen der bevorstehenden Sportdisziplin. Das gilt sowohl in konditioneller als auch in koordinativer Hinsicht. Das Aufwärmen dient der geistigen Vorbereitung auf die anstehende spezielle Sportbewegung. Man erspürt dabei die koordinativen Muster für die entsprechende Disziplin.

Geben Sie also nicht gleich Vollgas, nachdem Sie sich „ein bisschen bewegt" haben – egal in welcher Disziplin. Bereiten Sie sich gezielt und in Ruhe vor. Geben Sie so Ihrem Nervensystem genügend Zeit, um genau diejenigen Fasern, die für Ihre spezielle sportliche Disziplin notwendig sind, zu aktivieren und genau die Muskulatur vorzubereiten, die Sie gleich einsetzen. Nur so vermeiden Sie Kraftreize auf die labilen Band- und Sehnenstrukturen um den Rückfuß, die ansonsten zu Mikroverletzungen, Schmerzen oder gar Entzündungen führen können.

Irrtum 13: Dehnübungen

Man mag es gar nicht glauben, aber ich habe genügend Leistungssportler, Yogalehrer oder andere Klienten in meiner Praxis, die regelmäßig und seit vielen Jahren Stretching praktizieren. Die meisten von ihnen sind felsenfest davon überzeugt, dass Dehnung ihnen hilft, beweglicher zu werden und verschiedene Beschwerden zu lindern. Manche berichten, dass Schmerzen zurückkommen, wenn sie eine Zeit lang auf ihren Sport verzichten.

Das mag sein, und dennoch sitzen viele, für die das Dehnen das sportliche A & O ist, irgendwann in den Praxen der Orthopäden oder bei mir. Was sie nämlich nicht wahrgenommen haben oder nicht sehen wollten, sind Funktionsdefizite, die durch Dehnung verschlimmert werden. Darauf macht der Körper zunächst mit Schmerzen aufmerksam. Im weiteren Verlauf kommt es zu einer Überbeanspruchung der Sehnenansätze und später zu Einschränkungen der Gelenkfunktion. Das Endergebnis sind kritische Veränderungen an Gelenken und Knochenstrukturen. Betroffen davon sind überwiegend die Sprunggelenke, die Achillessehnenansätze und die Fersen.

Schauen wir uns einmal an, was beim Dehnen wirklich passiert. Dehnung ist dadurch charakterisiert, dass die Muskelfasern wie ein Gummiband in die Länge gezogen werden, und zwar entgegen ihrer Bewegungsrichtung. Durch diese Überspannung kommt es in der betreffenden Muskulatur zu einem sogenannten Muskelspindelreflex. Das ist ein Schutzreflex unseres Körpers, den Sie sicher schon am eigenen Leibe erlebt haben, zum Beispiel, wenn Sie im Winter auf einer eisigen Fläche ausgerutscht sind. Der gesamte Muskelapparat in den Füßen, Beinen, im Nacken und in den Armen spannt sich dann an, um einen Muskelfaserriss zu verhindern. Ein anderes Beispiel ist das Schleudertrauma, bei dem die Nackenmuskulatur eine extreme Schutzspannung aufbaut, um eine Schädigung der Halswirbelsäule zu unterbinden.

Und nun kommen wir und versuchen durch Stretching, also durch Auseinanderziehen, die Muskulatur dazu zu bewegen, dass sie länger wird. Dadurch wollen wir sie lockern und beweglicher machen. Leider führt das in der Regel dazu, dass der Schutzreflex noch stärker provoziert wird und sich die Situation – vielleicht nach einer kurzen Verbesserung – noch mehr verschlimmert. Sie haben vielleicht schon selbst bemerkt, dass bestimmte therapeutische Ansätze (Stretching-Kurse oder Ähnliches) Ihre Situation nicht verbessert, sondern mittelfristig eventuell sogar noch verschlechtert haben. Nun wissen Sie, warum das so war.

Das ist auch der Grund, warum ich – entgegen dem Trend – die modernen Angebote von Beweglichkeitskursen bis zum Yoga-Retreat absolut ungeeignet finde, um eine ungeübte oder eingeschränkte Muskulatur zu mobilisieren. Statt einfach draufloszudehnen, sollten wir uns lieber nochmals bewusst machen, was so alles zu einer Verkürzung des Muskels führen kann (siehe Kapitel 3, ab Seite 32). Und dann als bessere Alternative auf intelligentes Krafttraining setzen, das ich Ihnen ab Seite 112 erkläre.

Kein praktischer Nutzen

Bereits vor knapp 20 Jahren wurde in einer wissenschaftlichen Studie darauf hingewiesen, dass Dehnung vor oder nach der körperlichen Belastung nicht vor Muskelverletzungen oder Übersäuerung der Muskulatur schützt (Herbert, R. D.; Gabriel, M., *British Medical Journal* 2002; 325: 468). Dehnen hat also für die Sportausübung selbst keinen praktischen Nutzen.

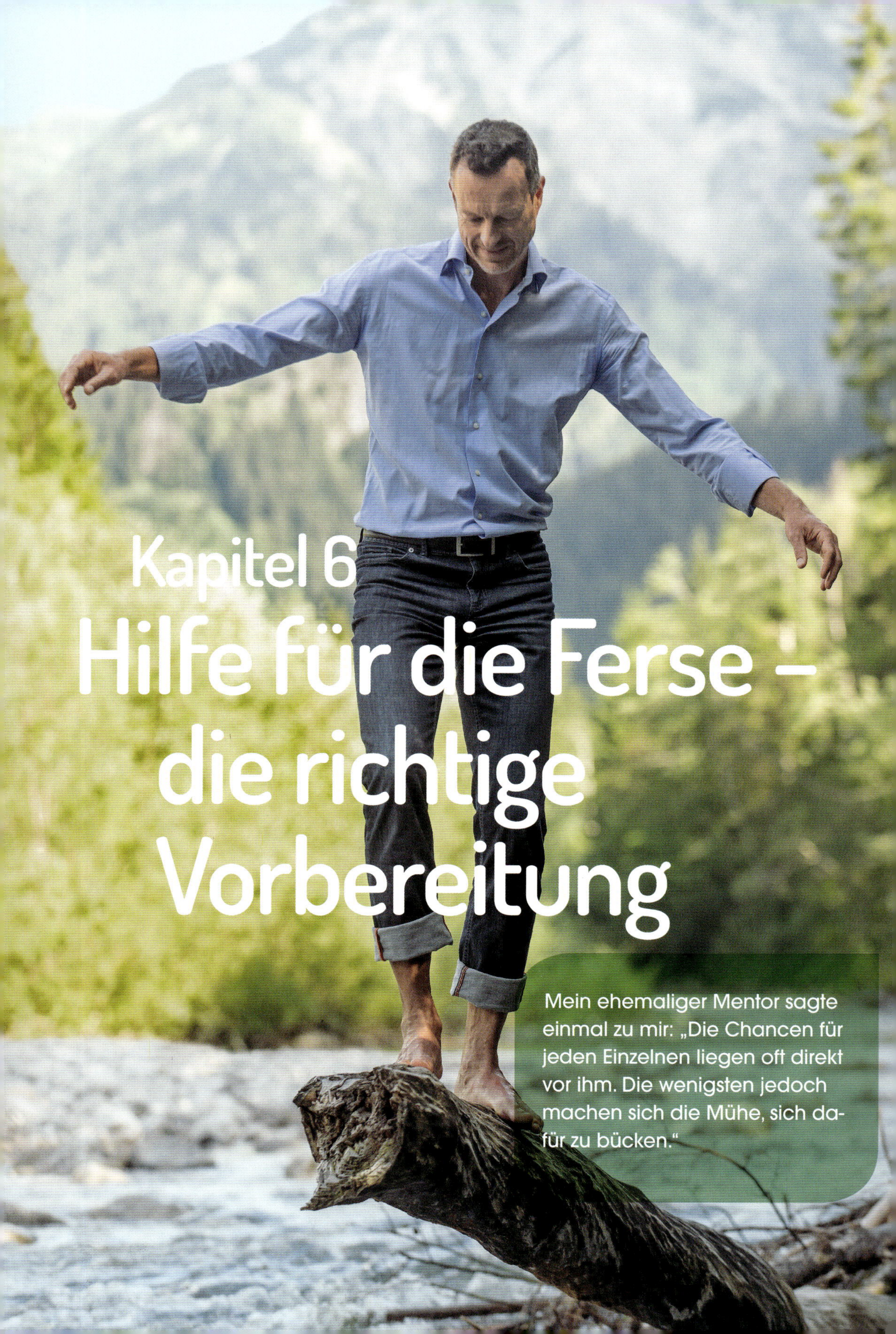

Kapitel 6
Hilfe für die Ferse – die richtige Vorbereitung

Mein ehemaliger Mentor sagte einmal zu mir: „Die Chancen für jeden Einzelnen liegen oft direkt vor ihm. Die wenigsten jedoch machen sich die Mühe, sich dafür zu bücken."

Tasten Sie sich heran

Einkreisen, erkennen, entscheiden

Wenn Sie Ihre Fersenprobleme ganzheitlich angehen wollen, ist es notwendig, sich etwas ausführlicher als bisher mit der Sache zu beschäftigen. Das ist Ihnen sicher beim Lesen der bisherigen Abschnitte klar geworden. In diesem Kapitel zeige ich Ihnen, wie Sie Ihre Beschwerden genauer einkreisen, eventuelle Ursachen detektieren, an die Sie bisher nicht gedacht haben, und sich vielleicht auch besser auf einen Arztbesuch vorbereiten können (siehe Seite 94 f.). All das hilft Ihnen dabei, gezielt aus den verschiedenen Lösungsangeboten auszuwählen, die ich Ihnen im Praxisteil (ab Seite 138) mache.

Den Schmerzcharakter bestimmen

Wenn Klienten mich zum Erstgespräch aufsuchen, möchte ich natürlich als Erstes erfahren, warum sie zu mir kommen, was sie plagt und vor allem wo genau es wehtut. Als Antwort höre ich meist aber nur, seit wann das Problem besteht, wie es sich entwickelt hat und was schon alles versucht worden ist. Selten bekomme ich eine klare Antwort auf meine eigentlichen Fragen – schon gar nicht darauf, wo genau es wehtut und welchen Charakter der Schmerz hat. Das zeigt mir, dass sie in den seltensten Fällen vor dem Besuch schon einmal in ihren Schmerz hineingespürt haben. Sie haben sich auch nicht gefragt, was ihnen das Schmerzsignal vermitteln möchte. **Da Sie aber jetzt nicht vor mir, sondern vor dem Buch sitzen, möchte ich Sie motivieren, es anders zu machen.**

Bitte beantworten Sie die folgenden Fragen:

- Wo genau sitzt Ihr Schmerz?
- Wie fühlt sich der Schmerz an?
- Zu welcher Tageszeit tritt Ihr Schmerz verstärkt auf?
- Werden Sie schmerzfrei, wenn Sie sich mehr bewegen?

- Was können Sie tun, damit der Schmerz weniger wird?
- Unter welchen Umständen verstärkt sich der Schmerz?
- In welchem Zusammenhang zeigt sich Ihr Schmerz – zum Beispiel beim Tragen bestimmter Schuhe, nach dem Liegen, nach dem Essen oder unter Stress?

Versteckte Zusammenhänge

Manchmal gibt es wichtige Stellschrauben, die man mit dem eigenen Fersenschmerz gar nicht in Verbindung bringt oder die man für abwegig hält, weil es sich doch um vermeintlich gesunde Veränderungen handelt. Stellen Sie sich in Zusammenhang mit Ihrer Fersensymptomatik bitte folgende Fragen:

- Gab oder gibt es bei Ihnen neben den Fersenbeschwerden auch andere körperliche Symptome? Das können Rücken- oder Halswirbelsäulenbeschwerden sein, Blockaden im Kreuzbein-Darmbein-Gelenk, Schmerzen in Hüfte oder Knien oder – was vielen Menschen total abwegig scheint – Probleme im Kiefer, in der Mundhöhle oder an den Zähnen.
- Haben Sie etwas in Ihrem Leben ergänzt oder verändert, weil Sie glaubten, dass es Ihnen guttue? Ich denke da zum Beispiel an Dinge wie das Barfußlaufen oder das Tragen von Barfuß- beziehungsweise Minimalschuhen, ohne darauf entsprechend trainiert und vorbereitet gewesen zu sein. Auch solche vermeintlich positiven Veränderungen können Fersenprobleme verursachen.
- Nehmen Sie seit geraumer Zeit Medikamente ein, vielleicht aufgrund organischer Probleme – zum Beispiel wegen einer Darm- oder Schilddrüsenerkrankung, wegen Herzbeschwerden, Bluthochdruck oder Diabetes? Solche Medikamente können eventuell in schädliche Wechselwirkung miteinander treten.
- Hatten Sie innerhalb der letzten drei Jahre einen Zeckenbiss oder einen Insektenstich, der Sie lange Zeit „geärgert“ hat oder bei dem eine kreisrunde Rötung um die Bissstelle sichtbar war?
- Gibt es Auffälligkeiten beim Wasserlassen? Gibt es ungewohnte Geruchsauffälligkeiten beim Urin oder Stuhl? Weist Ihre Zunge direkt nach dem Aufstehen einen verfärbten Belag auf? All dies können Hinweise auf Stoffwechselveränderungen sein.

Die Ergebnisse aller Betrachtungen in diesem Kapitel sind wichtig, um eventuelle Ursachen Ihrer Fersenbeschwerden behandeln zu können, die gar nicht direkt in der Ferse liegen. Wenn Sie zum Arzt gehen, denken Sie daran, ihm Ihre Ergebnisse mitzuteilen, damit er die richtige Diagnose stellen kann.

Die Fußbekleidung unter die Lupe nehmen

TEST

Kommen wir nun zu einigen Tests, die Sie selbst durchführen können und die Ihnen zeigen, wie es um Ihre Ferse steht. Es schadet nicht, wenn Sie sie mit verschiedenen Schuhpaaren durchführen.

Sockentest

Ziehen Sie die Schuhe aus. Was sehen Sie, wenn Sie Ihre Füße, die noch in Socken stecken, betrachten? Gibt es Auffälligkeiten? Ist der Stoff vorn an den Zehen abgewetzter als an anderen Stellen? Ist der Stoff an der Fersenrückseite schon deutlich dünner? Dann könnte es sein, dass Ihre Schuhe nicht richtig passen. Dass sie entweder zu eng oder zu weit sind, sodass Sie zu viel hin- und herrutschen. Oder haben sich die Strümpfe verdreht? Das spräche für ein starkes Abknicken des Fußes.

Schuhtests

Stellen Sie die Schuhe, die Sie getragen haben, auf eine gerade Fläche, zum Beispiel auf einen Tisch. Schauen Sie von hinten auf den Schuh. Steht der Schaft senkrecht zur Schuhsohle oder kippt die Schuhsohle nach außen oder nach innen? Dann fassen Sie den Schuh an und bewegen ihn ganz leicht. Steht er fest auf der Unterlage oder kippelt er? Wo müssten Sie einen kleinen Keil hinlegen, damit der Schuh auf der glatten Oberfläche nicht mehr kippelt? Dieser Test zeigt Ihnen, in welche Richtung der Schuh während Ihrer Gehbewegung immer wieder kippt. Besonders bei Schuhen, die Sie schon länger tragen, ist das gut zu erkennen.

Nehmen Sie nun Ihre eingelaufenen Schuhe in die Hand. Jetzt schauen Sie von hinten, also vom Absatz aus, schräg auf die Sohlen. Vergleichen Sie das Ablaufmuster beider Schuhe. Erkennen Sie Unterschiede? Ist ein Absatz mehr abgelaufen als der andere? Das würde darauf hinweisen, dass Sie Ihre Füße unterschiedlich stark belasten, eventuell aufgrund einer Beinlängendifferenz.

Genauso aussagekräftig sind Ihre eingelaufenen Sportschuhe. Betrachten Sie deren innen liegende Fersenpolster. Was ist auffällig? Gibt es Seitendifferenzen? Welcher Schuh zeigt welche Muster und welcher steht im Zusammenhang mit Ihrer Fersenproblematik?

Kapitel 7
Allgemeine Tipps für Ihre Ferse

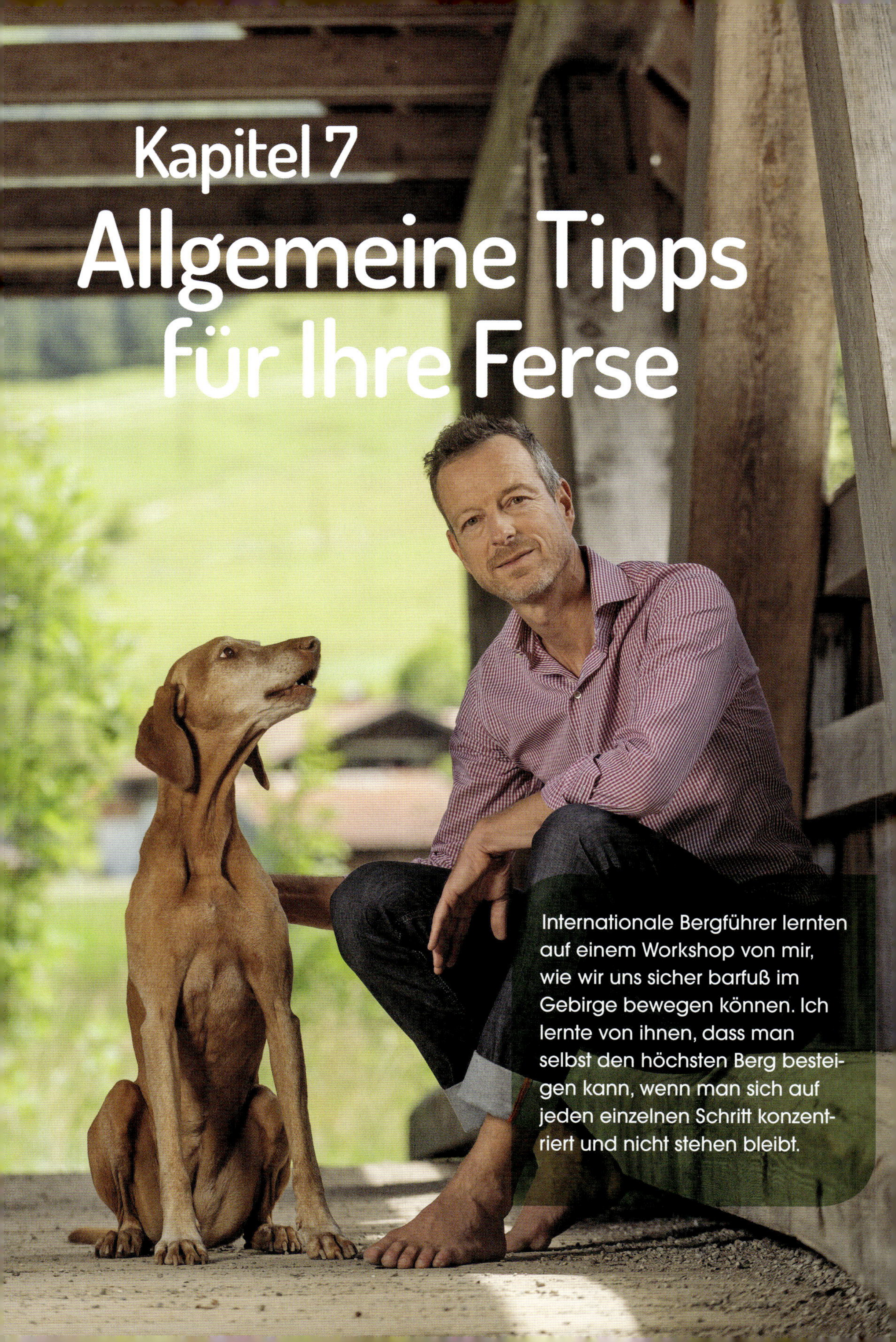

Internationale Bergführer lernten auf einem Workshop von mir, wie wir uns sicher barfuß im Gebirge bewegen können. Ich lernte von ihnen, dass man selbst den höchsten Berg besteigen kann, wenn man sich auf jeden einzelnen Schritt konzentriert und nicht stehen bleibt.

Schritt für Schritt zur gesunden Ferse

Das Puzzle für Ihre Fersengesundheit

Wenn ich Ihnen auf den nächsten Seiten erste Hinweise gebe, die Ihnen helfen, Ihre Fersenprobleme zu beheben, dann müssen Sie sich das ein bisschen wie das Zusammensetzen eines Puzzles vorstellen. Manche Puzzlestücke sollten zuerst gelegt werden (z. B. der Rand des Puzzles), andere Teile können zwischendrin verstreut an verschiedenen Stellen ins Puzzle eingesetzt werden. Am Ende sollte sich ein harmonisches Bild ergeben. Bei jedem Betroffenen zeigt sich eine eigene Kombination. Das bedingt eine individuelle Herangehensweise.

Vieles wird sich bei Ihnen durchs Ausprobieren ergeben. Relativ schnell werden Sie dann feststellen, ob Ihnen die empfohlene Maßnahme guttut. **Alle hier vorgestellten Maßnahmen sind, wenn Sie nicht übertrieben angewendet werden, harmonisch mit dem Körper vereinbar.** Es kann Ihnen beim Ausprobieren also nichts passieren. Es kann nur sein, dass Sie keine Wirkung oder leichte Warnsignale des Körpers spüren, wenn Sie etwas falsch oder übertrieben angewendet haben oder wenn die Maßnahme nichts für Sie ist.

Und noch etwas: Haben Sie bitte Geduld. Etwas, das sich über einen längeren Zeitraum so entwickelt hat wie Ihre Fersenproblematik, kann nicht von heute auf morgen verschwinden. Also wenden Sie die Maßnahmen mit Bedacht an und hören Sie auf die Signale, die Ihr Körper sendet.

Schmerzauslöser vermeiden

Am wichtigsten ist es zunächst, alles zu vermeiden, was Ihnen momentan Schmerzen bereitet und nicht guttut. Sollten Ihre Schmerzsymptome fortgeschritten sein, vermeiden Sie zum Beispiel:

- einseitige und intensive Belastungen, zum Beispiel das Tragen bestimmter Schuhe über einen langen Zeitraum,

- Barfußgehen auf harten Böden,
- intensive sportliche Betätigung,
- langes Sitzen, langes Stehen oder intensives Arbeiten über Stunden hinweg in derselben Position,
- eine zu hohe Energieaufnahme. Passen Sie Ihre Ernährungsgewohnheiten an Ihren Energieumsatz an.

Schulmedizinische Abklärung

Vor jeder Eigeninitiative sollten Sie eine schulmedizinische Abklärung durchführen lassen. Besonders dann, wenn Ihre Schmerzsymptome in den letzten Wochen und Monaten deutlich intensiver geworden sind, Sie mittlerweile zu einer Schonhaltung neigen, Ihre Ferse auffällige Schwellungen und Rötungen zeigt oder wenn Sie bei den beschriebenen Betrachtungen Auffälligkeiten festgestellt haben, sollten Sie folgende Krankheitsbilder des Rückfußes schulmedizinisch abklären lassen, bevor Sie zur Umsetzung meiner konkreten Behandlungstipps übergehen. Gehen Sie dazu zu einem Facharzt, Orthopäden oder in ein Orthopädiezentrum, wo auch bildgebende Verfahren angewandt werden können.

- Abgelöste Knochenteilchen (Ossikel; genetisch bedingt)
- Anriss der Achillessehne
- Atrophien der Sehnenansätze
- Bechterew-Krankheit (Morbus Bechterew, Spondylitis ankylosans)
- Borreliose (siehe Seite 55)
- Diabetes mellitus
- Druckschäden an Fußnerven (Nervenkompressionssyndrom)
- Durchblutungsstörungen (z. B. periphere arterielle Verschlusskrankheit)
- Entzündung der Achillessehne (Achillessehnen-Tendinitis)
- Entzündung der Fußsohlenfaszien (Plantarfasziitis)
- Erkrankungen der Beinnerven
- Ermüdungsbruch am Fersenbein (Stress- oder Insuffizienzfraktur des Fersenbeins)
- Fersenbein, das mit Kahnbein verwachsen ist
- Fersensporn hinten (kranialer Fersensporn, Haglund-Exostose)
- Fersensporn unten (plantarer Fersensporn)
- Gicht
- Gutartige Knochenzysten

- Hautprobleme an der Ferse wie Hornhaut, Schrunden, Schwielen, Warzen, Neurodermitis
- Kindliche Verknöcherungsstörungen
- Mechanische Nervenreizung an der Fußsohle
- Nervenreizungen im Lendenwirbelsäulenbereich und/oder Steißbein
- Reiter-Krankheit (Morbus Reiter, reaktive Arthritis)
- Rheumatoide Arthritis, Polyarthritis, Erkrankungen des rheumatischen Formenkreises
- Schleimbeutelentzündung (Bursitis)
- Tarsaltunnelsyndrom (Jogger's Foot, Beeinträchtigung bzw. Komprimierung des Schienbeinnervs am Sprunggelenk) oder andere Nervenkompressionssyndrome
- Tumoren am Fuß
- Verschleiß und Abnutzung (degenerative Veränderungen) des Fersenfettpolsters

Sie werden nach der Untersuchung voraussichtlich zwei Varianten von Empfehlungen erhalten:

a) Es wird tatsächlich ein Schaden entdeckt. Mein Tipp: Konsultieren Sie danach noch ein bis zwei weitere Ärzte zur schulmedizinischen Abklärung. So gehen Sie sicher, dass unabhängig voneinander die gleiche Diagnose gestellt wird. Sie können dann weitgehend beruhigt sein, dass Sie an diesen Stellen in guten Händen sind.

b) Es wird kein Schaden gefunden. Die Diagnose verlief unzureichend und die sichtbare Ursache für Ihre Schmerzen konnte auch nach der Konsultation eines anderen Facharztes letztendlich nicht eindeutig geklärt werden. Mein Tipp: Überdenken Sie die Standardlösungen, die man Ihnen angeboten hat, wie Einlagen, Fersenkissen et cetera. Schauen Sie sich die konkreten Maßnahmen für Ihren Fersenbereich im hinteren Teil des Buches an (siehe ab Seite 138) und probieren Sie aus, was Ihnen guttut.

Korrektur des Schuhwerks

Ein Schuh sollte zum Fuß passen – und nicht der Fuß zum Schuh. **Die Schuhinnenlänge muss 12 Millimeter mehr betragen als die Fußlänge an der längsten Zehe.** Auch Weite und Höhe im Zehenbereich sollten so gewählt werden, dass Sie Ihre Zehen leicht spreizen oder anheben können.

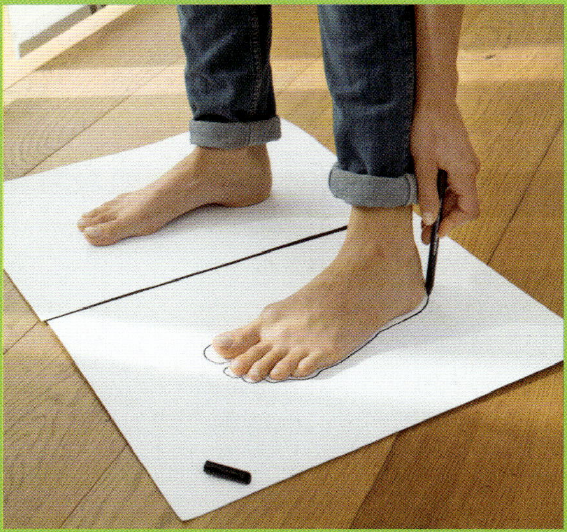

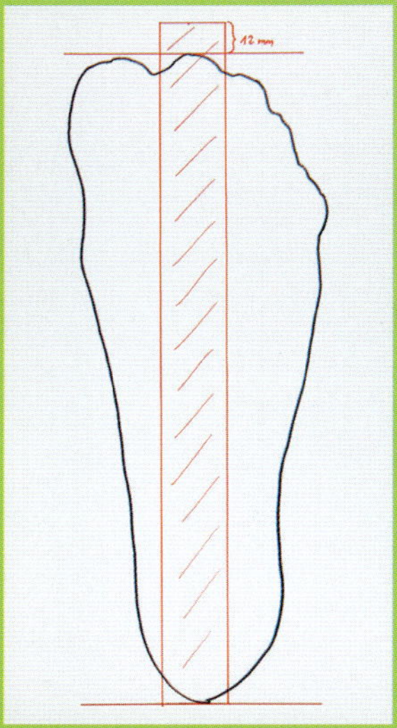

Bei der Anfertigung des Messstreifens werden die 12 Millimeter immer an der längsten Strecke addiert (in Sportschuhen mindestens 15 Millimeter addieren). Und das gilt für jede Fußform, ob ägyptisch (Großzehe am längsten), griechisch (zweite Zehe am längsten) oder römisch (fast kein Zehenbogen).

Messen Sie immer beide Füße, denn sie sind in der Regel unterschiedlich lang. Länge geht dabei immer vor Breite: Je länger der Schuh ist, desto breiter wird dieser in der Regel auch. Bitte beachten Sie zudem, dass die Fußlänge sich mit dem Älterwerden verändert. Mit den Jahren werden unsere Füße länger, weil sich das Längsgewölbe abflacht. (Bei gut trainierten Füßen werden die Füße kräftiger und auch größer durch das muskuläre Volumen der Füße.) Die Schuhgröße, die in mittleren Jahren „immer" gepasst hat, kann also irgendwann nicht mehr die richtige sein.

Dabei ist die vom Hersteller angegebene Schuhgröße nur eine Orientierungshilfe, denn die Größen variieren je nach Marke und sogar innerhalb einer Marke. Das heißt, sinnvoll ist es, den Schuh innen mit einem entsprechenden Maßband oder einem selbst angefertigten Messstreifen zu vermessen. Stellen Sie sich dazu mit beiden Füßen auf je eine weiße Pappe und zeichnen die Kontur Ihrer Füße nach. Messen Sie beide Formen an der längsten Stelle aus und geben Sie zur längeren Strecke noch 12 Millimeter hinzu. Am besten schneiden Sie sich einen Streifen mit dieser Gesamtlänge aus. Diesen Messstreifen legen Sie nun auf die Innensohle der Schuhe Ihrer Wahl, um die richtige Länge zu überprüfen. Falls der Schuh keine herausnehmbare Innensohle hat, schieben Sie den Streifen in den Schuh – wenn er komplett darin verschwindet, ist die Schuhlänge ausreichend.

Achten Sie außerdem darauf, dass annähernd alle Zehen auf der Innensohle Platz finden. Tragen Sie noch stützende Einlagen, dann ersetzen Sie die Innensohle durch die Einlagen. Die Schuhgrößenwahl sollte auf jeden Fall dieser Veränderung Rechnung tragen: Damit mit der Einlage die Größenverhältnisse für Ihre Füße gleich bleiben, müssen Sie die Schuhe sehr wahrscheinlich etwas größer kaufen. Vor allem auch die Zehen sollten weiterhin genug „Spielraum" haben.

Schuhe mit hohen Absätzen, Schuhe, die spitz zulaufen, und Schuhe, die nach vorn flach zulaufen, sollten vermieden werden. In diesen Formen sind die Zehen zur Inaktivität verdammt, was entsprechende Auswirkungen auf die Fußsohlenmuskulatur, den Fersenansatz und die Achillessehne hat. Die Ferse darf durch den Schuh nicht zu stark gedämpft sein, denn sonst muss die Muskulatur immer für Ausgleichsbewegungen sorgen. Das führt zu Stress im Gewebe.

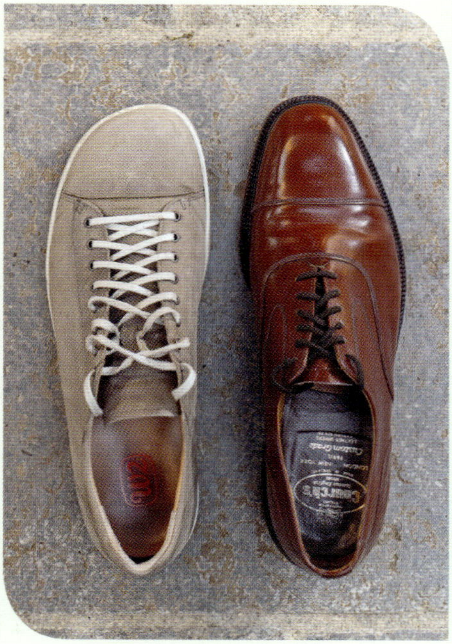

Gleiche Schuhlänge, unterschiedliche Schuhform: Wenn Ihre Zehen wählen dürften, welches Schuhpaar würden sie bevorzugen?

Wechseln Sie mindestens ein- bis zweimal täglich das Schuhwerk. Auch die Schuhmarke und das Schuhmodell sollten zum Vortag variieren. Wichtig ist außerdem, dass die Socken beziehungsweise Strümpfe auch nach mehrfachem Waschen noch genügend Platz für die Zehen lassen. Noch besser sind Tabi-Socken, bei denen nach japanischer Art das Zehenfach des Großzehs von den anderen vier Zehen abgetrennt ist. Das Tragen von Zehensocken – mit einem Fach für jeden Zeh – im Schuh sollte vermieden werden. Wenn sie überhaupt infrage kommen, dann nur als Strumpfsocke im Haus. Vorsicht bei glatten Böden!

Vorsicht Marketingtricks!

Lassen Sie sich nicht von Marketingtricks verführen, von denen es bei den Schuhen zahlreiche gibt, zum Beispiel:

- Schuhwerk, das Cellulite bekämpfen soll,

- Schuhwerk für einen gesunden Rücken, das eine weiche, bananenförmige Sohlenkonstruktion hat,
- Reflex-Control-Schuhe, die durch eine gezielte Instabilität für eine Verbesserung der Körperhaltung und neuromuskulären Fähigkeiten sorgen sollen,
- sensomotorische Einlegesohlen (propriozeptive Einlagen),
- Noppeneinlegesohlen, die die Fußreflexzonen anregen sollen,
- Magnetfeldeinlagen, die stimulierend auf die Muskulatur wirken sollen,
- Fußsohlenkeile im Mittelfußbereich, die den Fuß wippen lassen,
- Negativabsatz, damit die Ferse mehr gesenkt wird,
- sogenannte Abrollhilfen im Vorfußbereich, damit der Fuß eine Abrollhilfsbewegung bekommt.

Für mich sind das alles Werbeversprechen, die zwar den Geldbeutel der Hersteller füllen, Ihrer Fußgesundheit allerdings nachhaltig nichts bringen.

Schuhkauf mit Verstand

TIPP

- Kaufen Sie Ihre Schuhe nachmittags, weil dann der Fuß schon schwächer und das Gewölbe weiter abgesenkt ist und durch die Durchblutung auch mehr Volumen benötigt wird.
- Fragen Sie am besten immer schon vor dem Schuhkauf, ob Sie die Schuhe zu Hause (also nicht draußen) Probe tragen dürfen, um sie notfalls auch unbeschadet zurückzubringen.
- Der längere Fuß gibt die Schuhgröße vor.
- Wählen Sie die Schuhgröße nach den Schuh-Innenmaßen aus (Messung siehe Seite 96 f.), nicht nach der ausgewiesenen Schuhgröße. Die gleiche Größe kann von Marke zu Marke deutlich variieren.
- Ihr Hauptauswahlkriterium sollte der Komfort sein – bei richtig gemessener Schuhgröße und unter Beachtung der richtigen Passform (nicht nur nach dem Gefühl gehen!). Preisliche oder modische Aspekte sollten dahinter zurückstehen.
- Vermeiden Sie hohe Absätze (über drei Zentimeter) und spitz zulaufende Schuhe. Gelegentliche Ausnahmen bei entsprechendem Anlass sind kein Problem!
- Die Schuhe, sprich die Sohle, sollte flexibel sein, sich also mit beiden Händen leicht verwringen lassen (außer bei Bergstiefeln).

Naturheilkundliche Hilfe bei Fersenproblemen

Viele Schmerzsignale in unserem Körper werden durch überhöhte Muskelspannung oder durch entzündetes Gewebe ausgelöst, wie zum Beispiel an der Achillessehne oder bei einem Fersensporn. Statt konventionelle Schmerzmittel einzunehmen, sind schmerzlindernde Behandlungen mit natürlichen Heilmitteln sinnvoll, die ich im Folgenden für Sie beschreibe. **Allerdings müssen Sie wissen, dass solche Mittel nur bei regelmäßiger Anwendung ihre Wirkung aufbauen können.** Denn es muss zunächst ein ausreichender Wirkspiegel im Bindegewebe aufgebaut werden – und dieser kann von Fall zu Fall unterschiedlich sein. Das ist der Grund, warum natürliche Heilmittel langsamer wirken als herkömmliche Maßnahmen. Also heißt es geduldig sein und manchmal damit rechnen, dass es mehrere Tage oder Wochen dauern kann, bis eine erste Wirkung einsetzt.

Pflanzliche und homöopathische Mittel

Bei stechenden, brennenden Schmerzen, die eventuell mit einer Schwellung einhergehen, ist das aus der Honigbiene gewonnen Gift sehr hilfreich. Es heißt Apis mellifica oder einfach nur Apis. Sie erhalten es verarbeitet in Salben, aber auch als homöopathisches Präparat. Treten stechende Schmerzen schon bei der geringsten Bewegung auf, spricht viel für die Anwendung von Bryonia (Zaunrübe).

Eine gute Wahl sind auch Schüßler-Salze. Bei Fersenproblemen hilfreich sind das Schüßler-Salz Nr. 1 (D12; Calcium fluoratum – Salz für das Bindegewebe), das Schüßler-Salz Nr. 2 (D6; Salz für die Knochen) und das Schüßler-Salz Nr. 11 (D12; Kieselerde – ebenfalls für das Bindegewebe). Nehmen Sie sechs bis acht Wochen lang von jedem Salz pro Tag 6-mal täglich je 2 Tabletten ein; lassen Sie sie einfach nacheinander im Mund zergehen. Je nach Besserung Ihrer Symptome reduzieren Sie die Menge auf 3-mal täglich je 2 Tabletten. Die gesamte Anwendungsdauer sollte maximal drei Monate betragen.

Für Probleme an der Ferse unten und am inneren Sprunggelenk ist das Schüßler-Salz Nr. 1 besonders geeignet. Sie können dieses Salz auch ergänzend als Salbe

Dosierung von Homöopathika

TIPP

Möchten Sie zur Selbstmedikation greifen, so haben sich homöopathische Potenzen von D6 (3-mal täglich) bis D12 (2-mal täglich) bewährt. Nehmen Sie jeweils 5 Kügelchen (Globuli) ein und halten Sie einen Abstand von mindestens 30 Minuten zum Essen und zu koffeinhaltigen Getränken ein. Nehmen Sie das jeweilige Mittel so lange, bis die Beschwerden deutlich nachgelassen haben. Vermeiden Sie während des Einnahmezeitraums mentholhaltige Zahnpasta.

verwenden, indem Sie es 2- bis 3-mal täglich auf die Region auftragen, die Ihnen Beschwerden macht.

Unterschätzen Sie bitte die Heilreaktion und Wirkung homöopathischer Mittel nicht. In der letzten Zeit war wieder viel in den Medien darüber zu lesen und zu hören, dass Homöopathie angeblich Humbug sei. Ich kann über solche Kritik nur lächeln und auf meine Praxiserfahrungen verweisen. Wenn Sie sich jedoch unsicher fühlen, dann konsultieren Sie am besten einen naturheilkundlichen Arzt oder Heilpraktiker.

An reinen Pflanzenpräparaten haben sich auch Extrakte aus Weihrauch, Teufelskralle oder Weidenrinde bewährt. Sie lindern den Schmerz, indem sie entzündungshemmend wirken. Die Inhaltsstoffe können je nach Präparat unterschiedlich zusammengesetzt sein. Für die Anwendung folgen Sie den Vorgaben der jeweiligen Packungsbeilage. Und noch zwei weitere Heilpflanzen sind im Rahmen von Fersenproblemen wichtig – so wichtig, dass ich ihnen jeweils einen eigenen kleinen Abschnitt widmen möchte.

Beifuß

Beifuß (Artemisia vulgaris) gehört wohl zu den wichtigsten und verbreitetsten Heilpflanzen der Welt. Es ist eine uralte Heilpflanze, ohne die schon in früheren Zeiten kein Heiler auskam. In unseren Breitengraden und in der westlichen Hemisphäre ist sie leider fast in der Bedeutungslosigkeit verschwunden – vielleicht weil sie so unscheinbar ist und überall vorkommt, wie zum Beispiel an Wegrändern.

Viele Menschen betrachten Beifuß als Unkraut. Dabei wurde das Kraut im Altertum ganz gezielt angepflanzt. Die Römer kultivierten es entlang der Heerstraßen, damit die Soldaten es leichter für Heilanwendungen nutzen konnten. Beifuß lindert Beschwerden „bei-Fuß", also am Fuß. Zum Beispiel hilft die Pflanze bei schmerzenden Füßen und Beinen, bei Entzündungen an den Gelenken, aber auch an der Ferse.

Ich habe gute Erfahrungen damit gemacht, Beifuß als Wickel an der Ferse anzuwenden oder gekauftes Beifußöl sanft an der schmerzenden Stelle einzureiben. Der Wickel funktioniert ähnlich wie ein Krautwickel: Nehmen Sie die frischen Beifußblätter (ohne Stängel) und zerreiben diese leicht (z. B. unter der Ferse), sodass die Wirkstoffe leicht herausgedrückt werden. Nun nehmen Sie ein mit warmem Wasser angefeuchtetes dünnes Tuch, legen die Blätter darauf und umwickeln Ihre Ferse damit. Abschließend fixieren Sie alles noch mit einem dünnen Tuch, einer Mullbinde oder einem dünnen Schal und lassen den Wickel über Nacht wirken.

Leinsamen

Gerade im Fersenbereich, wo das Bindegewebe sehr dünn ist, und am Sprunggelenk, wo die Bänder, Sehnen und Gelenke direkt unter der Haut sitzen, kann man die Elastizität der Strukturen gut fördern. Geeignet ist dafür die kontinuierliche Einnahme der so wichtigen Omega-Fettsäuren.

Die für mich einfachste Form, dem Körper damit Gutes zu tun, ist folgende: Ich kaufe Bio-Leinsamen, zermahle sie fein, damit sie aufbrechen und ihre Öle im Darm freigegeben werden können. (Verwenden Sie dazu nur eine Getreidemühle, keine Kaffeemühle, denn ein Kaffee-Mahlwerk würde nach einiger Zeit durch die Fette verkleben.)

Ich mische täglich einen Esslöffel davon unter mein Müsli, in meinen Salat oder auch mal in einen Gemüsesaft. Dadurch nehme ich alle Omega-Fettsäuren zu mir, die der Körper benötigt, um Bänder, Sehnen und Muskeln optimal zu unterstützen. Sie sollten die Leinsamen dunkel lagern und direkt vor dem Verzehr mahlen, damit die Wirkung des Öls optimal ist. Eine Alternative ist hochwertiges Leinöl, das Sie jedoch zügig verbrauchen sollten. Achten Sie auf ein Herstellungsverfahren, bei dem das Öl vor Oxidation geschützt ist.

Übrigens: Auf Kapseln mit Fischöl, durch deren Herstellung der Raum um die Antarktis herum ausgebeutet wird, können Sie getrost verzichten!

Mesotherapie

Eine sanfte und doch noch recht unbekannte Therapieform, um den Schmerz grundsätzlich erst einmal in den Griff zu bekommen und Bewegungen überhaupt zu ermöglichen, ist die Mesotherapie. Ziel dieser Therapie ist es nicht, Schmerzen zu unterdrücken. Vielmehr sollen damit Blockaden beseitigt und die Selbstheilungskräfte unseres Körpers gefördert werden. Die Mesotherapie kombiniert Neuraltherapie, Homöopathie, Akupunktur und klassische Medikamententherapie, indem die Wirkstoffe in kleinsten Mengen mit feinen Nadeln an den Schmerzstellen des Körpers appliziert werden. Oft reichen schon zwei bis drei Behandlungen aus, um gute Erfolge zu erzielen.

Beachten Sie bitte, dass jeder Mensch anders auf die Applikationen reagiert. Es ist wünschenswert, dass Sie sich beim Ausprobieren dieser Möglichkeiten in Geduld üben, sich etwas Zeit lassen und nicht nach wenigen Tagen sagen, das helfe alles nichts. Wenn Sie jedoch nach drei bis vier Wochen keine Veränderung der Symptome bemerken, dann haben Sie entweder die Ursache für Ihr Beschwerdebild noch nicht gefunden oder nichts an Ihrem sonstigen Verhalten verändert. Falls dem so ist: Rufen Sie sich in Erinnerung, dass Ihr Körper 24 Stunden am Tag nichts anderes macht, als Sie möglichst gesund zu erhalten. Dafür braucht er in Ihrer jetzigen Situation einfach Ihre Mithilfe!

Basische Fußwickel und -bäder

Gerade wenn die Fersenschmerzen mit Entzündungstendenzen einhergehen und eine Schwellung des Gewebes sichtbar ist, sind basische Wickel sehr hilfreich. Hierfür können Sie ein Halstuch, Baumwollgamaschen oder Baumwollstulpen verwenden – oder einfach irgendetwas, das Sie auch für Halswickel nutzen würden. Tauchen Sie den Stoff in ein vorbereitetes Basenbad mit Zimmertemperatur ein, wringen ihn aus und legen ihn um den Fuß. Versuchen Sie, die Auflage nur an der Stelle anzubringen, die wirklich betroffen ist, denn durch die Verdunstungsfeuchte hat der Wickel einen kühlenden Effekt. Er sollte nicht dazu führen, dass Sie insgesamt kalte Füße bekommen, sondern nur die Entzündung aus dem Gewebe ziehen. Anschließend fixieren Sie die Auflage mit einer trockenen Bandage. Als basische Produkte eignen sich Basensalze aus dem Reformhaus, Edelstein-Basenbäder oder einfach naturbelassener Bio-Essig. Ein Basenbad können Sie auch mit kühlenden Kräutern ergänzen, zum Beispiel mit Minze.

TIPP

Die Füße nach der Anwendung verwöhnen

Nach der basischen Auflage oder dem Basenbad eignet sich das sanfte Auftragen von Arnikaöl, Olivenöl, anderen naturbelassenen Ölen oder Sheabutter. Achten Sie beim Olivenöl auf einen sehr hohen Polyphenol-Anteil: Wenn Sie es probieren, sollte im Hals ein starkes Kratzen oder Brennen bis hin zum Hustenreiz entstehen – dann ist das Öl geeignet.

Die im Olivenöl vorhandene Ölsäure entfaltet im Bindegewebe antioxidative und damit zellschützende Eigenschaften und hemmt entzündliche Prozesse. Sie können die Wirkung für Ihre Fersenhaut, zum Beispiel bei Hornhaut oder Schrunden, noch intensivieren, wenn Sie Olivenöl erwärmen und Ihre Fersenunterseite darin für 15 bis 20 Minuten täglich „baden".

Trinkwasser

Erinnern Sie sich, was ich in Kapitel 3 zu den Füßen als „zweiter Niere" gesagt habe? Genau wie unsere richtigen Nieren können Sie sie mit einer ausreichenden Wasserzufuhr entlasten. Greifen Sie dafür auf wirkungsvolles stilles Wasser zurück, das einen sehr niedrigen Leitwert haben sollte. Je niedriger dieser Wert ist, desto mehr Abbauprodukte kann der Körper mit dem Wasser ausschwemmen. Ein guter Wert liegt zwischen 50 und 140 Mikrosiemens (µS). Bei hochwertigem Wasser aus dem Handel steht der Wert manchmal direkt auf der Flasche. Sollte er nicht angegeben sein, könnten Sie den Hersteller kontaktieren. Trinken Sie eher Leitungswasser, dann wenden Sie sich an das Wasserwerk. In Deutschland liegt der Leitwert von Leitungswasser in der Regel zwischen 2000 und 8000 µS – das heißt, um Wasser mit einem günstigen Leitwert zu erhalten, können Sie destilliertes Wasser mit Leitungs- oder Mineralwasser mischen. Trinken Sie destilliertes Wasser aber bitte nicht „pur".

Eine andere interessante Alternative ist abgekochtes Wasser. Dadurch verändern Sie zwar nicht den Leitwert des Wassers, jedoch reduzieren Sie die Oberflächenspannung. Kochen Sie das Wasser länger als fünf Minuten ab. Sie können das Ergebnis einfach testen, indem Sie einen sauberen Löffel ganz leicht über die Oberfläche des Wassers halten. Das Wasser sollte sich nicht mehr am Löffel „hochziehen" lassen. Solchermaßen behandeltes Wasser kann der Körper viel besser aufnehmen – und nur was aufgenommen werden kann, kann auch genutzt werden.

Achten Sie auf eine Wassermenge von circa 35 Millilitern pro Kilogramm Körpergewicht. Trinken Sie so viele Minuten vor den Mahlzeiten kein Wasser, wie Sie alt sind (mit 45 Jahren also eine Dreiviertelstunde). Nach dem Essen sollten Sie mindestens eine Stunde auf Flüssigkeitszufuhr verzichten.

Ihr Körper kann Wasser nicht „bevorraten". Es ist deshalb sinnvoll, pro Viertelstunde höchstens rund 0,25 Liter zu trinken, statt auf einmal eine ganze Flasche. Die Magensäfte werden so nicht verdünnt, Sie können Ihre Nahrung optimal verdauen. Denken Sie daran: **Nur ein ausgeglichener Wasserhaushalt im Körper kann gewährleisten, dass die so zahlreich vorhandenen Abbauprodukte an den schmerzenden Fersenstellen ausreichend entgiftet werden.**

Zeolith-Klinoptilolith

Diese Gesteinsform, gemahlen als Pulver, ist meiner Meinung nach eine der einfachsten und natürlichsten Möglichkeiten, unseren Körper zu entgiften und ihm gleichzeitig alle Mineralien zukommen zu lassen, die er braucht, um zu regenerieren und vital und gesund zu bleiben. Die meisten von Ihnen werden schon häufiger von „Heilerde" gehört oder sie sogar schon benutzt haben. Sie ist in jedem Reformhaus und jeder Drogerie erhältlich. Die wenigsten wissen jedoch, dass es nur wenige Vorkommen auf der Welt gibt, an denen diese Heilerde eine Reinheit von über 82 Prozent hat. So viel wird aber benötigt, damit die beschriebene Funktion im Körper eintreten kann. Ich möchte an dieser Stelle auf das Buch von Karl Hecht mit dem Titel *Antworten auf 100 Fragen zur gesundheitsfördernden Wirkung des Naturzeoliths* verweisen.

Klinoptilolith – auch Naturzeolith genannt – ist ein Tuffgestein, das extrem mikroporös ist. Ein Kubikzentimeter dieser Erde verfügt über eine Oberfläche von circa 1500 Quadratmetern. Darin befinden sich Anionen verschiedener Mineralien und Kristallwasser. Der antioxidative Effekt soll um das 160-Fache stärker sein als derjenige des bekannten Radikalfängers Vitamin E. In zahlreichen wissenschaftlichen Studien wurden die positiven Wirkungen von Naturzeolith auf unseren Körper nachgewiesen. Dazu zählen:

- Steuerung und Aktivierung der Selbstregulations- und Selbstheilungsprozesse,
- Unterstützung der Knorpelbildung in den Gelenken,
- positive Wirkungen auf Sehnen und Bänder (sie werden kräftig und elastisch),

Anwendungsempfehlung

TIPP

Verwenden Sie täglich 2 bis 6 Gramm Zeolith-Klinoptilolith. Verrühren Sie das Pulver in einem Glas mit lauwarmem Wasser. Benutzen Sie bitte keine Metalllöffel, da Metall die Anionenstruktur des Zeoliths zerstören würde. Halten Sie außerdem mindestens eine halbe Stunde Abstand zu den Mahlzeiten ein, damit das Pulver vom Körper gut aufgenommen wird. Am besten nehmen Sie es direkt nach dem Aufstehen ein oder mindestens eine Stunde nach der letzten Mahlzeit am Abend.

- Straffung und Kräftigung der Muskulatur,
- Festigung des Knochengewebes (Schutz vor Osteoporose),
- Versorgung des Körpers mit allen notwendigen Mineralien, dadurch Regulierung unseres Mineralstoffwechsels,
- Gewährleistung des Säure-Basen-Gleichgewichts im menschlichen Körper,
- Unterstützung der Zellregeneration.

Bedenken Sie, dass Sie bei einer Einnahme von Zeolith genügend reines, stilles Wasser trinken müssen (siehe Seite 103 f.). So unterstützen Sie Ihren Körper dabei, die gebundenen Gift- und Abfallstoffe auszuscheiden. Dass Sie zu viel Zeolith eingenommen haben, können Sie relativ schnell feststellen, wenn Sie plötzlich zu Verstopfungen neigen. Nehmen Sie dann bitte weniger oder teilen Sie die Einnahme auf zwei Einheiten auf.

Möglicherweise spüren Sie in den ersten Tagen die Anzeichen von Entgiftungsreaktionen. Diese Reaktionen sind normal. Sie zeigen, dass das Pulver wirkt, und klingen in der Regel nach zwei bis drei Tagen ab. Folgende Erstreaktionen sind möglich:

- ein trockener Mund (zu wenig Wasser oder zu viel Zeolith),
- schlechter Schlaf in den ersten Nächten,
- Müdigkeit über den Tag,
- Kopfschmerzen.

Es kann auch vorkommen, dass Ihr Stuhl eine andere Farbe oder Konsistenz bekommt. Auch der Urin kann etwas dunkler sein und deutlicher „in die Nase steigen“. All dies sind typische Zeichen dafür, dass der Körper mit der Entgiftung beschäftigt ist und sich von dem befreit, was ihm schadet.

Kapitel 8

Leben ist Bewegung

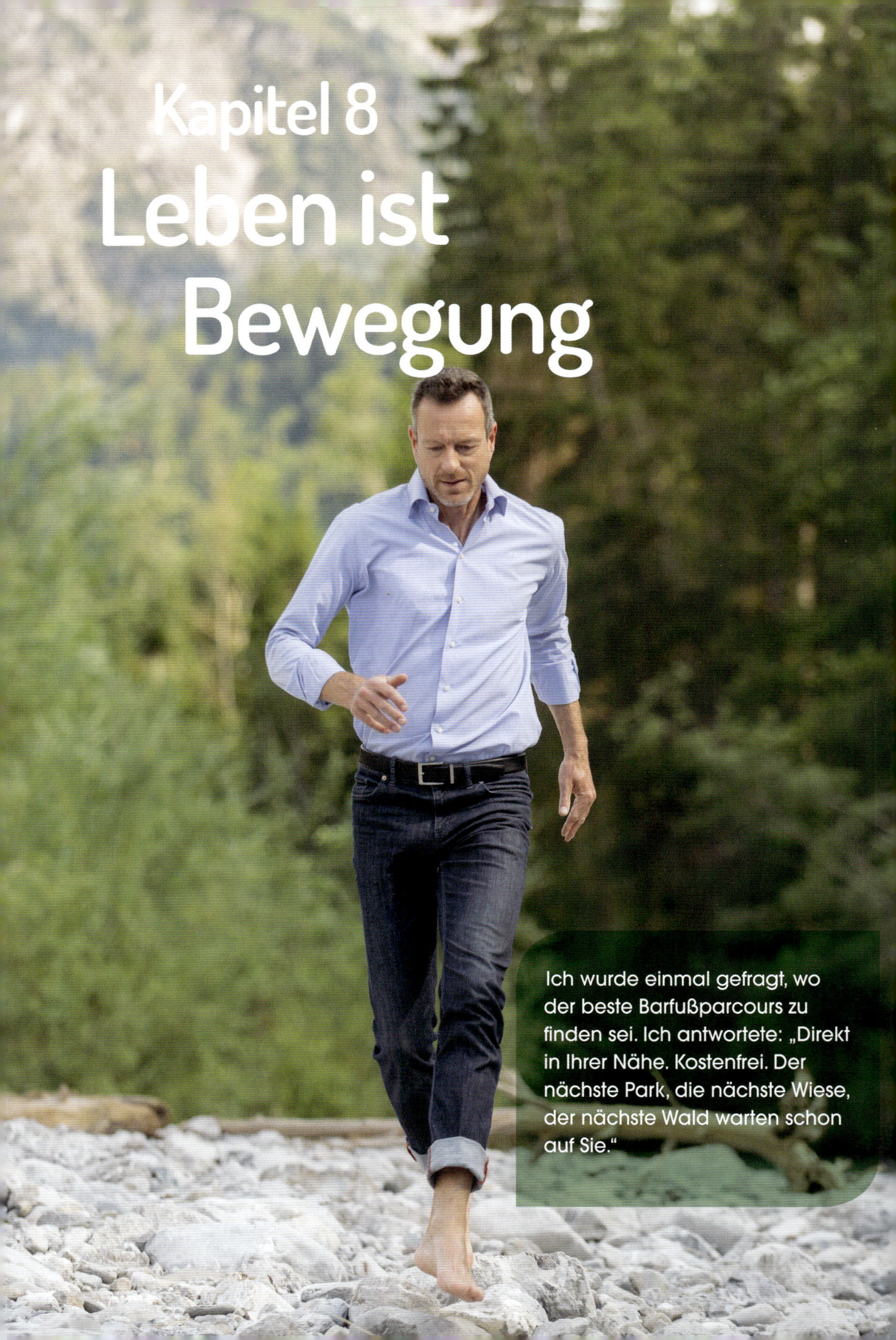

Ich wurde einmal gefragt, wo der beste Barfußparcours zu finden sei. Ich antwortete: „Direkt in Ihrer Nähe. Kostenfrei. Der nächste Park, die nächste Wiese, der nächste Wald warten schon auf Sie."

Neue Impulse setzen

Abwechslung für Körper und Geist

Nur durch Bewegung kann unser Körper Stoffe und Energie ausgeglichen aufnehmen und wieder abgeben. Es ist so ähnlich wie bei einem Schwamm: Um Wasser aus ihm herauszudrücken, muss ebenfalls eine Bewegung stattfinden. Auch für die Regenerationsfähigkeit und die Beweglichkeit unserer Ferse ist Bewegung von zentraler Bedeutung. Deren Motor ist die Muskulatur – darum müssen die Muskeln bei Beschwerden und Erkrankungen der Ferse so beeinflusst werden, dass sie gesunden kann.

Im Zentrum steht hier ein ganzheitliches, gesundheitsorientiertes Krafttraining durch Widerstände (und nicht durch Dehnung, siehe Seite 86 f.).

Für mich ist der Erhalt von Muskulatur und Beweglichkeit eine Art Körperpflege, so wie die Gesichtspflege oder das Wassertrinken. Den eigenen Körper kraftvoll und beweglich zu erhalten, ist essenziell für die Gesundheit. Ich staune immer wieder, wie tief wir Menschen es verinnerlicht haben, dass das Alter zwangsläufig mit Gebrechlichkeit einhergehen muss. Das stimmt so einfach nicht. Es ist an uns, etwas dagegen zu tun. Schauen Sie sich dafür in der folgenden Tabelle zunächst einmal an, was unseren Fersen guttut und was sie schädigt.

Beweglichkeit im Alter

Ab dem 25. Lebensjahr nimmt zwar die Muskelkraft des Menschen weiterhin zu, die Beweglichkeit jedoch deutlich ab. Wenn man nicht dagegensteuert, schwindet etwa ab dem 50. Lebensjahr dann auch allmählich die Kraft. Allerdings ist niemand diesem Prozess machtlos ausgeliefert.

Es gibt viele wissenschaftliche Studien, in denen nachgewiesen wurde, dass durch sinnvolle Arbeit mit unserer Muskulatur nicht nur die Muskelkraft messbar zunimmt, sondern auch die Beweglichkeit. Das Resultat ist eine deutlich bessere Leistungsfähigkeit im Alltag – auch in höherem Alter.

Bereich des Schmerzes	Betroffenes Gewebe	Mögliche lokale Ursache
Achillessehne	Sehne	Entzündung (Achillodynie)/Mikrorisse
Fußsohle und Ferse unten (plantar)	Muskulatur inklusive Sehnenansatz, Fersenfettpolster	Entzündung der Sehnenplatte am Fuß (Plantarfasziitis) mit oder ohne Fersensporn, Arthrose des unteren Sprunggelenks, Einrisse im Fersenpolster (Schrunden), Schwund des Fersenfettpolsters
Innen- und Außenknöchel	Sehnen und Bänder	Sehnenscheidenentzündung, Tarsaltunnelsyndrom (Jogger's Foot), Bänderzerrung, Knochenhautreizung, springende Sehne (nur außen möglich)
Tief im Sprunggelenk	Knorpel	Arthrose
Ferse rückseitig (bewegungsabhängig)	Sehne, Schleimbeutel	Schleimbeutelentzündung (Bursitis) oder -reizung, Fersensporn, Überlastung der Achillessehne
Ferseninnen- und -außenseite	Sehnen	Fersensporn plantar, verkürzte Sehnenplatte, Hohlfuß, Sehnenscheidenentzündung um das Sprunggelenk, Tarsaltunnelsyndrom, Arthritis im unteren Sprunggelenk, Bänderdehnung, ehemaliger Bänderriss, festes Bindegewebe, schlechte Durchblutung der Füße

Schädigende Faktoren	**Aufbauende, regenerierende Faktoren**
Bewegungseinschränkung/Inaktivität/Unterforderung/Überlastung durch Überforderung (z. B. Barfußgehen)/stresshafte Verhaltensmuster	Zugreize
Einseitige Belastung, Fußschwäche, Unterforderung, einseitiger Druck (z. B. durch orthopädische Einlagen), steife Schuhsohlen, Überlastung durch ungewohntes Barfußgehen (Flachgehen), Reizarmut	Vielfältige Bewegung, Widerstände, Unebenheiten, Druckreize, Earthing
Wiederholtes Umknicken im Schuh, verspannte Beinmuskulatur, Narbengewebe, nicht gepolsterter Schuhschaft, zu große Schuhe, zu harte oder zu weiche Absätze, lange Schritte, Ödeme, Schwellungen, Barfußgang über die Ferse	Zugreize, allgemeine Fußstärkung, vielseitige Bewegungsmuster, Belastungsreize
Fehlen von Druck- und Zugbelastungen im Gelenk, einseitiges Bewegungsmuster durch Gehen auf ebenen Flächen über die Ferse (barfuß und/oder im Schuh), orthopädische Einlagenversorgung	Den Knorpel nährende Druck- und Zugbelastung im Gelenk durch Gehen von Steigungen oder durch Laufen, vielseitige Bewegungsmuster, Gehen auf unebenen Böden, am besten barfuß oder mit Minimalschuhen (Achtung: bei herkömmlichem Schuhwerk besteht die Gefahr umzuknicken!)
Inaktivität, Überlastung, eingeschliffene Bewegungsmuster, fehlende Körperspannung (Vorneigung), lange Schritte, ungeeignetes Schuhwerk	Vielseitige Bewegungsmuster, Zugreize, Belastungsreize, individuell geeignetes Schuhwerk, Barfußgehen auf natürlichen Böden, Earthing
Spreizfuß, stark gepolsterter Innenschuh, weiche Schuhsohlen, weiche Fersenbettung, zu enge oder zu weite Fersenkappe, lange Schritte, Fersenauftritt auf harten Böden, Hohlfuß, Krallenzehen, verhärtete Rückenmuskulatur, zu starke Körpervorneigung im Stehen und Gehen, zu viel Sitzen, Knieschwellung, Unbeweglichkeit des gesamten Körpers, feste Bandstrukturen um das Sprunggelenk, Knöchelschwellung	Fußvitalisierung: Steigerung der Fußaktivität durch konsequenten Einsatz der Füße beim Stehen und Gehen (umsetzbar nur barfuß und in Minimalschuhen), regelmäßiges Fußtraining inklusive Aufbau der Fußgewölbe, Gehen im Sand, Gehen über Wiesen

Gesunde Muster einüben

Wenn Sie immer wieder das Gleiche tun (also auch der Fuß immer wieder die gleichen Bewegungen ausführt) und Sie dann in der Reha oder Therapie einzelne Trainingsabläufe lernen, wird Ihr Körper nicht auf diese neuen Muster vorbereitet sein. In der Folge werden sich die Blockaden im Körper verfestigen, die zu Verspannungen der Muskulatur geführt haben. Die Lösung ist: Wenn Sie neue, gesunde Muster lernen wollen, müssen Sie von einer gegebenen Bewegung hin zu einer gesteigerten, flexiblen, stabilen Bewegung wechseln. Das bedeutet, dass nicht nur der Bewegungsumfang zunehmen muss, sondern auch die Muskelkraft über diesen gesamten Bewegungsradius (siehe Seite 112 ff.).

Die Übergangszeit zwischen diesen beiden Situationen ist von einer deutlichen Instabilität geprägt – das gilt sowohl für Ihr Gehirn als auch für Ihren Körper. Ich hatte Ihnen das im Abschnitt zum differenziellen Lernen (siehe Seite 69) bereits erläutert. Vieles fühlt sich während der Umstellung fremd und unkoordiniert an. Immer wieder werden sich Zweifel einstellen, weil scheinbar nichts richtig funktioniert. Sie werden rund drei bis vier Wochen benötigen, in denen Sie täglich bewusste Trainingsreize setzen: Auf diese Weise werden gewohnte Muster ausgelöscht und mit gesünderen Mustern überschrieben. Schließlich wird sich alles wieder „normal" anfühlen. Dann haben Sie es geschafft. Ein Zurück in das alte Muster würde sich wieder ungewohnt anfühlen und sollte vermieden werden.

Genauso wenig, wie Sie einem Hund beibringen können, wie er laufen soll, kann man Ihnen Bewegungsmuster aufdrücken, die Ihnen und Ihrer Konstitution nicht gerecht werden. Um die passenden neuen Muster zu finden, müssen wir Ihrem Gehirn und Ihrem Körper einen Rahmen mit Angeboten schaffen, aus dem Sie den optimalen Weg wählen können. Wir bieten Ihrem Körper also vielfältige neue Verhaltensmuster an und bringen dabei auch gleich Ihr Gehirn auf Hochtouren. **Das Stichwort heißt: Beweglichkeit für Geist und Körper durch differenzielles Lernen. Daraus resultiert automatisch auch eine gesunde Beweglichkeit in Ihrem Rückfuß.** Viele meiner Klienten können davon ein Lied singen: Sie kamen mit der Erwartung, ein paar kleine Fußübungen zu machen, zur ersten Fusskartographie-Stunde; dann stellten sie erstaunt fest, dass ihr Gehirn mehr gefordert war, als sie es vermutet hatten.

Starrheit im Alltag verursacht körperliche Starre

Wenn Sie sich Ihren Alltag vor Augen halten: Wie viel Neues und wie viel Abwechslung gibt es täglich in Ihrem Leben? Was haben Sie heute komplett anders gemacht als gestern oder vorgestern?

Wir konzentrieren uns im Alltag und bei unseren sportlichen Aktivitäten oft auf die Kondition, auf die Verbesserung und Stärkung des Körpers. Grundsätzlich ist das ja nicht verkehrt – wenn wir dabei nur nicht in den immer gleichen Bahnen gehen würden. Wir verharren körperlich und geistig in immer gleichen Ritualen, sportlichen Abläufen, machen immer dieselben Übungen. Die Folge ist, dass in unserem Körper kompensatorische Muster entstehen. Sie führen auf der einen Seite zu hohen Spannungsverhältnissen in der geforderten Muskulatur, auf der anderen Seite – und zum größten Teil – zur Unterforderung der ungenutzten Muskelstrukturen.

Es ist also ratsam, für Abwechslung zur sorgen. Nehmen Sie zum Beispiel noch eine andere Sportart mit in Ihr Programm auf, statt nur zu joggen. Schwimmen, Tanzen, Radfahren – es ist die Abwechslung, die unseren Körper wirklich fit und beweglich hält. Sonst fehlt das harmonische Zusammenspiel aller Funktionen. Für unseren Rückfuß bedeutet das, dass bei einseitiger Bewegung die Sehnenansätze der Achillessehne und im Fußsohlenbereich unbeweglich werden. Gleichzeitig werden in der Regel die seitlichen Bereiche der Sprunggelenke instabil und tendieren zum Umknicken. Denn wenn unsere Muskulatur nicht mehr imstande ist, die Kraft abzupuffern, die auf sie einwirkt, dann steigt das Verletzungsrisiko.

Ich halte deshalb auch nicht viel von den üblichen Rehabilitationsmaßnahmen mit wöchentlichen Anwendungen oder eingeübten Standardübungen in einem überschaubaren Zeitfenster. Meine Erfahrungen damit sind, dass die betroffenen Klienten die Übungen meist passiv ausführten, keine Kontrolle der korrekten Ausführung erhielten und darum grundlegende Verhaltens- und Bewegungsmuster nicht umgestellt wurden.

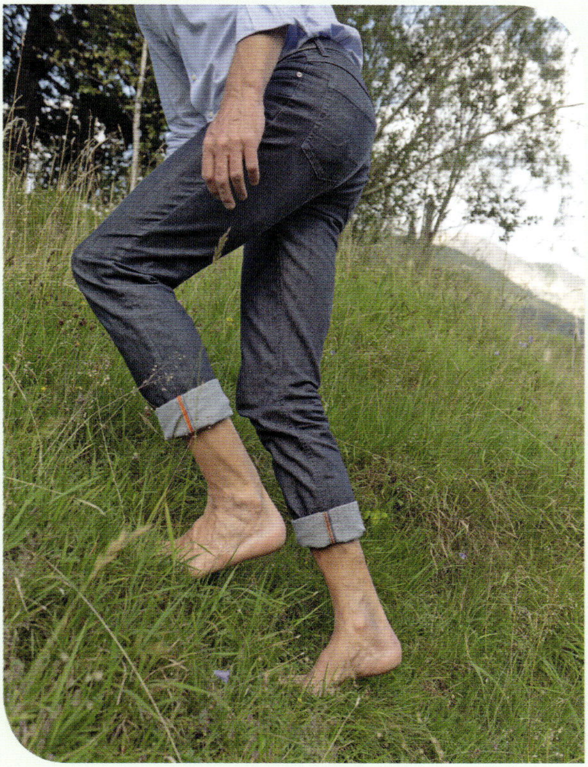

Nutzen Sie jede Möglichkeit, die sich bietet, um Ihre Füße zu fordern. Laufen Sie nicht nur in der Ebene barfuß, sondern auch in steilerem Gelände. Halten Sie sich mit den Zehen am Hang fest – wie ein Eispickel an der Eiswand.

Beweglichkeit versus Flexibilität

Mir fällt immer wieder auf, dass den meisten Menschen der Unterschied zwischen Flexibilität und Beweglichkeit nicht wirklich klar ist. Das ist zweifellos auch der Grund für den Irrglauben, dass man einen überspannten, verhärteten Muskel durch Dehnung entspannen könnte. Wie oft haben Sie schon gehört, dass man die Wade dehnen soll, wenn man Achillessehnenprobleme hat?

Allerdings ist das der falsche Weg: **Eine anhaltende Beweglichkeit der Ferse erreichen wir nur, indem wir muskulären Überspannungen mit vielfältigen Bewegungsvarianten und mit Längenkräftigung zu Leibe rücken. Alles andere bringt nicht den gewünschten langfristigen Effekt.** Beweglichkeit wird durch eine lange und weiche Muskulatur mit gesunder Muskelspannung ermöglicht. Die Länge bliebe auch dann bestehen, wenn Sie sich mehrere Wochen nicht bewegten. Im Gegensatz dazu ist Flexibilität etwas, das entweder angeboren ist oder durch jahrelanges Dehntraining erreicht wird. Flexibilität macht aber den Muskel nicht weich. Hier geben das Bindegewebe und die Muskelstrukturen einfach nur regelmäßigen Zugkräften nach. Eine solche Dehnbarkeit lässt schon nach kurzer Ruhigstellung wieder nach, denn Muskeln und Bindegewebe nehmen bald den ursprünglichen Zustand wieder an.

Das können Sie testen: Dehnen Sie über mehrere Wochen täglich Ihre Beinrückseiten, indem Sie sich nach vorn beugen und versuchen, mit den Händen die Zehen zu berühren. Dann machen Sie eine vierwöchige Pause und testen dann erneut Ihre Flexibilität. Ich gehe mit Ihnen die Wette ein, dass Sie den geübten Zustand über die Ruhezeit nicht halten konnten und dass Ihre Muskeln wie vor dem Training verkürzt sind.

Möglichkeiten der Längenkräftigung: intelligentes Krafttraining

Um Beweglichkeit zu erzeugen und den Muskel auch in der Länge geschmeidig zu trainieren, mangelt es unserer Muskulatur meist nicht an Bewegung an sich, sondern an vielseitiger Beanspruchung und an Widerständen. Sie braucht Anstrengung über die Komfortzone und über den alltäglichen Bewegungsradius hinaus. Fehlt diese Anstrengung, verkümmern Muskeln, Sehnen und Bänder. Dann haben die Knochen auch keinen Grund mehr, stabil zu bleiben – es kann zur Osteoporose kommen.

Unsere Muskulatur muss auf maximaler Länge arbeiten dürfen, um geschmeidig zu bleiben. Arbeit ist in der Physik: Kraft × Weg. Auf unsere Muskulatur übertragen bedeutet das, dass sie dann besonders effektiv trainiert wird, wenn sie einen gegebenen Widerstand, zum Beispiel ein Gewicht, über das komplette Bewegungsausmaß hinweg bewegt. Das Praktische daran ist, dass eine Bewegung unseres Körpers immer mindestens zwei Muskeln benötigt – Spieler und Gegenspieler oder in der Fachsprache Agonist und Antagonist. Die eine Seite wird nämlich auf ihre maximale Länge auseinandergezogen, wenn sich die andere Seite maximal verkürzt, und umgekehrt. Auf unsere Fersenprobleme bezogen betrifft das hauptsächlich die Schienbein- und die Wadenmuskeln. Sie arbeiten als Spieler und Gegenspieler zusammen.

Eine sehr gute Übung für die Schienbein- und Wadenmuskulatur, bei der die Muskulatur in der Länge gekräftigt wird, ist die Übung auf Seite 116. Führen wir diese Art der Bewegung über die Komfortzone des Muskels hinaus aus, haben wir in der Regel in den nächsten Tagen Muskelkater. Wir sollten uns darüber freuen, denn das zeigt uns, dass wir aktiv mit der Muskulatur gearbeitet haben. Mikroverletzungen im Muskel sind das Ergebnis unseres Tuns. Wie beim Heilungsprozess einer Wunde, sorgt auch hier ein Reparaturmechanismus unseres Körpers dafür, dass diese Mikroverletzungen repariert werden. Die Muskeln werden dadurch stärker – man nennt das Superkompensation – und sind so für das nächste Training bei gleicher Intensität besser vorbereitet: Sie werden leistungsfähiger durch mehr Kraft und Länge.

Mit regelmäßigem Training sorge ich dafür, dass der Muskel in seiner Länge wächst. **Dabei ist es entscheidend, die Widerstände und das Bewegungsausmaß zu steigern, also die Arbeit für die Muskulatur zu erhöhen.** So wird die Muskulatur auch im Normalzustand flexibler und weicher. Das entlastet die Sehnen und Gelenke und schafft gleichzeitig die Voraussetzungen für ein gesundes Knochenwachstum und stabile Knochen. Das kommt besonders den Muskeln in unseren Füßen zugute, denn mit dem Training steigern wir die Beweglichkeit und die Kraft, die auch unsere Ferse gesunden lässt. Sie können dann die Füße bei fixierter Beinhaltung im Sprunggelenk weich kreisen – und zwar mit dem maximalen Bewegungsausmaß und ohne dass es ständig knackst, als zerbräche das Gelenk.

Dabei ist es völlig egal, ob Sie eine Frau oder ein Mann sind: Die Muskulatur unterliegt den gleichen Gesetzmäßigkeiten.

Wenn Sie Menschen aufmerksam beobachten, dann werden Sie feststellen, dass jene, die eine gute Beweglichkeit aufweisen, auch grundsätzlich eine gute Körperspannung haben. Und dass dagegen Menschen, die sehr flexibel sind und ihre Gelenke über das Normalmaß hinausbewegen können, nicht im Umkehrschluss auch eine gute Körperspannung aufweisen. Im Gegenteil. Sie haben sogar oft Probleme, ihre Muskeln gegen Widerstände anzuspannen oder hohe Kraft aufzubauen.

Einfache Übungen für zu Hause

Ich möchte Ihnen zeigen, dass Sie für ein gutes Muskeltraining nicht unbedingt ein Therapie- oder Trainingszentrum brauchen, sondern auch zu Hause oder draußen trainieren können. Die Übungen auf den Seiten 115 bis 117 bieten sich dafür an (darüber hinaus auch **Kniender Schwan** auf Seite 162 und **Starker Po** auf Seite 124).

Wichtig ist, dass Sie diese Übungsbeispiele nicht isoliert sehen. Sie stellen einen Anfang dar. Ich rate Ihnen, Ihr Training ruhig auszubauen. Sie können sich natürlich auch eine professionelle Begleitung suchen, die Sie kritisch begutachtet, korrigiert und kontrolliert, sodass keine weiteren körperlichen Schäden durch unsachgemäße Ausführung entstehen.

Setzen Sie die Kraftreize zeitlich so, dass sich Ihre Muskulatur optimal anpassen kann. Vermeiden Sie also zu lange Pausen zwischen Ihren Übungseinheiten. Alle 48 Stunden zu üben genügt völlig, bis Sie Ihr Wohlfühlniveau erreicht haben. Danach reicht es aus, dieses Niveau durch ein wöchentliches Training zu halten.

Üben Sie regelmäßig und führen Sie die Übungen so durch, dass Sie sich in den letzten Wiederholungen/Sekunden richtig „quälen“ müssen, die Übungen aber immer noch hundertprozentig korrekt ausführen können. Nur so kann ein überschwelliger Kraftreiz entstehen, der Ihrer Muskulatur das Signal zur Superkompensation gibt.

Ihr Ziel muss es sein, die Muskulatur mindestens vom Gesäß bis zu den Füßen durch Widerstand in der Länge zum Längenwachstum anzuregen. Nur so erreichen Sie wieder eine ausgewogene Muskelspannung.

Der Spagat

Übung zur Längenkräftigung der Beininnenseiten.

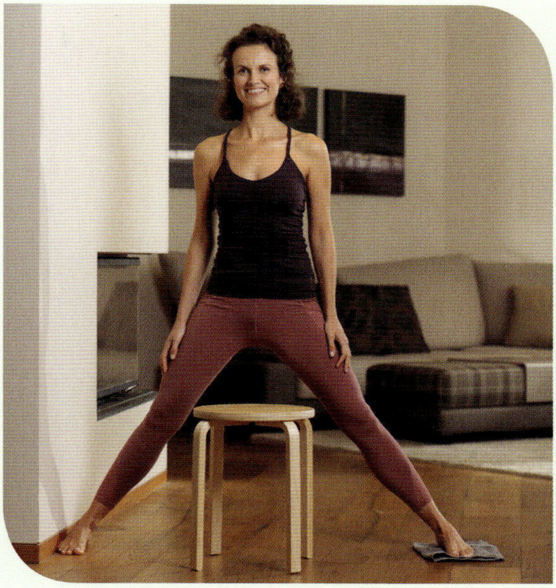

1. Stellen Sie eine Fußaußenseite direkt an den Übergang vom Boden zur Wand. Den anderen Fuß platzieren Sie auf einem kleinen Handtuch. Stellen Sie einen Hocker oder Stuhl vor sich, an dem Sie sich notfalls festhalten oder hochziehen können.
2. Nun versuchen Sie, vorsichtig die Beine zu spreizen, indem Sie das Handtuch nach außen schieben. Halten Sie diese Position für mindestens 30 Sekunden.
3. Pausieren Sie für 30 Sekunden und wiederholen Sie die Übung. Stellen Sie danach den anderen Fuß an die Wand und gehen Sie auch hier 2-mal in den Spagat.

Trainings- und Therapiemethoden für eine gute Beweglichkeit

TIPP

Geeignete Methoden, Beweglichkeit zu fördern und zu erreichen, sind unter anderem:

+ Triggerpunktbehandlung (siehe Seite 119 f.),
+ Faszienmanipulation (siehe Seite 118 f.),
+ Five-Konzept-Training (www.five-konzept.de) oder Flexx-Training (www.flexx-fitness.de),
+ MedX-Training (www.medxonline.de),
+ Gyrotonic (www.gyrotonic.com),
+ Zug- und Bändertraining mit dem eigenen Körpergewicht,
+ freies Training auf Länge mit Widerständen, zum Beispiel Gymnastikbändern oder Gummischläuchen.

Schienbein- und Wadenmuskulatur

Übung zur Verbesserung der Beweglichkeit und Kräftigung.

Variante 1 (linkes Bild):

1. Setzen Sie sich mit aufgerichtetem Körper auf den Boden. Strecken Sie ein Bein aus, das andere können Sie angewinkelt ablegen.
2. Legen Sie ein Gymnastikband flächig um den Vorderfuß und ziehen Sie es überkreuz mit gestreckten Armen nach hinten.
3. Drücken Sie jetzt das Gymnastikband gegen seine Spannung mit dem Fuß von sich weg und geben dann besonders langsam dem Zug des Bandes wieder nach.

Variante 2 (rechtes Bild):

1. Setzen Sie sich mit aufgerichtetem Körper auf den Boden. Strecken Sie ein Bein aus, das andere beugen Sie und legen es auf dem Oberschenkel des gestreckten Beines so ab, dass sein Fuß sich frei bewegen kann.
2. Strecken Sie den Fuß des angewinkelten Beines und legen ein Gymnastikband um den vorderen Teil der Fußrückseite. Spannen Sie das Band, indem Sie es entlang des unteren Rücken um Ihren Körper führen und im Schoß festhalten.
3. Versuchen Sie nun, den Übungsfuß langsam gegen den Widerstand des Gymnastikbandes Richtung Knie zu ziehen und danach langsam mit dem Zug des Bandes wieder nachzugeben.

Wiederholen Sie beide Varianten 10- bis 20-mal. Vermeiden Sie Kraftspitzen, bewegen Sie Ihre Füße gleichmäßig und langsam. Wenn Ihnen die Übungen nach einiger Zeit zu leicht fallen, können Sie entweder das Gymnastikband stärker spannen oder ein festeres Band nutzen. In der Regel erkennt man die Festigkeit der Bänder an deren Farbe.

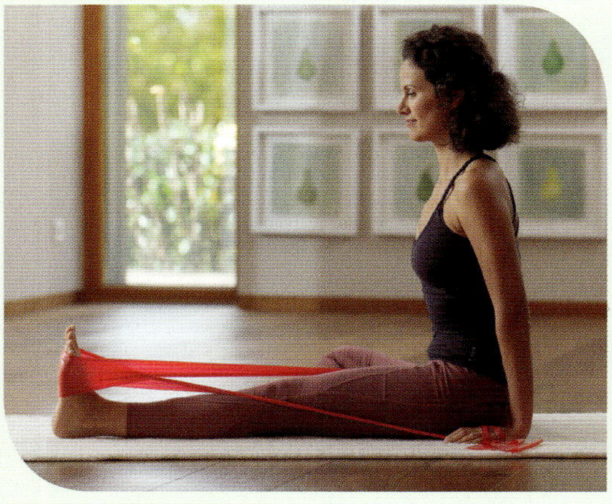

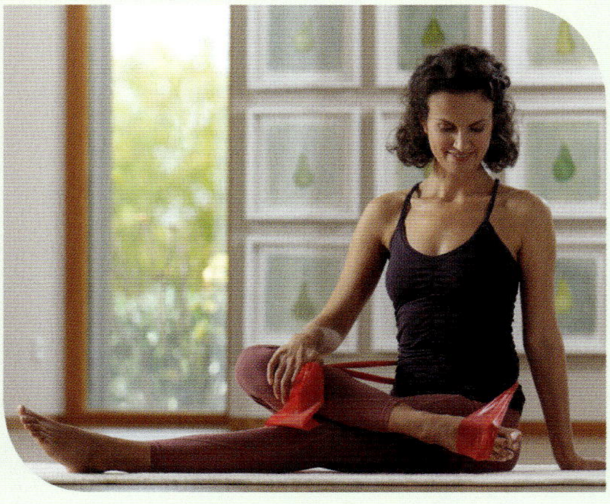

Ferse absenken

Übung zur Stabilisierung der Füße und Längenkräftigung der Beinrückseiten.

1. Stellen Sie sich zur Stärkung des Zehengriffs und der Beinrückseite mit den Zehen auf ein dickes Buch oder eine Treppenstufe, wenn nötig, halten Sie sich dabei fest. Sie können auch natürliche Kanten wie große Steine oder Felsvorsprünge nutzen.
2. Nun bewegen Sie die Ferse im Wechsel langsam nach unten und dann wieder leicht nach oben – dabei nicht wippen.
3. Halten Sie die Position 3-mal 30 Sekunden mit jeweils 30 Sekunden Pause dazwischen oder als Variante 1-mal maximal 120 Sekunden lang.

Machen Sie diese Übung nur, wenn Ihre Ferse wieder gesundet ist, keinesfalls bei akuten Entzündungen.

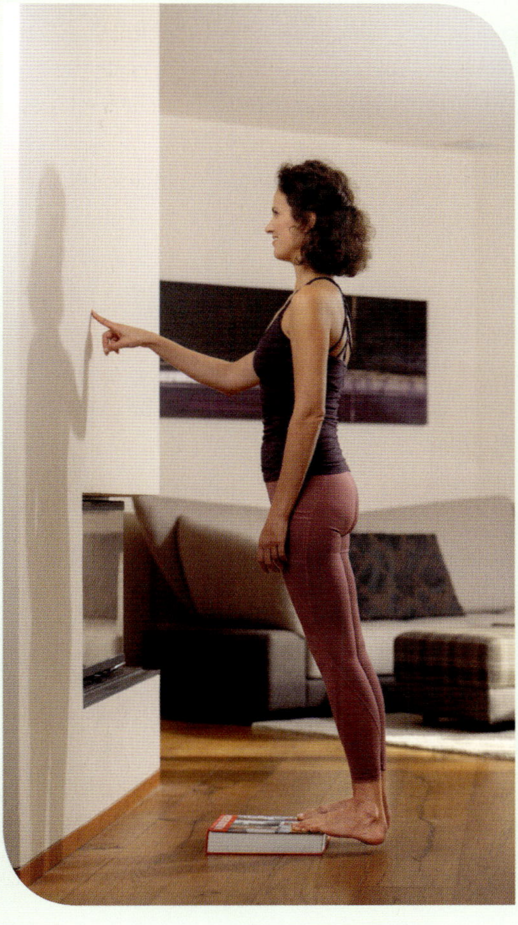

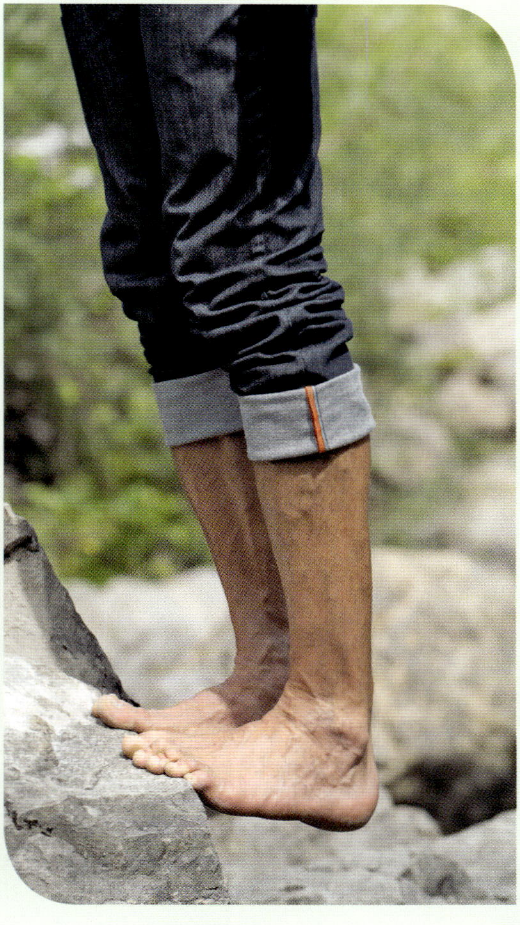

Beweglichkeit durch Faszienmanipulation

Das Interesse am Thema Faszien ist in den letzten Jahren rasant gestiegen. Dabei ist es völlig egal, mit wem man spricht, ob im privaten Umfeld, mit Therapeuten oder Ärzten: Faszientherapien scheinen ein Allheilmittel zu sein. Gern möchte ich meine Erfahrungen schildern, und das ohne den Anspruch auf Wissenschaftlichkeit.

Faszien sind sogenannte Bindegewebshüllen. Sie umschließen Organe, Knochen und Muskeln. Man geht heute davon aus, dass Verklebungen oder Ungleichmäßigkeiten der Bindegewebsstrukturen Ursache für vielerlei Schmerzen in unserem Bewegungssystem sind. Darum wird landauf, landab gerollt, was das Zeug hält: mit großen oder kleinen Rollen, mit kleinen oder großen harten Bällen oder Doppelbällen. Der Markt bietet eine Fülle von Produkten an. Ja, der Boom hat schon dazu geführt, dass sich ganze Trainings- und Therapieformen daraus entwickelt haben. Aber sind es tatsächlich die Faszien, die den Schmerz auslösen? Und kann dieser Schmerz dann durch das Behandeln und Rollen, also das Lösen der Faszien, behoben werden? Mir kommen da Zweifel – wobei ich nicht die Faszienarbeit an sich infrage stellen möchte, sondern eher aufzeigen will, was eigentlich passiert, wenn man sie anwendet.

Nehmen wir mal an, wir wollen mit der Faszienrolle unsere Wade lockern. Also schieben wir den Unterschenkel langsam über die Rolle. Dabei entsteht ein Druck, der zehnmal höher ist als der Druck, den wir mit Kompressionsstrümpfen erzeugen. Allein bei der Vorstellung wird schnell klar, dass wir mit der Rolle natürlich nicht nur die Faszien erreichen, sondern sämtliche Strukturen, die sich in der behandelten Region befinden: Haut, Muskeln, Knochenhaut, Blutgefäße, Lymphbahnen und Nerven. Die Frage lautet nun: Kann ich durch das Ausrollen der Wade den dortigen Faszien tatsächlich wieder ihre gleichmäßig gitterförmige Struktur zurückgeben und so Schmerzen lindern?

Ich denke, der Wirkmechanismus ist ein ganz anderer: In unserem Bindegewebe befinden sich gut verteilt zahlreiche sensible Nervenfasern. Sie stellen die Verbindung zwischen unserer inneren und unserer äußeren Welt her. Als Barriere zwischen beidem dient die Haut. Aus der Schmerzwissenschaft wissen wir, dass Berührungs- und Bewegungsreize die Schmerzverarbeitung auf Rückenmarksebene beeinflussen können. Haben wir uns zum Beispiel in einem unachtsamen Moment unseren kleinen Zeh an einer Stuhlkante gestoßen, ist die erste Reaktion, den Zeh sofort zu massieren oder das Bein auszuschütteln, um so den Schmerz zu reduzieren. Die „Ablenkung“ durch andere Reize führt dazu, dass unser Schmerzempfinden reduziert wird.

Übertragen wir diese Erfahrung auf unsere Faszienarbeit, dann scheint mir genau hier der Zusammenhang zu liegen. **Wir lösen mit dem hohen Druck der Faszienrolle quasi einen zweiten Berührungs- und Bewegungsreiz aus. Dieser beeinflusst dann unser körpereigenes Schmerzverarbeitungssystem und der Ursprungsschmerz wird gelindert.** Die Faszienmanipulation ermöglicht es so, wieder jene Bereiche zu bewegen, die vorher geschmerzt haben. Insofern ist sie eine wirklich sinnvolle Ergänzung zu den anderen Maßnahmen – auch wenn sie kein Allheilmittel ist, das die Faszien wieder „in Ordnung bringt".

Beweglichkeit durch Triggerpunktbehandlung

Setzen Sie sich entspannt auf einen Stuhl und legen Sie einen Fuß auf den Oberschenkel des anderen Beines (siehe Foto). Nun nehmen Sie Ihren Daumen und drücken diesen tief an verschiedenen Stellen in die Wade hinein. Tauchen schmerzende oder harte Stellen auf? Rutschen diese beim Drücken unter Ihrem Daumen weg? Genau das sind sogenannte Triggerpunkte. Das englische Wort „trigger" bedeutet „ärgern" – wenn Sie einen Punkt gefunden haben, erfahren Sie, warum diese Punkte so benannt wurden.

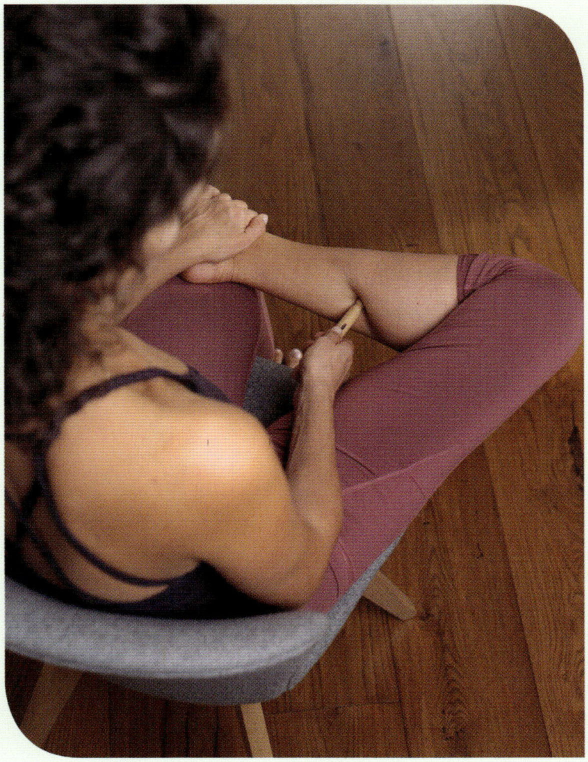

Suchen Sie zwei oder drei der schmerzempfindlichsten Punkte auf. Drücken Sie die Punkte nacheinander mit dem Daumen oder einem stumpfen Gegenstand so fest, dass Sie von zehn Schmerzstufen die Stufe 7 erreichen. (10 bedeutet „nicht auszuhalten", 1 bedeutet „kaum wahrnehmbar".) Halten Sie bei gleichem Druck den Punkt so lange, bis das Schmerzempfinden auf Stufe 4 bis 5 zurückgegangen ist. Anfänglich kann das etwas länger dauern.

Nach ein paar Tagen sollten die druckempfindlichen Stellen jedoch deutlich weniger werden. Der Grund: Ähnlich wie bei der Faszientherapie provoziert der Druck auf einen Triggerpunkt schmerzlindernde Reaktionen auf Rückenmarksebene, die gleichzeitig auch das Muskelgewebe lösen.

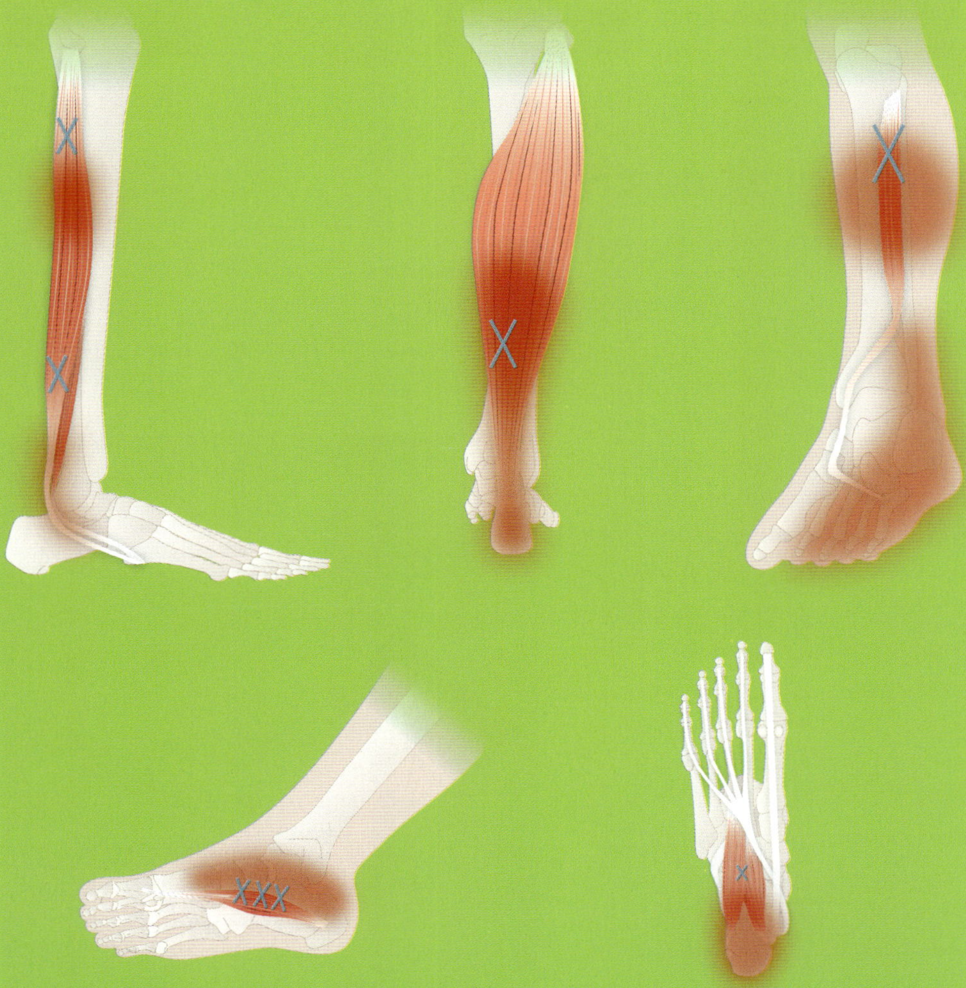

Die Illustrationen zeigen die Schmerzbereiche (rot). In über 75 Prozent der Fälle verweist ein Schmerzbereich auf einen bestimmten, auslösenden Triggerpunkt (Kreuz). Die Grafiken zeigen deutlich, dass Schmerzort und Schmerzursprung an unterschiedlichen Stellen liegen können.

Iliopsoas: Der Muskel für die Ferse

Am Ende dieses Kapitels zur Bewegung und Beweglichkeit möchte ich noch speziell auf einen Muskel eingehen, der einen großen Einfluss auf die Beweglichkeit der Füße und der Ferse hat – obwohl er eine Beinlänge von Ihrer Ferse entfernt liegt, fast in der Mitte Ihres Körpers. Er heißt Musculus iliopsoas oder kurz Iliopsoas, zu Deutsch „großer Lendenmuskel", und dient als Hüftbeuger. Pro Körperseite findet sich ein solcher Hüftbeuger. Es handelt sich um die einzigen Muskeln, die die Wirbelsäule direkt mit den Beinen verbinden.

Die Aufgabe des Musculus iliopsoas ist es, zusammen mit unserer Gesäß- und Bauchmuskulatur für eine stabile und ausgewogene Beckenstellung zu sorgen, wenn wir uns bewegen. Nun kennen Sie inzwischen die Bedeutung der Muskelketten, die sich durch unseren ganzen Körper ziehen (siehe Seite 45–48). Und da Muskelketten sowohl aufwärts als auch abwärts harmonisch arbeiten sollten, ist es natürlich so, dass ein ausgewogenes Zusammenspiel von Beckenstellung, Kreuzbein-Darmbein-Gelenk, Hüfte und Wirbelsäule mit ausschlaggebend ist für eine gesunde Fußstellung. **Ein verspannter, verkürzter oder auch schwacher Iliopsoas stört jedoch die Harmonie zwischen den Ge-**

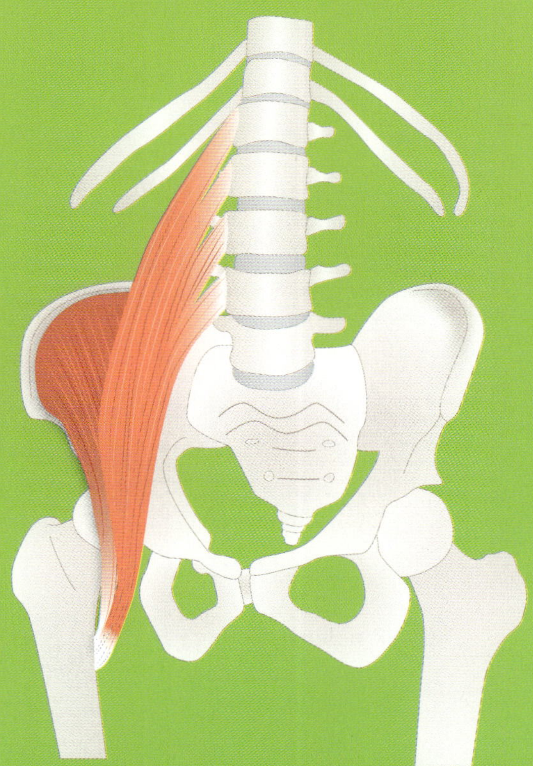

Der Hüftbeuger (Musculus iliopsoas) hat seinen Ursprung an den Lendenwirbelkörpern, führt durch das Becken nach vorne, wo er am kleinen Rollhügel des Oberschenkelknochens (Trochanter minor) ansetzt.

lenken. Die Folge sind Zugkräfte, die zur Krümmung der Lendenwirbelsäule und zur Schiefstellung des Beckens führen können. Dementsprechend entstehen auch ungünstige Druckverhältnisse auf die Hüften, die Lendenwirbelkörper, auf die Knie und den Rückfuß.
Was sind die Hauptgründe für einen solchermaßen beeinträchtigten Iliopsoas, der auch in meiner Praxis sehr häufig auftritt? Dazu eine Frage an Sie: Wann haben Sie das letzte Mal Ihren Oberkörper deutlich nach hinten oder zur Seite geneigt? Vielleicht nach einer langen Autofahrt oder nach einem Bürotag?

Unsere heutige Lebensweise zwingt uns dazu, sehr viel Zeit im Sitzen zu verbringen – egal ob auf einem Stuhl zu Hause, im Büro, im Auto oder am Abend auf der Couch. Die Vorderseite unseres Körpers ist dabei permanent gebeugt, Oberschenkel und Bauch befinden sich nahezu im rechten Winkel. Wir verkürzen uns genau dort, wo sich in der Tiefe der Iliopsoas befindet. Sogar wenn wir stehen, uns bewegen oder Sport machen, haben wir fast nie oder nur sehr selten eine wirklich aufrechte Körperhaltung.

Immer gebeugt

Machen Sie eine weitere Erfahrung und überprüfen meine Ausführungen selbst: Setzen Sie sich doch bei der nächsten Gelegenheit mal in ein Café und beobachten Sie die vorbeigehenden Passanten. Die meisten richten beim Gehen ihren Blick circa zwei bis drei Meter vor ihre Füße, senken dabei ihren Kopf und neigen dadurch auch den Oberkörper leicht nach vorn. Wenn sie ein Smartphone in der Hand haben und etwas lesen, verstärkt sich diese Tendenz noch.

Auch beim Joggen werden Sie selten Läufer sehen, die mit einer aufrechten Körperhaltung laufen. In der Regel wird mit einer leichten bis deutlichen Vorwärtsneigung gejoggt. Beim Wandern tragen wir meist einen Rucksack und neigen auch hier zum Ausgleich den Körper nach vorn. Und wenn wir radeln oder uns auf andere Fitnessgeräte setzen, dann sind die Beine in der Regel ebenfalls gebeugt und der Oberkörper ist nach vorn geneigt. Sogar wenn wir im Bett liegen, haben wir nur sehr selten eine ganz gerade Körperhaltung. Meist liegen wir mit angezogenen Beinen auf der linken oder rechten Körperseite. So hat der Iliopsoas keine Chance.

Wie soll aber nun dieser wichtige Muskel unserer Körpermitte lang und mit einer gesunden Grundspannung ausgestattet sein, wenn wir ihn durch unsere Verhaltensweise permanent verkürzen, schwächen und verspannen?
Oft springen wir vom Sitzen auf – und statt uns erst einmal langsam zu strecken, rennen wir sofort mit langen Schritten los. Damit setzen wir noch zusätzlich einen Verkürzungsreiz: Das ist ein ganz normaler Schutzmechanismus des Muskels.

Eine gute Übung, um Einseitigkeit entgegenzuwirken und zugleich beschwingt und locker in den Tag zu starten, ist der Körperkreis auf Seite 125.

So helfen Sie dem Iliopsoas

Vor allem in der Osteopathie kennt man den Iliopsoas sehr gut. Hier nimmt dieser Muskel eine zentrale Rolle bei der Lösung von Haltungsproblemen ein. Osteopathen versuchen, den Muskel in der Tiefe zu lockern. Dies führt zwar kurzfristig zu einer Erleichterung, verschlechtert aber oft den Zustand nach Tagen eher noch, weil sich an unserer Lebensweise und Körperhaltung ansonsten nichts ändert. Es ist also an uns, für einen vitalen und mit guter Grundspannung ausgestatteten Iliopsoas zu sorgen.

Bitte kommen Sie nicht auf den Gedanken, den Muskel dehnen zu wollen! Sie bewirken dadurch noch mehr Schmerzen, weil der Muskel dagegenhält und Sie mehr oder weniger an den Wirbelgelenken ziehen.

Legen Sie sich stattdessen bequem in Rückenlage und stellen Sie die Füße auf. Die Bauchdecke bleibt locker. Nun versuchen Sie, mit den Fingern in der Tiefe Ihres Bauches den Iliopsoas zu erspüren. Er befindet sich etwa vier bis fünf Fingerbreit unterhalb des Bauchnabels, seitlich von der Mittellinie Ihres Körpers. Massieren Sie den Muskel sanft und atmen Sie dabei locker ein und aus.

Darüber hinaus empfehle ich eine kleine Übung, die Ihnen dabei helfen kann, sanft und mit langsamer Steigerung Ihren Iliopsoas zum Längenwachstum anzuregen. Die Übung heißt „Kniender Schwan“ und ist auf Seite 162 beschrieben.

Ich erwarte aber von Ihnen, dass Sie auch den Gegenspieler des Iliopsoas trainieren – sprich, dass Sie sich besonders auch um Ihre Gesäßmuskulatur kümmern. Denn die muss stark und vital sein, damit der Iliopsoas nicht noch zusätzliche Haltekräfte aufbringen muss, um eine schwache Pomuskulatur auszugleichen.

Es folgt eine einfache Übung zur Kräftigung, die Sie ebenfalls sehr gut zu Hause machen können.

124

Starker Po

Übung zur Kräftigung der Gesäßmuskulatur.

1. Strecken Sie aus dem Sitz ein Bein nach hinten aus und legen Sie den Fuß gerade auf dem Fußrücken ab. Das andere Bein legen Sie angewinkelt vor Ihrer Körpermitte ab.
2. Versuchen Sie nun das Knie so weit nach vorne zu schieben, dass Sie mit dem Becken dem Boden möglichst nahe kommen.
3. Nehmen Sie die Arme wie ein Skispringer nach hinten und halten Sie Ihren Kopf in einer geraden Linie zu Ihrem Rücken.
4. Bleiben Sie mindestens 30 Sekunden in dieser Haltung. Wiederholen Sie die Übung dann 3-mal mit jeweils 20 bis 30 Sekunden Pause dazwischen. Üben Sie maximal alle zwei Tage.
5. Bei deutlichen Übungsfortschritten neigen Sie den Oberkörper mehr nach vorne und versuchen Sie, Ihren vorderen Fuß noch weiter nach außen zu legen. Übungsbegeisterte können noch die Arme nach vorne strecken.

Vermeiden Sie die Übung, wenn Sie bereits bestehende Kniebeschwerden oder Schäden haben. Oder konsultieren Sie vorher Ihren Therapeuten.

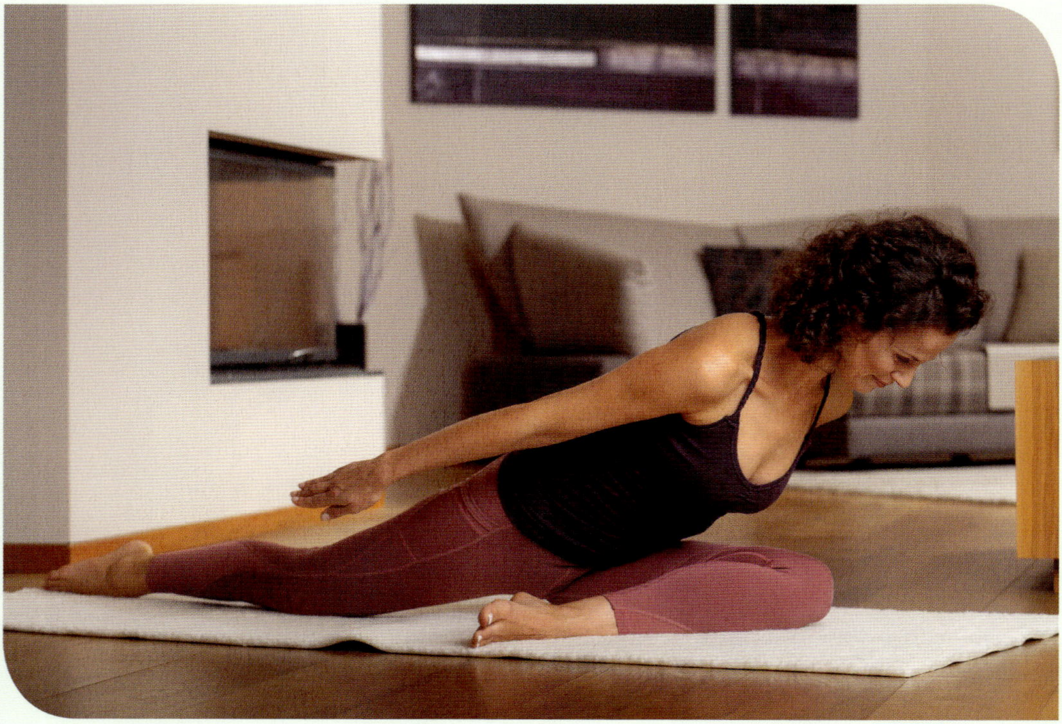

Der Körperkreis

Übung zur Öffnung aller Körperseiten und nach einseitigen Sportarten.

1. Stellen Sie sich aufrecht hin, die Beine sind schulterbreit. Versuchen Sie nun, mit gestreckten Armen einen maximal großen Kreis um sich herum zu „malen". Am besten Sie stellen sich einen Reif vor, der vor Ihnen auf dem Boden steht und hinter Ihrem Kopf wieder zusammenkommt.
2. Ziel ist es, dass Sie alle Körperseiten maximal öffnen. Sie erreichen dies, indem Sie die Beine strecken, wenn sich die Arme vor Ihnen in Bodennähe befinden. Wenn Sie nach hinten über Ihren Kopf kreisen, müssen Sie die Beine beugen und die Brust weit öffnen.
3. Versuchen Sie, während der ganzen Übung die Arme gestreckt zu halten. Machen Sie die Kreisbewegung langsam. Atmen Sie gleichmäßig ein und aus. Kreisen Sie in jede Richtung mindestens 3-mal.

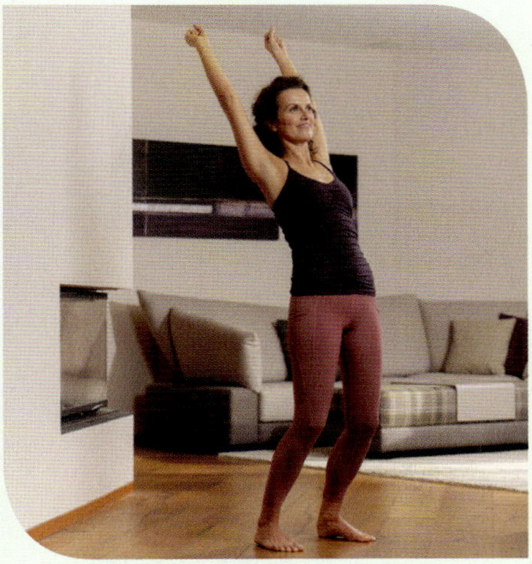

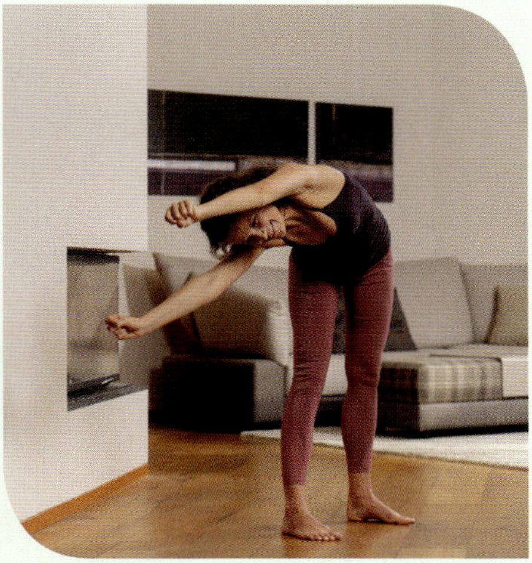

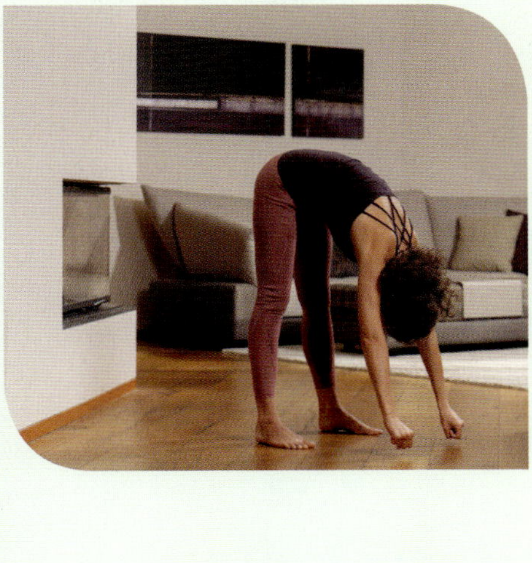

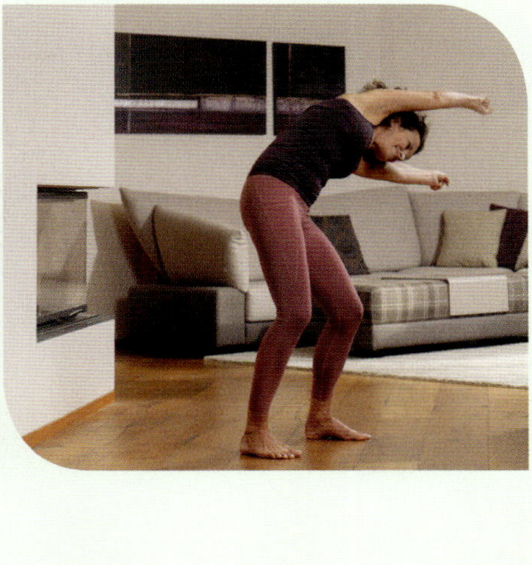

Bewegungstipps für Laufambitionierte

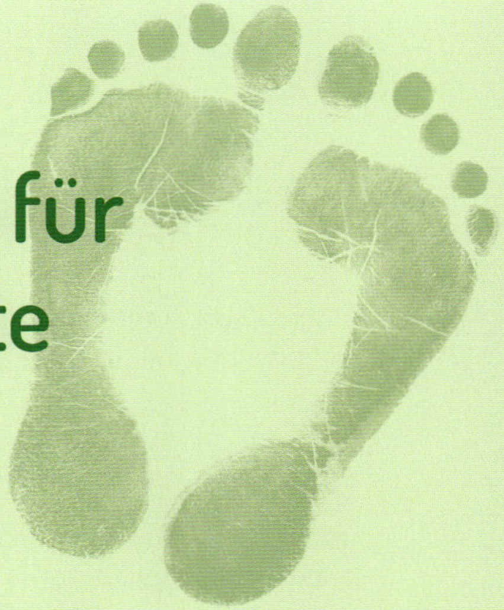

Nachdem der Laufsport schon einmal Mitte der 1980er-Jahre ein Hoch erlebte, erfreut er sich heute wieder zunehmender Beliebtheit, wobei die Tendenz inzwischen mehr in Richtung Wettkampf geht – also Halbmarathon, Marathon oder sogar Ultramarathon. Aber nicht jeder, der meint, einen Marathon laufen zu können, ist auch wirklich optimal darauf vorbereitet oder von der Konstitution her dafür geeignet. Es reicht eben nicht, sich einen Trainingsplan aus dem Internet zu ziehen und einfach draufloszulaufen.

Beschwerden tauchen meist an der Achillessehne und in Form eines Fersensporns auf. Ursachen dafür können sein: mechanische Reizung durch falsches Schuhwerk, muskuläre Ungleichgewichte oder Fußfehlstellungen, die zu asymmetrischen Zugverhältnissen führen, und Überbelastung (mehr als 32 Kilometer Laufstrecke pro Woche).

Sollten Sie überlegen, mit dem Laufen zu beginnen oder als Freizeitsportler an einem Marathon teilzunehmen, dann bitte ich Sie ganz im Sinne Ihrer Füße, Folgendes zu beachten:

- Nehmen Sie eine Geh- und Laufschulung in Anspruch. Sie ist unter anderem Bestandteil der Fusskartographie. Darüber hinaus können Sie mit den Suchworten „Gangschule" plus „barfuß" und/oder „Lauftechnik" plus „Training" über Suchmaschinen Anbieter in Ihrer Region (Wohnort mit eingeben) finden.
- Sportler mit Vorschäden (z. B. Knorpelschäden, Hüfterkrankungen, Gleitwirbeln, Übergewicht oder schwacher Fußstruktur) sollten nur mit professioneller Begleitung und geringer Intensität laufen.

- Laufen Sie nur, wenn Sie sich vital und motiviert fühlen. Laufen als Ausgleich zum stressigen Job werden Sie sicherlich kurzfristig als lösend empfinden. Allerdings bringt Ihr Körper in so einem Zustand nicht die besten körperlichen Voraussetzungen für das Training mit – unter anderem ist die Bindegewebsspannung dann sehr hoch.
- Eine abwechslungsreiche Trainingsgestaltung ist hilfreich, damit sich stark beanspruchte Körperstrukturen besser regenerieren können.
- Laufen Sie so, dass sich das Gewebe an die Belastung anpassen kann. Das heißt, beginnen Sie mit einer Distanz, die Sie zwar fordert, aber nicht gleich überfordert.
- Trainingslängen von über 32 Kilometern pro Woche sollten Sie vermeiden. Teilen Sie außerdem die Gesamtstrecke pro Woche lieber in mehrere kürzere Distanzen auf, als sie am Stück zu absolvieren.
- Jede Veränderung der Trainingsmodalitäten (z. B. vom Ebenenlauf zum Berglauf) sollte langsam und angepasst gestaltet werden.
- Das Schuhwerk sollte sich mit an den Trainingscharakter und -umfang anpassen.
- Unebenheiten bedeuten eine höhere Beanspruchung für die Biomechanik. Sie führen deshalb zu schnellerer Ermüdung. Darum achten Sie auf ein langsames, aber regelmäßiges Anpassungstraining.
- Unebene Böden sollten möglichst mit Nullabsatz (kein Höhenunterschied zwischen Fersen- und Vorderbereich des Schuhs) oder einer dünneren Laufsohle belaufen werden. Ansonsten ist das Risiko sensomotorischer Fehlleistungen des Fußes zu hoch.
- Ein sorgfältiges Abwärmen direkt nach der Belastung hilft Ihrem Körper, schneller zu regenerieren. Ein lockeres Auslaufen (die letzten 200 Meter ohne Schuhe) und dann einige wenige Beweglichkeitsübungen (z. B. die Übung **Körperkreis**, siehe Seite 125) sind dazu am besten geeignet und jeglichem Dehnen vorzuziehen.
- Nutzen Sie zum Ausgleich und zur muskulären Unterstützung eine medizinische Kräftigungstherapie oder ein muskuläres Ganzkörpertraining (siehe Seite 114–117).
- Ausreichende Schlaf- und Regenerationsphasen sind essenziell.
- Wählen Sie eine ausgewogene, eher basische Ernährung. Durch die muskuläre Beanspruchung neigt Ihr Bindegewebs- und Muskelmilieu sowieso schon zur Übersäuerung.
- Trinken Sie ausreichend gutes, reines Wasser (siehe Seite 103 f.).

Kapitel 9

Die drei Fersenbereiche

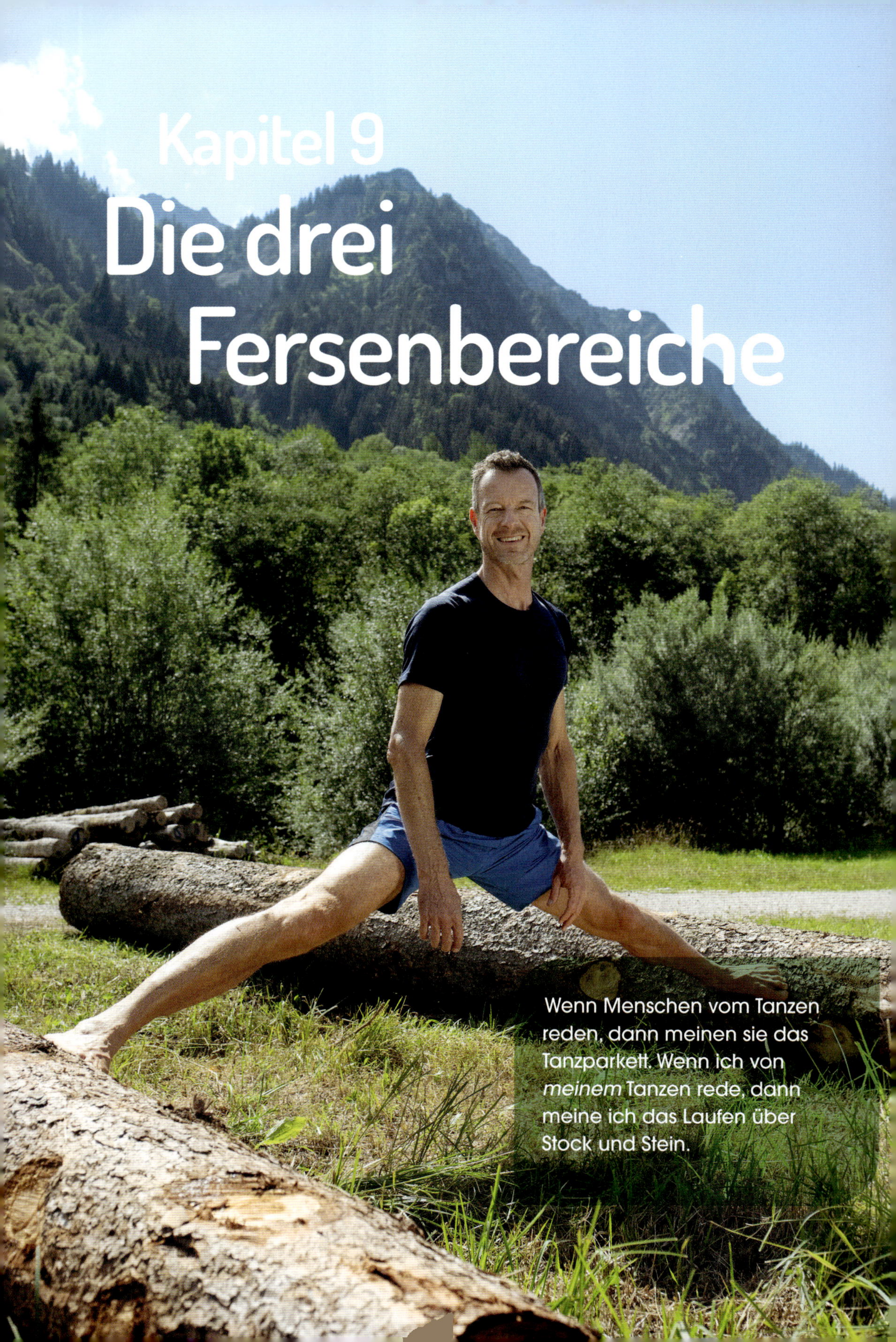

Wenn Menschen vom Tanzen reden, dann meinen sie das Tanzparkett. Wenn ich von *meinem* Tanzen rede, dann meine ich das Laufen über Stock und Stein.

Die Fersenbereiche kennenlernen

Wichtigstes Kriterium: hintere oder untere Ferse?

Wir nähern uns dem Praxisteil und damit den konkreten Behandlungsempfehlungen für die einzelnen Fersenbereiche (ab Seite 138). Vorab stelle ich Ihnen die einzelnen Zonen kurz vor. Es handelt sich um:
Bereich 1: Achillessehne,
Bereich 2: hintere Ferse,
Bereich 3: untere Ferse und inneres Sprunggelenk.

Bereiche 1 und 2: Achillessehne und hintere Ferse

Achillessehnenbeschwerden, auch als Achillodynie bezeichnet, betreffen sehr häufig bewegungsfreudige Menschen – insbesondere Sportler, die Sportarten mit hoher Krafteinwirkung auf die Füße ausüben, wie zum Beispiel Squash, Tennis, Handball, Fußball oder Basketball. Wenn solche Menschen dann zum Orthopäden gehen, wird ihnen oft gesagt, dass die Ursache vermutlich in der Lauftechnik, im Schuhwerk oder in einer zu festen Wade zu finden sei. Das ist grundsätzlich nicht falsch, aber ich will mehr in die Tiefe gehen, um das Problem zu verdeutlichen.

Fersen-Verwandtschaft

TIPP

Ein Blick auf den Rückfuß reicht, um zu sehen, dass die Bereiche 1 und 2 sehr eng beieinanderliegen. Deshalb ist es manchmal schwer, die eine Zone von der anderen zu trennen.

Das Gute daran: Wenn Sie Beschwerden an der Achillessehne haben, können Ihnen auch die Tipps für die hintere Ferse helfen, und umgekehrt. Stöbern Sie also im Praxisteil gerne auch in den Nachbarbereichen und nutzen die Hinweise dort.

Nehmen wir einmal die Läufer als Beispiel, bei denen die Achillessehne ja häufig streikt. Grundsätzlich werden Läufer in Vorfuß- oder Rückfußläufer unterteilt. Sie können das gut beobachten, wenn Sie sich einmal in einen Park setzen und den Läufern auf die Füße schauen. Dann bemerken Sie sicher schnell den Unterschied zwischen denen, die über die Ferse, und denen, die nur über den Vorfuß abrollen. Obwohl die Belastung auf die Achillessehne bei Vorfußläufern 10 bis 20 Prozent höher ist als bei Rückfußläufern, scheint dies bei Achillessehnenproblemen eine eher untergeordnete Rolle zu spielen.

Das heißt, dass nicht die absolute Belastung der Achillessehne den Ausschlag gibt, sondern dass auch die Art der Belastung und weitere Faktoren für die Beschwerden verantwortlich sein können. Sie haben ja darüber jetzt schon einiges gelesen und wissen, wie vielfältig die Ursachen sein können.

Fakt ist eins: Übersteigt die Krafteinwirkung auf die Achillessehne die körperlichen Voraussetzungen immer wieder mäßig bis extrem, dann werden die Achillessehne und die Sprunggelenksehnen zwangsläufig überlastet. Wenn also jemand, der eigentlich Rückfußläufer ist, plötzlich seine Runden nur noch auf dem Vorfuß absolviert, ist es schlicht eine Frage der Zeit, bis die ersten Symptome auftauchen. Durch die unvorbereitet veränderte Lauftechnik entstehen Reizungen, die zu kleinsten Verletzungen führen, sogenannten Mikrotraumen. In der Folge kommt es zu Ödemen (Schwellungen) im Sehnenbereich. Dass die Achillessehne entzündet ist – man spricht dann von einer Tendinitis –, kann man auch mit den Fingern an der Rückseite der Ferse erspüren.

Oft schleichender Beginn

Dabei fängt die Symptomatik oft sehr schleichend an. Typisch sind ein leichter Anlaufschmerz am Morgen nach dem Aufstehen oder ein gewisses Ziehen unter Belastung. Wenn Sie diese Zeichen ignorieren, folgen oft deutlichere Schmerzsymptome – weniger während der Bewegung, sondern auffällig oft erst nach der Belastung in Ruhe. Sie sind durch ein Reißen oder ein empfindliches Hautbrennen im Sehnenbereich charakterisiert. Weil Achillessehnenschmerzen vor allem bewegungsfreudige Menschen betreffen, die – so meine Erfahrung – dieser ersten Symptomatik kaum Beachtung schenken, setzt sich der Prozess nur allzu oft fort. Erst dann, wenn die Schmerzen gehäuft auftreten oder sich in ihrer Intensität steigern, werden sie beachtet. Im schlimmsten Fall kommt es so zu einer Verschleppung der Symptomatik.

Ich habe das auch schon bei einem mir persönlich bekannten Laufsportler erlebt. Er hatte seine Symptome lange ignoriert. Eines Morgens, als er am Schreibtisch saß, schoss ihm plötzlich ein gewaltiger Schmerz ins Bein, der von einem peitschenden Geräusch begleitet wurde. Die Achillessehne seines linken Beines war im Sitzen einfach abgerissen. Danach kam das gesamte Programm: Einlieferung in die orthopädische Klinik, Operation und rund drei Monate Gehen auf Krücken. Anschließend weitere Behandlungsmaßnahmen inklusive Reha, und natürlich musste er den Laufsport erst einmal aufgeben – insgesamt für ein komplettes Jahr.

Menschen, die regelmäßig laufen, sind sich meist nicht bewusst, dass sie zwar insgesamt etwas für ihren Körper und ihre Gesundheit tun, sich aber trotzdem eine äußerst monotone und einseitige Belastung zumuten. Darüber hinaus kommt es zu unglaublichen Scherbewegungen im Sprunggelenkbereich, die je nach Fuß-

Achillodynie, Fersensporn oder Schleimbeutelentzündung?

TIPP

Von einer belastungsabhängigen Achillodynie sprechen wir immer dann, wenn der Schmerz circa vier bis sechs Zentimeter oberhalb des Achillessehnenansatzes am Fersenbein auftritt. Das ist ein wichtiges Unterscheidungsmerkmal gegenüber Problemen, die sich unterhalb dieser Region bemerkbar machen, wie zum Beispiel einem Fersensporn oder einer Schleimbeutelentzündung.

form, Schuhwerk, dynamischer Sprunggelenkstabilität und biomechanischen Voraussetzungen in ihrer Ausprägung variieren. Damit es bei Ihnen nicht so weit kommt, sollten Sie Ihre Symptomatik rechtzeitig ernst nehmen.

Lange Heilungszeiten

Das Hauptproblem der Regionen 1 und 2 ist es, dass das Gewebe um die Achillessehne schlechter durchblutet ist als andere Bereiche des Fußes. Dadurch kann es zu einer sogenannten Hypoxie kommen – einer Mangelversorgung des Gewebes mit Sauerstoff. Die Stoffwechselabbauprodukte des geschädigten Gewebes können so nur erschwert abtransportiert werden, und regeneratives Aufbaumaterial gelangt nur sehr langsam an die Stellen, wo es benötigt wird. Das kann man messtechnisch gut mit einer Ultraschalluntersuchung (Doppleruntersuchung) nachweisen. **Die Folge der geringeren Durchblutung ist eine deutlich langsamere und eingeschränkte Regeneration.** Wir gehen in diesen Fersenbereichen von Heilungszeiten von mindestens drei bis vier Monaten aus.

Zusätzlich kommt es an den geschädigten Stellen zu einer erhöhten Ausschüttung bestimmter chemischer Stoffe wie zum Beispiel Histamin, die zu Schmerzen führen. In weiterer Folge verhärtet sich das Faszien- und Bindegewebe. Das wiederum verschlechtert den insgesamt schon eingeschränkten Stoffwechsel noch

Gute und weniger gute Maßnahmen

TIPP

Selbstverständlich sollten Sie nach ersten Schmerzlinderungsmaßnahmen die eigentlichen Ursachen eliminieren. Das ist von besonderer Bedeutung, um ein Wiederentflammen des Problems zu vermeiden. Setzen Sie Therapieformen, die mit Fersenkissen oder Dämpfungselementen arbeiten, bitte nur kurzfristig ein, auch wenn Sie sie vielleicht als sehr angenehm empfinden. Denn Sie wissen ja bereits, dass diese Art der Behandlung zu Rückfußinstabilität führt und langfristig eher Nachteile bringt. Ebenso rate ich Ihnen, den Einsatz von Kortison im Bereich der Achillessehne zu vermeiden (siehe Seite 80).

mehr, sodass es zu Stauungen und Abflussstörungen kommt – den besagten Ödemen. Wird die Belastung nicht adäquat angepasst (beispielsweise durch Entlastung oder Schonung), besteht das Risiko einer kontinuierlichen Verschlechterung bis hin zu irreparablen Gewebeschäden.

Bereich 3: Untere Ferse und inneres Sprunggelenk

Schmerzen unter der Ferse werden auch als plantare Fersenschmerzen bezeichnet. Sie strahlen oft bis zum seitlichen Hinterfuß aus, befinden sich dann also am Innenfuß bis zum inneren Sprunggelenk. Auslöser dieser Schmerzen können sein:

- ein verkalkter Sehnenansatz – der sogenannte Fersensporn,
- eine Entzündung der Sehnenplatte an der Fußsohle (Plantarfasziitis),
- Narben im Gewebe durch ehemalige Verletzungen der Sehnenplatte (Sie können solche Narben erspüren, wenn Sie im Sitzen kräftig mit dem Daumen unter Ihrer entspannten Fußsohle entlangfahren und deutliche Unebenheiten bemerken),
- der Schwund des Fettpolsters an der Ferse,
- eine starke Pronationshaltung (Abknicken des Fußes nach innen),
- X-Beine,
- eine schlechte Körperhaltung.

Die Symptome machen sich vor allem bemerkbar, wenn im Stand oder in der Bewegung ein erhöhtes Gewicht auf den Füßen lastet. Da kann ein Shopping-Bummel in der Stadt oder ein Museumsbesuch schnell zur Höllenqual werden, da die Schmerzsymptome bis vorn zum Ballenbereich ausstrahlen.

Wie ein Fersensporn entsteht

Fersenschmerzen, die im Bereich 3 auftreten, werden leider zu häufig pauschal als „Fersensporn“ bezeichnet. Das führt dazu, dass falsche Empfehlungen gegeben werden und es deshalb nicht zu einer Heilung kommen kann. Etwa 10 bis

Nur ein Fersensporn?

TEST

Wenn Sie zum Beispiel einen Fersensporn vermuten oder er schon diagnostiziert ist, dann drücken Sie doch mal bei lockerer Fußhaltung im Sitzen mit dem Daumen fest auf die Mitte Ihrer Fußsohle. Was bemerken Sie? Spüren Sie einen Druckschmerz? Das liegt daran, dass ein plantarer Fersensporn oft mit einer Sehnenplattenreizung einhergeht. Die Symptome sind deshalb auch nicht richtig voneinander zu trennen. Genau darum reicht ein Fersenpolster nicht aus.

15 Prozent der erwachsenen Bevölkerung haben tatsächlich einen Fersensporn – insbesondere Menschen, die die 50 überschritten haben. Von diesen 10 bis 15 Prozent bemerkt allerdings nur etwa jeder Zweite, dass mit seinen Füßen etwas nicht stimmt. Wenn Sie einen Fersensporn haben und den Fuß abtasten, können Sie die „neuralgische Stelle“ vermutlich direkt unterhalb der Sprunggelenke und an der Fußsohle ertasten.

Schaut man nach den Ursachen, dann hängt der Fersensporn oft damit zusammen, dass die Füße untrainiert, schwach und einseitig belastet sind. Dadurch kippt der Fuß nach innen; die Sehnen und Bänder entlang des inneren Sprunggelenks und an der Fußsohle werden chronisch überreizt. Nicht zu unterschätzen ist auch, dass sich im Alter die Fettpolster unter der Ferse zurückbilden, während das Gewicht oft zunimmt. Dann wird bei jeder sportlichen Betätigung – zumal bei weichem Schuhwerk oder einem festen Fersenauftritt – das Fersenbein übermäßig erschüttert. Dadurch kann es dort zu Reizungen kommen, wo die Sehne am Fersenbeinhöcker ansetzt.

Man muss allerdings auch feststellen, dass selbst die jüngere Generation immer häufiger von Fersenschmerzen geplagt wird. Bei ihr liegt es jedoch meist an der Ausübung von Extremsportarten, am Schuhwerk, das zwar modisch, aber kaum fußverträglich ist, oder an der Nutzung von Barfußschuhen, obwohl die Füße völlig unvorbereitet und untrainiert sind.

Aber egal ob alt oder jung – schlussendlich führt die dauerhafte Überbeanspruchung der Sehnenansätze am Fersenbein zu einer verminderten Qualität des Sehnenzustandes. Feine Mikrorisse in der Sehne, auch Mikrotraumen genannt, treten auf. Es kommt zu einer Verkalkung des Sehnenansatzes: dem Fersensporn. Ein

Fersensporn schmerzt oft direkt an der Stelle, wo er im Stehen auf den harten Boden drückt. Andere bemerken ein Hitzegefühl oder eine Schwellung am beziehungsweise um den Innenknöchel herum. Mitbetroffen ist oftmals der Schleimbeutel – ein kleiner, mit Flüssigkeit angefüllter Beutel zwischen Sehne und Knochen, der eigentlich den Sehnenansatz schützen soll. Er schwillt an, entzündet sich, braucht dadurch mehr Platz im Bindegewebe und wird druckempfindlich. Man erkennt einen gereizten Schleimbeutel daran, dass er sich heiß anfühlt, dass er in Ruhephasen ohne Belastung schmerzt oder dass der Schmerz einsetzt, wenn man nach einer Ruhephase das erste Mal wieder auftritt. **Bei alldem gilt, dass die schmerzauslösenden Ursachen selten für sich allein stehen.** Vielmehr gibt es häufig einen Bezug zu weiteren Fußbereichen.

Erfahrungsgemäß ist es schwer, den plantaren Fersenschmerz wieder loszuwerden. Das liegt daran, dass die meisten Betroffenen eine Versorgung mit Einlagen oder Fersenpolstern vorziehen, weil durch diese Maßnahmen die Schmerzen zunächst reduziert werden. Außerdem ist der zeitliche Aufwand gering, die Produkte sind einfach zu handhaben und werden in der Regel von den Krankenkassen oder den Privatversicherungen bezahlt. Nun wissen wir aber schon, dass Schmerzvermeidung keine nachhaltige Lösung ist und es ein bisschen mehr braucht, um unseren Körper zur Heilung zu animieren. Machen Sie doch mal den Test auf Seite 134 oben.

Nun wissen Sie schon einiges über die Ursachen von Fersenbeschwerden. Ich möchte das Thema hier speziell für den Fersensporn noch etwas vertiefen.

Der Senk-Knickfuß

Das Längsgewölbe ist die Basis für die Aufrichtung unseres Körpers und damit für unsere Stabilität (siehe Seite 23 f.). Muskeln und Sehnen bewirken, dass es sich in der Fußsohle zwischen Fußballen und Ferse aufspannen kann. Fußfehlstellungen wie der typische Senk-Knickfuß entstehen bei den meisten Betroffenen durch eine geschwächte Fußmuskulatur oder durch muskuläre Disbalancen im Fuß oder im Bein. (Weitaus seltener sind angeborene Missbildungen oder Unfallfolgen die Ursache.)

Nun passiert Folgendes: Durch die Fußschwäche vergrößert sich der Abstand zwischen den beiden Gewölbeenden, also zwischen Ferse und Ballen. Der Fuß gibt nach und verändert seine Haltung. So kommt es zu ungleichmäßig verteilten Belastungszonen: Einige wenige Muskelbereiche und Sehnenstrukturen werden stärker belastet, andere dagegen zu wenig. Das gilt sowohl für den Stand als auch für die Bewegung. Beim Senk-Knickfuß kann man eigentlich schon sehen, dass die Fußstellung besonders im inneren Fußsohlen- und inneren Sprunggelenkbereich zu vermehrter Belastung führt. Besonders betroffen sind dabei der Ansatz der Fußmuskulatur, die plantare Sehnenplatte und der Innenfußbereich bis zum Knöchel.

Der Hohlfuß

Menschen mit einem Hohlfuß sind weniger häufig von einem Fersensporn betroffen, doch auch dies kommt vor. Diese Fußform ist charakterisiert durch einen hohen Rist mit übermäßig hohem Längsgewölbe. Die Fußsohlenmuskulatur ist bei einem Hohlfuß deutlich verkürzt, dadurch wird der Abstand zwischen Ferse und Fußballen geringer. Auch hier herrschen sowohl in Fußsohlenmuskulatur und Sehnenstrukturen als auch im Sehnenansatz am Fersenbein hohe Spannungszustände. Auslöser für einen Fersensporn und/oder eine entzündete Plantarfaszie sind in diesem Fall feste Fußstrukturen, die zum Beispiel beim Joggen nicht genügend nachgeben oder die Belastung nur unzureichend auf die gesamte Fußfläche verteilen können.

Eine Frage der Belastung

Zusammenfassend lässt sich sagen: Je intensiver Sie Ihren Fuß durch biomechanisch einwirkende Kräfte belasten, desto größer ist auch die Wahrscheinlichkeit, dass Ihre Schmerzen zunehmen, der Zustand sich verschlimmert und Entzündungen sowie Mikrotraumen sich verstärken.

Weitere Einflussgrößen

Zum Abschluss möchte ich Ihnen noch zwei weitere Einflussgrößen nennen, die für plantare Fersenschmerzen verantwortlich sind. Zum einen handelt es sich um das Geschlecht: Erfahrungsgemäß leiden mehr Frauen unter Fersenschmerzen als Männer – ungefähr in einem Verhältnis 3 : 1, was vermutlich an der unterschiedlichen Bindegewebsstruktur liegt. Das Bindegewebe von Frauen ist in der Regel schwächer; hinzu kommen noch hormonelle Einflüsse, welche die Stabilität dieser

Struktur beeinflussen. Außerdem tragen Frauen häufiger Schuhwerk, das nicht passt, sondern zu klein, zu schmal oder zu hoch ist.

Eine andere Einflussgröße ist, wie schon mehrfach erläutert, das eigene Verhalten. Denn Studien zeigen, dass nur etwa 19 Prozent der Schäden genetisch bedingt sind. Das bedeutet im Umkehrschluss, dass Sie es zu 81 Prozent selbst in der Hand haben, was Sie aus den Gegebenheiten machen. Wenn das kein Ansporn ist!

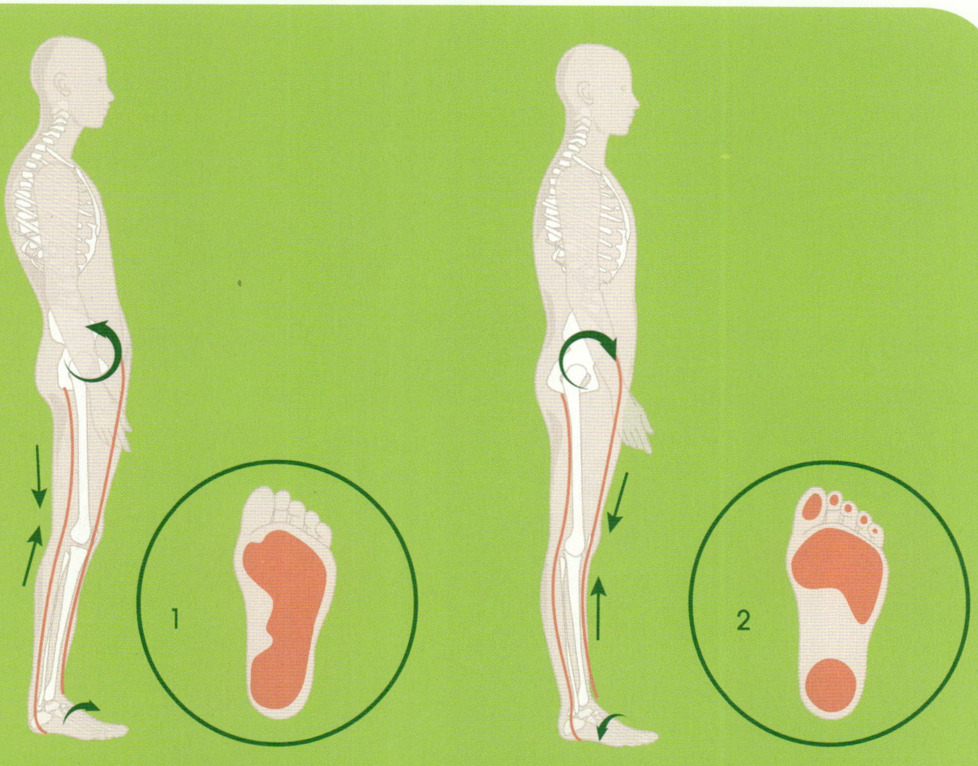

Zwei extreme Gegensätze: Plattfuß (1) und Hohlfuß (2) mit ihren Wirkungen auf unsere Körperhaltung, die Gelenke und die Spannungszustände der Skelettmuskulatur. Zwischen diesen Extremen liegen zum Beispiel der Knickfuß oder der Senk-Knickfuß.

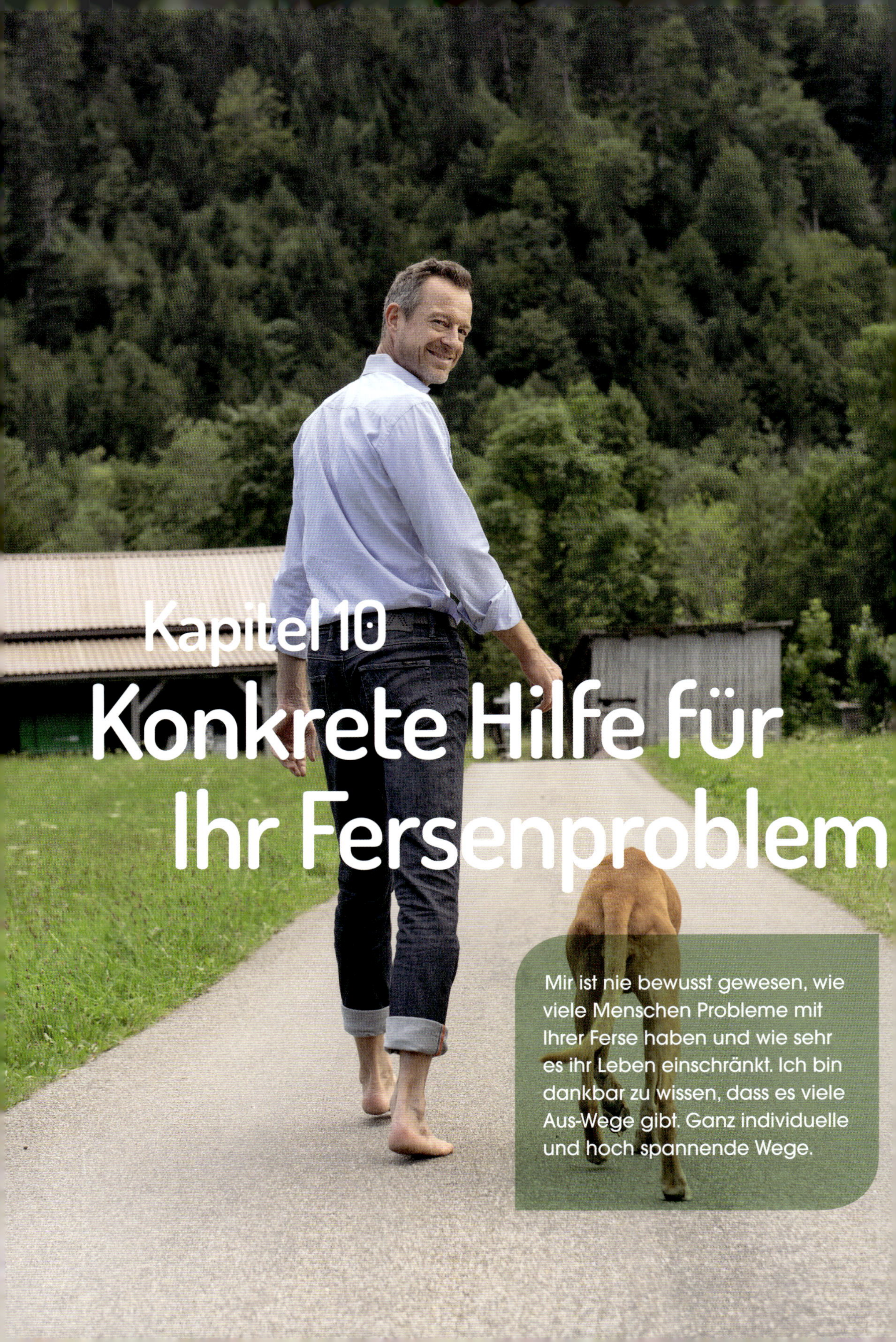

Kapitel 10

Konkrete Hilfe für Ihr Fersenproblem

Mir ist nie bewusst gewesen, wie viele Menschen Probleme mit Ihrer Ferse haben und wie sehr es ihr Leben einschränkt. Ich bin dankbar zu wissen, dass es viele Aus-Wege gibt. Ganz individuelle und hoch spannende Wege.

Bevor Sie starten ...

Die richtigen Maßnahmen auswählen

In diesem Kapitel gebe ich Ihnen eine komprimierte, tabellarisch angeordnete Zusammenfassung zur Behandlung verschiedener Fersenbeschwerden an die Hand. Aufgeteilt sind die Hinweise nach den drei Fersenbereichen. Vor allem Bereich 1 (Achillessehne) und Bereich 2 (hintere Ferse) können sich allerdings überschneiden. Und auch Kombinationen mit Problemen unten an der Ferse können vorkommen. Zögern Sie also nicht, jeweils auch in den Hinweisen zu den anderen Bereichen zu lesen. **Bitte nutzen Sie außerdem die allgemeinen Behandlungsmöglichkeiten, die ich in den Kapiteln 7 und 8 für alle Fersenbereiche geschildert habe.**

Bitte denken Sie daran, dass es hier ausschließlich um chronische Beschwerdebilder geht. Verletzungen oder Schädigungen am Sprunggelenk (innen oder außen) durch Unfälle oder operative Eingriffe werden hier nicht behandelt.

Der erste Schritt zum echten Neuanfang sind Erste-Hilfe-Tipps, mit denen Sie Ihre vordringlichsten Symptome lindern können. Es folgen Angaben zur schulmedizinischen Abklärung, die eine wichtige Grundlage für die Heilung darstellt. Und dann geht es für Sie um ganz konkrete Verhaltensumstellungen, die Ihrer Ferse das Abheilen ermöglichen. Ich habe diesen Part für Sie in drei Schritte unterteilt: Weglassen/Vermeiden, Optimieren/Verändern und Trainieren/Hinzufügen. Bei einigen Therapien habe ich vermerkt, dass Sie sie bitte unbedingt erst nach dem Abklingen einer akuten Entzündung anwenden dürfen.

Akute Entzündung abgeklungen?

TIPP

Akute Entzündungen zeigen sich an der Ferse in der Regel äußerlich durch Schwellung und Rötung. Zudem spüren Sie ein Hitze- oder Spannungsgefühl direkt an der Entzündungsstelle. Bereits ein leichter Druck durch den Daumen verursacht Schmerzen. Wenn diese Symptome über Tage hinweg deutlich nachgelassen haben, ist das ein klares Anzeichen für eine Besserung.

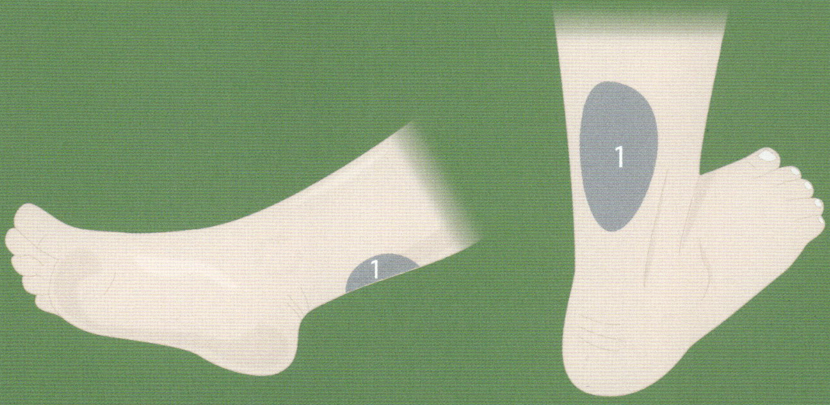

Bereich 1: Achillessehne

Bestandsaufnahme

Bereich

Achillessehne, Übergang zur Wade (Musculus soleus, Unterschenkelmuskel), Bereich rund vier bis sechs Zentimeter oberhalb des Fersenbeinansatzes

Beschwerden

- Druckschmerz, Beugeschmerz
- Ziehen, Brennen
- Bewegungseinschränkung, Anlaufschmerz, Morgensteifigkeit
- Verkrampfungen, nächtliche Krämpfe im Liegen (unregelmäßig)
- stechender Schmerz in Bewegung
- einschießender Schmerz ohne Vorankündigung
- Entzündungsgefühl
- Angst vor dem Umknicken

Wichtig

Es besteht die Gefahr des Sehnenanrisses/-abrisses, wenn Sie die derzeitigen Verhaltensweisen (z. B. beim Sport) nicht für eine Weile unterlassen!

Prüfen Sie, ob und wie Sie die Beschwerden beeinflussen können (siehe Seite 89 f.).

Diagnose

- Achillessehnenentzündung (Tendinitis der Achillessehne)
- Schmerzsyndrom der Achillessehne (Achillodynie)
- Sprunggelenkarthrose
- Venenerkrankungen im Bein
- Veneninsuffizienz

Bisherige Empfehlungen und Therapien/Therapieversuche

- Dehnen/Stretching
- Yoga
- Stützstrümpfe
- Diclofenac (z. B. Voltaren)
- Kortisonspritzen
- Krankengymnastik
- Kältetherapie
- entzündungshemmende Medikamente
- Stoßwellentherapie
- Akupunktur

Frühere Ereignisse oder Beschwerden

Gab es innerhalb der letzten sechs bis zwölf Monate in Ihrem Leben Beschwerden, die heute nicht mehr akut sind, oder Ereignisse, die Sie mit Ihren aktuellen Fersenproblemen bisher nicht in Zusammenhang gebracht haben? Zum Beispiel:

- dauerhafte Einnahme von Nahrungsergänzungsmitteln oder naturheilkundlichen Produkten ohne kontrollierte Begleitung durch einen Therapeuten,
- Trainingsintensivierung oder -umstellung, neue Sportart,
- Unfall oder medizinischer Eingriff,
- Fehlgeburt,
- Mückenstich oder Zeckenbiss mit kreisrunder Rötung, Bettwanzenbiss, Hunde- oder Katzenbiss,
- Schock dadurch, dass Sie von einem negatives Ereignis erfuhren, es beobachteten oder daran teilhatten,
- Entwürdigung, Bloßstellung,
- Lebensumstellungen, zum Beispiel Veränderung des Wohnortes,
- finanzielle Veränderungen, Veränderungen des Lebensstandards,

- neue berufliche Herausforderungen,
- soziale Veränderungen (Jobverlust, Verlust von Haus oder Wohnung, Sorgen um die Kinder, Trennung).

Versuchen Sie auch, anderen versteckten Zusammenhängen auf die Spur zu kommen. Die Fragen auf Seite 90 helfen Ihnen dabei.

Auffälligkeiten an Ihren Füßen/Beinen

- Zunahme von Krampfadern oder oberflächlich sichtbaren Venen
- Schwellungen, Ödeme
- Hautveränderungen wie dunkle Flecken oder schuppige Stellen am Unterschenkel oder Fuß
- Verdickungen etwa vier bis sechs Zentimeter oberhalb der Sprunggelenke, entlang des Sehnenverlaufs
- Schwellung der Unterschenkel bis zum Sprunggelenk
- zunehmende Unbeweglichkeit

Nebenschauplätze der Beschwerden

- Wadenkrämpfe, Krämpfe der hinteren Oberschenkelmuskulatur in Bewegung (auch im Liegen)
- Schmerzen in der Hüfte
- Druckgefühl im gesamten Knie
- Knieschmerzen beim Bergabgehen
- Schmerzen in der Lendenwirbelsäule
- Schmerzen entlang des Gesäßes
- allgemeine Rückenbeschwerden
- Neigung zu langen Schritten

Inneres Erleben/Empfindungen

- Sie fühlen sich innerlich angetrieben, weil Sie oft das Gefühl haben, unzureichend von anderen geschätzt zu werden.
- Sie fühlen sich leer, weil Sie zu viel Aufmerksamkeit auf Nebensächlichkeiten statt auf die für Sie wichtigen Dinge richten.
- Sie sind unruhig; Bewegung hilft Ihnen, die Unruhe etwas aus dem Körper zu bringen.
- Sie müssen immer etwas zu tun haben – still zu sitzen und mal nichts (also „gar nichts") zu tun, fällt Ihnen schwer. Selbst wenn Sie Muße haben, beschäftigen Sie sich immer irgendwie, beispielsweise mit Lesen oder Fernsehen.

- Sie haben nie Zeit. Sie fühlen sich oft von anderen oder von den Umständen gehetzt, statt selbst auf Ihre Zeit und Ihre Aktivitäten Einfluss zu nehmen.
- Sie sind ständig online und erreichbar.
- Sie leben stark nach außen und definieren sich über materielle Dinge, Leistung und Status. Ihre Stärke und Selbstsicherheit sind an solche äußeren Merkmale gebunden.

Selbsttest

Stellen Sie sich mit beiden Füßen fest auf den Boden. Nun beugen Sie sich nach vorn, lassen Sie die Fersen dabei am Boden. Versuchen Sie, im aufrechten Stand mit durchgedrückten Knien mit den Fingerspitzen oder den Handflächen den Boden zu berühren. Sie sollten auch in der Lage sein, sich in dieser Position einen Tennisball auf den unteren Rücken zu legen, ohne dass der Ball herunterrollt.

Dieser Test zeigt Ihnen, wie stark verkürzt Ihre rückseitige Beinmuskelkette ist (inklusive der Gesäßmuskeln). Endet der Test negativ, können Sie davon ausgehen, dass Ihre rückseitige Beinmuskulatur bei längeren Schritten, wie zum Beispiel beim Laufen, Walken oder in Eile, permanent an Ihrer Achillessehne zieht. Dann kann diese nicht zur wohlverdienten „Entspannung“ beziehungsweise Erholung kommen.

Bitte beachten Sie: Wippen Sie bei dieser Übung nicht nach und führen Sie sie nur durch, wenn ein Achillessehnenanriss oder eine starke Achillessehnenreizung medizinisch ausgeschlossen werden können (geschwollenes Gewebe? Rötungen? Hitze?).

Der Neuanfang

Erste Hilfe/Symptom-Hilfe

- Vermeiden Sie umgehend hohe Belastungen der Ferse (Gehen über die Ferse in Barfußschuhen oder barfuß über harte Böden, Barfußlaufen im weichen Sand oder Gras, Joggen, Hüpfen).
- Tragen Sie kurzfristig mal Schuhe mit Absätzen.
- Stellen Sie sicher, dass mögliche Entzündungsherde behandelt werden. Aber Achtung: Bitte lassen Sie sich keine Spritzen in die Achillessehne geben! Gute Alternativen wären Magnetfeldtherapie, Kälteapplikationen oder eine medizinische Blutegeltherapie.

- Lindern Sie selbst die Entzündung und die Schwellung im Bereich der Achillessehne:
  - Legen Sie im Akutzustand (siehe Seite 139) stündlich einen Quarkwickel um, bis eine erste Besserung eintritt. Dann vergrößern Sie die Abstände so weit, dass Sie am Ende nur noch über Nacht einen Quarkwickel anlegen. Tragen Sie für den Wickel fingerdick Quark auf ein Leintuch auf (Rahmstufe lässt sich am besten handhaben) und legen Sie den Wickel um Ihre Ferse. Fixieren Sie das Tuch am besten mit einer Mullbinde.
  - Legen Sie bei bereits chronischer Reizung über mehrere Wochen hinweg nachts einen Umschlag mit Retterspitz-Lösung um oder benutzen Sie Salbenverbände mit entzündungshemmenden Wirkstoffen (z. B. Curcumin, Enzyme, Eisenhut, Propolis, Arnika, Beinwell).
- Machen Sie beim Gehen bewusst deutlich kleinere Schritte, auch wenn es Ihnen zunächst schwerfällt und lästig erscheint. Erhöhen Sie lieber die Schrittfrequenz.
- Vermeiden Sie das Absetzen Ihrer Füße auf dem Ballen, während Sie sitzen, und das Überschlagen der Füße unter Ihrem Stuhl. Achten Sie darauf, dass der Winkel zwischen Knien und Oberschenkeln mindestens 90 Grad beträgt. Stellen Sie zur Erinnerung beispielsweise eine Aktentasche hinter Ihre Fersen.
- Praktizieren Sie Earthing, indem Sie barfüßig täglich mindestens 30 Minuten Kontakt zu natürlichen Böden haben. So kann das Magnetfeld der Erde Ihren Körper bei der Heilung unterstützen. Alternativ dazu können Sie für die kalte Jahreszeit auch eine Earthing-Matte verwenden.
- Verzichten Sie für mindestens zwei Wochen auf alles Süße, auf Alkohol und auf glutenhaltige Produkte. Oder machen Sie eine ein- bis zweiwöchige Fastenkur. Lassen Sie sich dabei von einem darauf spezialisierten Therapeuten oder Arzt begleiten. Beobachten Sie während dieser Zeit, ob sich Ihre Symptome bessern. Nebenbei tut der Verzicht Ihrem Körper ganz allgemein gut, denn dadurch gleicht sich Ihr Energiehaushalt insgesamt aus – sprich: Sie werden entspannter.

Abklärung

- Lassen Sie mithilfe eines Bluttests Ihre Entzündungswerte ermitteln (besonders CRP). Erhöhte Werte weisen direkt auf eine deutliche Entzündung im Körper hin.
- Lassen Sie einen Venentest bei einem Phlebologen (Venenarzt) machen, um abzusichern, dass der Blutfluss in den Beinen nicht gestört ist. Ansonsten wird

den Muskeln zu wenig Sauerstoff zugeführt und sauerstoffarmes Blut wird nicht ausreichend abgeführt. Dadurch kommt es zu einer Herabsetzung der Muskelaktivität und des Stoffwechsels, was wiederum eine Verschlechterung des Venenstatus nach sich zieht.

- Lassen Sie Ihre Rheumafaktoren schulmedizinisch ermitteln. Rheumatische Erkrankungen wirken sich auf die Muskulatur und damit auch auf die Sehnen aus. Der Effekt ist ähnlich, als benutzten Sie ein Gummiband sehr lange: Irgendwann lässt es sich zwar noch dehnen, hat aber nicht mehr die Spannkraft, um in den ursprünglichen Zustand zurückzukehren.
- Lassen Sie Ihre Zähne bei einem ganzheitlich arbeitenden Zahnarzt auf Störfelder untersuchen – für die Ferse besonders wichtig sind die vorderen Schneidezähne oben und unten.
- Lassen Sie auch weitere Einflussbereiche, die sich störend auf Ihre Ferse auswirken könnten, durch Neuraltherapie austesten und entstören, zum Beispiel Stirnhöhlen, Nebenhöhlen oder Narben. Dabei wird ein Lokalanästhetikum entweder am Ort des Schmerzes oder in eine ausgetestete Störfeldregion direkt unter die Haut injiziert. Diese Behandlung nimmt Einfluss auf das vegetative Nervensystem und kann sogar zu einer spontanen Schmerzlinderung führen.
- Gehen Sie zu einem Osteopathen und lassen Sie die Lendenwirbelsäule und das Steißbein, also den Abschnitt L4–S3, untersuchen und behandeln. Eine Fehlstellung hat Auswirkungen auf die gesamte Muskelkette bis hin zu den Fersen.

Schritt 1: Weglassen/Vermeiden

1. Wenn Ihre Beschwerden durch Ihren Sport, das Gehen in Minimalschuhen, Joggen, Vorfußlaufen, Barfußgehen, Wandern oder durch andere spezifische Bewegungsarten entstanden sind, sollten Sie zunächst zwei bis drei Wochen pausieren und die Erste-Hilfe-Maßnahmen anwenden. Erst wenn keine anderen Ursachen gefunden wurden und die Symptome verschwunden sind, beginnen Sie langsam Schritt für Schritt wieder. Fangen Sie also nicht schon an, wenn es eine leichte Besserung gibt.
2. Vermeiden Sie Dehnungen. Sie veranlassen den Muskel letztendlich dazu, gegenzusteuern und sich zusammenzuziehen. Eine Dehnung sollte immer nur in Verbindung mit Kräftigung stattfinden (siehe Seite 112 ff.).
3. Führen Sie kein Bauchmuskeltraining durch, da diese Muskelgruppe oft ohnehin schon verkürzt ist.

4. Vermeiden Sie starke Erschütterungen auf die Ferse, zum Beispiel beim Barfußgehen durch die Wohnung.
5. Vermeiden Sie langes Sitzen oder Stehen in einer Position (Auto, Fließband, Flugzeug, Stehpult, Bürostuhl).
6. Tragen Sie keine Minimalschuhe oder dünnsohlige, flache Schuhe (wie Ballerinas), solange die Schmerzsymptome noch vorhanden sind.
7. Vermeiden Sie generell alles, was einseitig ist: bei Getränken, der Nahrung, Gewohnheiten (Sitzposition, Bewegungsarten, Verhaltensmuster) – also eigentlich bei allem.

Schritt 2: Optimieren/Verändern

1. Trinken Sie viel stilles Wasser.
2. Optimieren Sie Ihre Ernährung. Es gibt mittlerweile sehr gute und für jedermann privat zugängliche Gentests, die anhand einer Speichelprobe exakt analysieren, welche Vitamine, Mineralstoffe und Nahrungsprodukte Ihr Körper individuell benötigt und welche er nicht oder nur schwer verstoffwechseln kann. Ein solcher Test ermöglicht es Ihnen, die für Sie passenden Nährstoffe, Aminosäuren und Mineralien auszuwählen und Ihrem Körper damit alles anzubieten, was er zur Gesundung benötigt. Die Mineralstoffe helfen zudem der angespannten, gestressten Muskulatur, sich zu entspannen. Am besten fragen Sie Ihren Arzt für Ernährungsmedizin nach seriösen Anbietern.
3. Vermeiden Sie alle Sportarten, die mit Springen und langen Schritten verbunden sind.
4. Erlernen Sie das biomechanisch logische und schonende Barfuß- und Vorfußgehen – allerdings bitte erst, wenn alle Symptome abgeklungen sind.
5. Ganz besonders wichtig: Trainieren Sie gezielt Ihre Gesäßmuskulatur (siehe Seite 124).
6. Leiten Sie zumindest in drei Bereichen, die für Ihre Fersen entscheidend sind, Veränderungen ein:
   a) Erlernen Sie neue Bewegungsmuster (siehe Seite 67 ff.).
   b) Prüfen und verbessern Sie Ihre Fußbekleidung – und zwar Schuhe und Socken (siehe Seite 91 und Seite 96 f.).
   c) Reflektieren Sie Ihre innere Einstellung und versuchen Sie, belastende Dinge zu verändern (siehe Seite 59–65).
7. Verändern Sie weitere Verhaltensweisen, indem Sie beispielsweise die Tipps zur Ernährung aus dem allgemeinen Teil umsetzen (siehe Seite 50–53) und Ihre Schlaf-, Licht- und Lärmhygiene optimieren (siehe Seite 56 f.).

Schritt 3: Trainieren/Hinzufügen

Innerlich:

1. Unterstützen Sie Ihren Körper mit hoch dosierten Enzymen (Papaya- oder Ananasenzyme); diese Präparate bekommen Sie in Ihrer Apotheke. Sie wirken auf die Entzündung. Wichtig ist, dass Sie sie im Abstand von mindestens einer Stunde zur jeweiligen Mahlzeit (davor oder danach) einnehmen. Sonst werden sie vom Körper zur Nahrungsaufspaltung genutzt und verlieren ihre entzündungshemmende Wirkung.
2. Nehmen Sie täglich mindestens 1000 Milligramm Vitamin C plus 500 Milligramm Vitamin E zu sich, um freie Radikale zu binden, die besonders beim Sport entstehen. (Achtung: Vorher Allergien und Übersäuerungssymptome ausschließen lassen. Diese Dosierung ist gegenüber herkömmlichen Empfehlungen deutlich erhöht und sollte nur für einige Tage als „Stoßtherapie" eingenommen werden – nötigenfalls unter Begleitung durch einen Heilpraktiker.) Noch besser wäre es, wenn Sie durch den oben beschriebenen Gentest genau bestimmen lassen, inwiefern eine solche Einnahme für Ihren Körper sinnvoll ist.
3. Kaufen Sie in der Apotheke ein Venenmittel, um die Durchblutung im betroffenen Bereich zu verbessern und die Entzündung so zu lindern. Geeignete Wirkstoffe sind zum Beispiel Rosskastanie und Steinklee. (Eine äußerliche Anwendung als Salbe ist ebenfalls möglich.)
4. Betreiben Sie einen lockernden Ausgleichssport, der Ihren Körper ganzheitlich bewegt und fordert, wie Tanzen, Schwimmen, Klettern, medizinische Kräftigungstherapie oder Training mit Gummibändern.
5. Nehmen Sie von dem homöopathischen Präparat Ruta graveolens D6 3-mal täglich 5 Globuli ein, indem Sie die Kügelchen unter der Zunge zergehen lassen. Es handelt sich um ein Mittel, das unter anderem bei Bindegewebsproblemen und Verletzungen an Bändern, Sehnen und Knorpel eingenommen werden kann.

Äußerlich:

1. Kaufen Sie in der Apotheke eine Bitterkräutertinktur oder Bitterkräuterpulver in Bioqualität, zum Beispiel Schwedenbitter, Bitterstern oder Heidelberger's 7 Kräuterstern. Geben Sie davon 20 Tropfen oder einen gestrichenen Teelöffel in ein halb mit abgekochtem, abgekühltem Wasser gefülltes Glas. Geben Sie 10 bis 20 Tropfen der so entstandenen Tinktur unverdünnt in die Handfläche und reiben sie sie zügig mit den Fingerspitzen in den Bereich von Waden und Achillessehne ein. Bewegen Sie die Fingerspitzen dabei auf und ab, ohne zu kreisen.

2. Kaufen Sie sich in der Apotheke Magnesiumchloridhexahydrat, vermischen dies mit lauwarmem Wasser in einer Sprühflasche und sprühen Sie damit die Waden und die Oberschenkel ein. Dies dient der Magnesiumversorgung über die Haut, wobei das Magnesium über diesen Weg zu 100 Prozent aufgenommen wird, bei oraler Verabreichung nur zu etwa 30 Prozent (Dosierungsempfehlung: 25 Gramm in einem halben Liter Wasser auflösen und Sprühflasche kühl stellen). Die beste Wirkung erreichen Sie direkt nach dem Duschen, dem Bad oder einem Fußbad.
3. Besorgen Sie sich eine Faszienrolle (Durchmesser etwa 10 bis 20 Zentimeter) oder ein Nudelholz, wahlweise auch eine eng und hart gerollte Decke oder eine mit einem Handtuch umwickelte Wasserflasche. Rollen Sie das Muskel-Faszien-Gewebe an der Wade, der Beinrückseite und dem Gesäß am Boden liegend aus (mindestens 1-mal täglich für 5 Minuten – im Zeitlupentempo). Achten Sie dabei darauf, dass Sie an der Wade nur vom Sprunggelenk Richtung Knie rollen, um die Venenklappen zu schonen.
4. Benutzen Sie eine kleine Rolle (Durchmesser etwa 5 Zentimeter, z. B. eine Deo-Dose, ein Deo-Roller oder eine dicke Kerze) und rollen Sie damit ganz langsam abwechselnd im Stehen Ihre Fußsohlen jeweils 8- bis 10-mal von vorne nach hinten aus (siehe auch Übung „Ausrollen des Fußes“ Seite 177). Alternativ gibt es im Handel auch kleine Faszienrollen mit gleichem Durchmesser.

Übungen:

Cupping

Ziel dieser Anwendung ist es, gesunde Bewegung in die betroffenen, „starren“ Stellen bringen und das Gewebe entlasten.

Cupping ist eine einfache und moderne Art des trockenen Schröpfens und gehört zu den sogenannten regulativen Anwendungen. Man setzt dabei Silikon-Saugglocken (Cups) auf Triggerpunkte auf. Vorher drückt man die Cups zusammen, sodass ein Unterdruck entsteht und sie sich auf der Haut festsaugen können. Die Cups sind in verschiedenen Größen erhältlich, wobei am Bein eher ein großer, unter dem Fuß eher ein kleiner Cup sinnvoll ist. Tipp: Die Haut vorher leicht einölen. Dauer: 5 bis 10 Minuten, je dicker die Haut an der Anwendungsstelle, desto länger den Cup dort belassen.

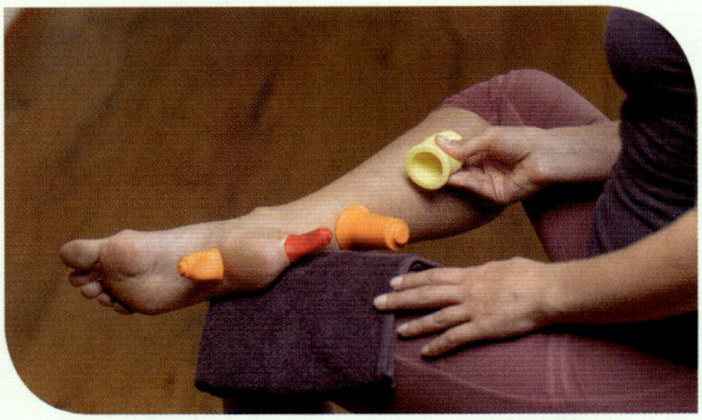

Oberkörpervorbeuge

Ziel der nächsten Übung ist das Verlängern der Oberschenkelrückseite („Hamstrings") und der Gesäßmuskulatur durch Längenwachstum.

Wichtig ist, dass Sie vorab durch die anderen Maßnahmen bereits innerlich und äußerlich alles dafür getan haben, dass die nun zu trainierenden Muskelketten und das Bindegewebe gut versorgt sind und flexibel reagieren können.

1. Stellen Sie sich auf die unterste Treppenstufe einer Treppe oder auf ein dickes Buch. Setzen Sie beide Füße so, dass die Zehen bis maximal zur Stufenkante reichen (nicht darüber hinaus). Stehen Sie aufrecht mit durchgestreckten Beinen.
2. In Ihren Händen halten Sie jeweils ein beliebiges Gewicht (zunächst ein leichtes, später kann es auch mehr sein). Verlagern Sie nun das Körpergewicht etwas mehr auf den Ballen; die Ferse berührt nur leicht den Boden.
3. Starten Sie nun Ihre Vorbeugung mit dem Abkippen im Becken, danach mit dem Rücken und schließlich dem Kopf. In der Endposition sind die Beine immer noch gestreckt, Oberkörper, Kopf und Arme baumeln locker nach unten (siehe Abbildung). Atmen Sie tief, entspannt und gleichmäßig. Sie werden auf der Beinrückseite, eventuell sogar bis in den unteren Rücken eine deutliche Spannung spüren.
4. Achten Sie darauf, den Körper locker hängen zu lassen, ohne dass Sie sich dazu zwingen, weiter nach unten zu kommen. Werden Sie zum Beobachter Ihrer Körperübung. Anfänglich mag das Blut im Kopf etwas für Irritation sorgen. Daran werden Sie sich bei den nächsten Wiederholungen über die kommenden Tage gewöhnen. Beginnen Sie mit 60 Sekunden und steigern Sie die Anwendungsdauer bis auf maximal 120 Sekunden.
5. Sie gehen aus der Position wieder heraus, indem Sie sich vom unteren Rücken beginnend Wirbel für Wirbel nach oben rollen.

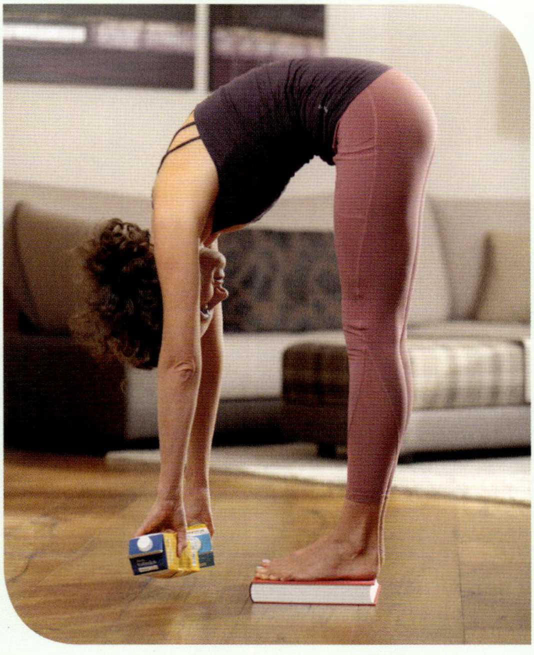

Bitte beachten Sie: Brillenträger sollten für diese Übung vorher die Brille absetzen. Menschen mit Bluthochdruck, Augen- oder Gehirnerkrankungen sollten auf diese Übung verzichten!

Flossing (Nur für Geübte, in Begleitung eines Trainers oder bei guter Selbstwahrnehmung!)

Diese Übung löst Verhärtungen.

Sobald die ersten Heilungsprozesse abgeschlossen sind und die Entzündung verschwunden ist (siehe Seite 139), besorgen Sie sich ein Flossing-Band. Umwickeln Sie damit ganz fest den Bereich oberhalb Ihres Sprunggelenks auf einer Länge von etwa zehn Zentimetern. Dann kreisen Sie den Fuß bei abgelegtem Bein in beide Richtungen (max. 120 Sekunden insgesamt).

Bitte beachten Sie: Menschen mit Unterschenkelproblemen wie Venenerkrankungen, offenen Hautstellen und Durchblutungsstörungen in den Beinen sollten diese Übung auslassen.

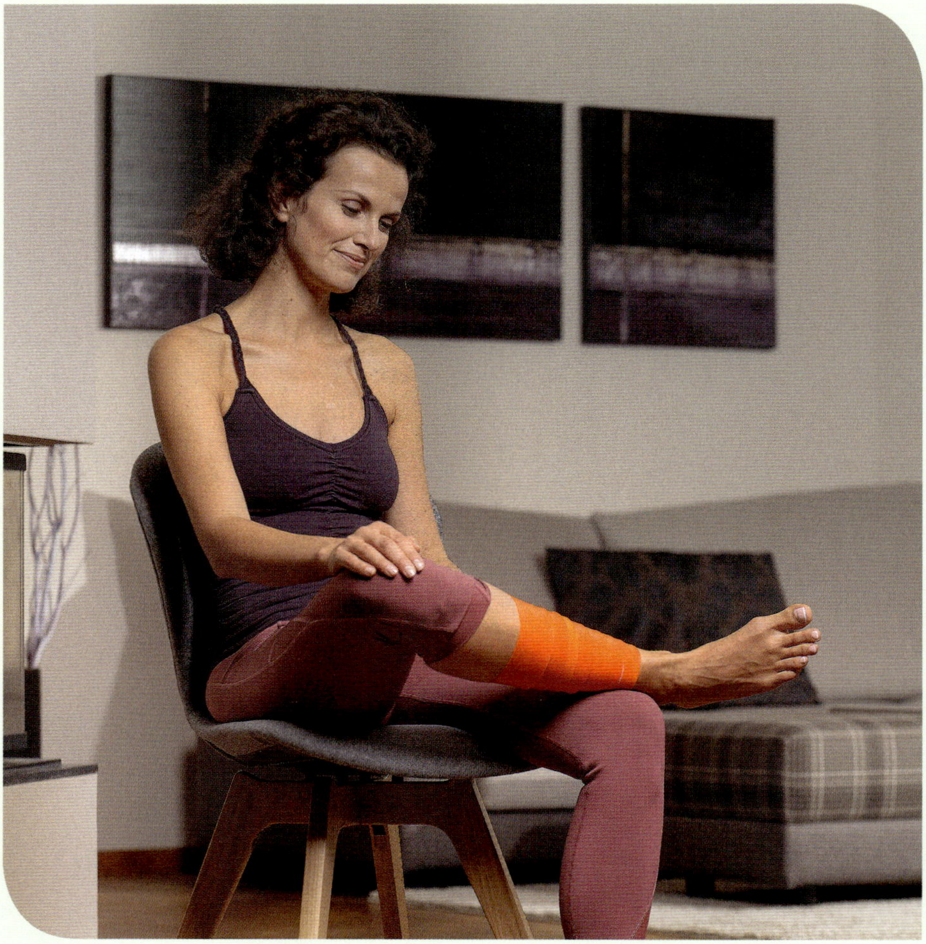

Triggerpunktbehandlung

Behandeln Sie Ihre individuellen Triggerpunkte wie im Kapitel 8 beschrieben (siehe Seite 119 f.).

Zum Ausprobieren

Ist die Entzündung abgeklungen, üben Sie, leise und sanft barfuß zu gehen. Sie erinnern sich an den Test mit den zugehaltenen Ohren (siehe Seite 84)? Ziehen Sie diesen Test immer mal wieder als Kontrolle heran, um langfristig zu vermeiden, dass Sie unbewusst durch heftiges Auftreten für Erschütterungen der Ferse sorgen.

Fangen Sie zu Hause an, steigern Sie allmählich die Dauer und gehen Sie dann in Minimalschuhen ins freie Gelände, bei gleichbleibender Technik. Ein anfänglicher Muskelkater in der Wade sollte bald verschwinden.
Hier noch ein Tipp: Federn Sie weniger mit den Knien ab, sondern mehr in der Ferse, indem Sie sie zunächst deutlich höher halten und dann beim Aufsetzen des Fußes langsam und kontrolliert absenken.

Versuchen Sie auch mal, mit geradem Oberkörper nur auf der Ferse zu gehen – zum Beispiel zur Toilette oder zum Telefon. Auch dabei gehen Sie immer langsam, mit kurzen Schritten und leise.

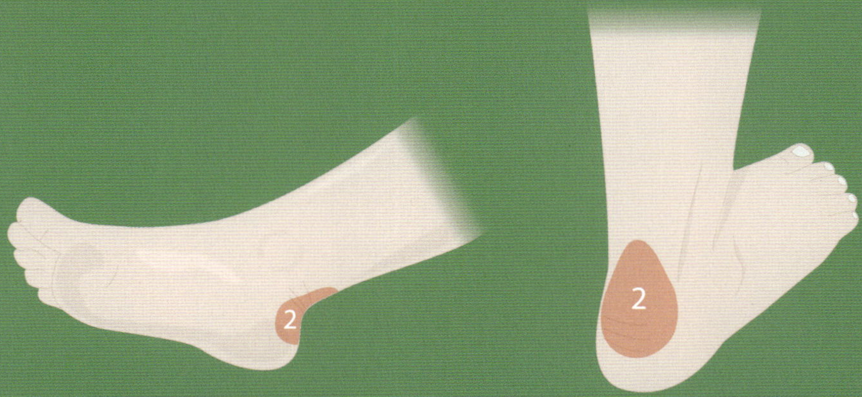

Bereich 2: Hintere Ferse

Bestandsaufnahme

Bereich

Achillessehnenansatz am Fersenbein, Bereich direkt hinter dem Sprunggelenk

Beschwerden

- Druckschmerz
- Beugeschmerz
- Ziehen, Brennen, Juckreiz, Hitzegefühl
- Ferse wie wund
- festes Sprunggelenk
- Schmerzen im Sprunggelenk
- Druckgefühl im Sprunggelenk
- „Knacksen" im Sprunggelenk
- Anlaufschmerz
- stechender Schmerz beim Aufsetzen
- dumpfer, unregelmäßiger Schmerz im Fersenbereich (auch ohne Belastung)
- Schwellung im Knöchelbereich
- Druckempfindlichkeit schon bei leichter Berührung

Prüfen Sie auch, ob und wie Sie die Beschwerden beeinflussen können (siehe Seite 89 f.).

Wichtig

Es besteht die Gefahr des Sehnenanrisses/-abrisses, wenn Sie die derzeitigen Verhaltensweisen (z. B. beim Sport) nicht für eine Weile unterlassen!

Diagnose

- Sprunggelenkarthrose
- Haglund-Exostose (hinterer Fersensporn)
- Schleimbeutelentzündung

Bisherige Empfehlungen und Therapien/Therapieversuche

- Sprunggelenkbandage
- Diclofenac (z. B. Voltaren)
- Kortisonspritzen
- Krankengymnastik
- Kältetherapie
- entzündungshemmende Medikamente
- Stoßwellentherapie
- Akupunktur

Frühere Ereignisse oder Beschwerden

Gab es innerhalb der letzten sechs bis zwölf Monate in Ihrem Leben Beschwerden, die heute nicht mehr akut sind, oder Ereignisse, die Sie mit Ihren aktuellen Fersenproblemen bisher nicht in Zusammenhang gebracht haben? Bitte denken Sie zum Beispiel an:

- deutliche Zu- oder Abnahme des Körpergewichts,
- grundsätzliche Veränderungen des Schuhwerks (z. B. vom normalen Schuh zum Sicherheitsschuh bei der Arbeit),
- Medikamenteneinnahme, Wechselwirkungen von Medikamenten,
- Umstellung von Therapiekonzepten, neue Therapien, die Ihnen scheinbar guttaten,
- dauerhafte Einnahme von Nahrungsergänzungsmitteln oder naturheilkundlichen Produkten (z. B. Homöopathie, Tees) ohne kontrollierte Begleitung durch einen Therapeuten,

- Schwangerschaft,
- Mückenstich oder Zeckenbiss mit kreisrunder Rötung, Bettwanzenbiss, Hunde- oder Katzenbiss,
- Unfall oder medizinischer Eingriff,
- Unfall oder Tod eines nahen Angehörigen,
- Lebensumstellungen, zum Beispiel Veränderung des Wohnortes,
- finanzielle Veränderungen, Veränderungen des Lebensstandards,
- Verlust des Gefühls von Sicherheit, Jobverlust,
- Enttäuschung über das normale Maß hinaus,
- Entwürdigung, Bloßstellung,
- Angst vor der Zukunft, Angst vor konkreten Dingen oder Ereignissen, tief greifende Unsicherheit.

Versuchen Sie auch, anderen versteckten Zusammenhängen auf die Spur zu kommen. Die Fragen auf Seite 90 helfen Ihnen dabei.

Auffälligkeiten an Ihren Füßen/Beinen

- Zunahme von Krampfadern oder oberflächlich sichtbaren Venen
- Schwellungen, Ödeme
- Verdickungen hinter dem Sprunggelenk und um das Sprunggelenk herum
- Verdickung durch ein Überbein
- Hornhaut an der Ferse
- rissige Haut an der Ferse
- zunehmende Unbeweglichkeit

Nebenschauplätze der Beschwerden

- Schmerzen im Steißbeinbereich
- Druckgefühl in der Kniebeuge
- Rückenschmerzen, Nackenverspannungen
- allgemeine Nackenbeschwerden
- Schmerzen im Knie (Hatten Sie eventuell vorhergehende Behandlungen an Ihrem Knie?)
- Wadenkrämpfe, Krämpfe der hinteren Oberschenkelmuskulatur
- Beschwerden in den Kreuzbein-Darmbein-Gelenken und im Steißbeinbereich
- Beschwerden in der Leistengegend
- Neigung zum Umknicken

Inneres Erleben/Empfindungen

- Sie sind unruhig; Bewegung hilft Ihnen, die Unruhe etwas aus dem Körper zu bringen.
- Sie versuchen den Erwartungen zu entsprechen, die an Sie gestellt werden.
- Sie müssen immer etwas zu tun haben – still zu sitzen und mal nichts (also „gar nichts") zu tun, fällt Ihnen schwer. Selbst wenn Sie Muße haben, beschäftigen Sie sich immer irgendwie, beispielsweise mit Lesen oder Fernsehen.
- Sie neigen dazu, sich abzuschotten (z. B. gegenüber Meinungen, Geräuschen). Dazu nutzen Sie gerne Fassaden wie modische Kleidung oder auch die Isolation durch Kopfhörer oder geschlossene Räume.
- Es fehlt Ihnen die Kraft zum Ausleben des eigenen Ichs – womit ich nicht meine, „mit den Ellenbogen" durchs Leben zu gehen.
- Wenn Sie sich unterhalten, schweifen Ihre Gedanken schnell ab, weil Sie daran denken, was Sie noch alles zu tun haben.
- Sie kommunizieren mittlerweile lieber schriftlich statt zu telefonieren oder sich mit jemandem zu treffen.
- Sie sagen Freizeitaktivitäten ab, verschieben sie oder halten sich die Teilnahme bis zum Schluss offen.

Selbsttest

Legen Sie sich mit ausgestreckten Beinen auf den Boden, sodass auch Ihre Lendenwirbelsäule den Boden berührt und Sie Ihre Hand nicht darunter durchschieben können. Behalten Sie diese Position während des Tests die ganze Zeit bei. Nun ziehen Sie mit beiden Armen ein Knie Richtung Brust. Beobachten Sie, wie weit Sie kommen. Schaffen Sie es nicht, können Sie davon ausgehen, dass Ihre Gesäßmuskulatur Ihnen bei langen Schritten (z. B. beim Walken oder bei hastigem Gehen) nicht genügend „Spielraum" gibt. Dadurch setzt Ihre Ferse zum einen fester auf den Boden auf, zum anderen wird bei jedem Schritt Ihre hintere Ferse gereizt.

Der Neuanfang

Erste Hilfe/Symptom-Hilfe

- Tragen Sie Schuhe, die im Fersenbereich offen sind, oder achten Sie darauf, dass der Schuhschaft nicht genau an Ihrem Schmerzpunkt endet. Machen Sie beim Gehen bewusst deutlich kleinere Schritte, auch wenn es Ihnen zunächst schwerfällt und lästig erscheint. Erhöhen Sie lieber die Schrittfrequenz.

- Legen Sie im Akutzustand (siehe Seite 139) stündlich einen Quarkwickel um, bis eine erste Besserung eintritt. Dann vergrößern Sie die Abstände so weit, dass Sie am Ende nur noch über Nacht einen Quarkwickel anlegen. Tragen Sie für den Wickel fingerdick Quark auf ein Leintuch auf (Rahmstufe lässt sich am besten handhaben) und legen Sie den Wickel um Ihre Ferse. Fixieren Sie das Tuch am besten mit einer Mullbinde.
- Haben Sie eine rissige Ferse, dann stellen Sie diese täglich für mindestens 15 Minuten vor dem Zubettgehen in warmes Olivenöl. Schlüpfen Sie anschließend mit der ölbedeckten Ferse in Baumwollsocken, die Sie auch über Nacht im Bett tragen sollten.
- Beginnen Sie mit einer therapeutischen Blutegeltherapie, um damit Schmerzen und mögliche Schwellungen entlang des Achillessehnenansatzes zu lindern.
- Praktizieren Sie Earthing, indem Sie barfüßig täglich mindestens 30 Minuten Kontakt zu natürlichen Böden haben. So kann das Magnetfeld der Erde Ihren Körper bei der Heilung unterstützen. Alternativ dazu können Sie für die kalte Jahreszeit auch eine Earthing-Matte verwenden.
- Verzichten Sie für mindestens zwei Wochen auf alles Süße, auf Alkohol und auf glutenhaltige Produkte. Oder machen Sie eine ein- bis zweiwöchige Fastenkur. Lassen Sie sich dabei von einem darauf spezialisierten Therapeuten oder Arzt begleiten. Beobachten Sie während dieser Zeit, ob sich Ihre Symptome bessern. Nebenbei tut der Verzicht Ihrem Körper ganz allgemein gut, denn dadurch gleicht sich Ihr Energiehaushalt insgesamt aus – sprich: Sie werden entspannter.

Abklärung

- Lassen Sie von einem Orthopäden einen Lasègue-Test vornehmen. Dabei befindet sich der Patient in Rückenlage, das gestreckte Bein wird passiv durch den Arzt in der Hüfte gebeugt. Dann wird genau an der Stelle, wo ein Schmerz regelrecht „einschießt“, der mit dem Bein erreichte Winkel gemessen. Das Ergebnis dieses Tests kann auf eine Ischialgie (Schmerzen im Bereich des Ischiasnervs) oder einen Bandscheibenvorfall hinweisen. Beides wirkt sich auch auf die Ferse aus.
- Lassen Sie mithilfe eines Bluttests Ihre Entzündungswerte ermitteln (besonders CRP). Erhöhte Werte weisen direkt auf eine deutliche Entzündung im Körper hin.

- Eine Stuhluntersuchung auf ein bakterielles Ungleichgewicht oder einen Pilzbefall im Darm gibt Aufschluss über Ihre Darmflora, die unter anderem Ihr Immunsystem beeinflusst. Je vitaler das Immunsystem, desto besser kann es für eine gute Regeneration auch der Ferse sorgen.
- Lassen Sie einen Venentest bei einem Phlebologen (Venenarzt) machen, um abzusichern, dass der Blutfluss in den Beinen nicht gestört ist. Ansonsten wird den Muskeln zu wenig Sauerstoff zugeführt und sauerstoffarmes Blut wird nicht ausreichend abgeführt. Dadurch kommt es zu einer Herabsetzung der Muskelaktivität und des Stoffwechsels, was wiederum eine Verschlechterung des Venenstatus nach sich zieht.
- Lassen Sie bei einem Blutbild Ihre Nierenwerte ermitteln und machen Sie einen Urintest. Durch ihn können kostengünstig und schnell erste Hinweise auf eine Erkrankung der Niere und/oder Harnwege gewonnen werden.
- Lassen Sie Ihre Zähne bei einem ganzheitlich arbeitenden Zahnarzt auf Störfelder untersuchen – für die Ferse besonders wichtig sind die vorderen Schneidezähne oben und unten.
- Lassen Sie Ihre Stirnhöhle und die Nebenhöhlen kontrollieren. Sind Sie hier anfällig? Dieser Kopfbereich steht nach der Meridianlehre in Bezug zur Ferse. Anfälligkeiten weisen auf eine Schwäche hin, die sich an Ihrer Ferse äußern kann.
- Gehen Sie zu einem Osteopathen und lassen Sie die Lendenwirbelsäule und das Steißbein, also den Abschnitt L4–S3, untersuchen und behandeln. Eine Fehlstellung hat Auswirkungen auf die gesamte Muskelkette bis hin zu den Fersen.

Was hat die Niere mit den Fersen zu tun?

Niere und Harnwege stehen über die Meridiane in direktem energetischen Zusammenhang mit den Fersen. Sind diese Organe geschwächt, kann sich das dort in Form einer regenerativen Schwäche, in Form von Ödemen oder sogar von Schmerzen durch Druck oder Zug äußern. Zudem unterstützen die Nieren – ebenso wie die Leber – als wichtiges Stoffwechselorgan ganz allgemein die Gesundheit von Bindegewebe und Gelenken der Beine, indem zum Beispiel Stoffwechselprodukte abtransportiert werden und sich hier nicht ablagern können.

Schritt 1: Weglassen/Vermeiden

1. Wenn Ihre Beschwerden durch Ihren Sport, das Gehen in Minimalschuhen, Joggen, Vorfußlaufen, Barfußgehen, Wandern oder durch andere spezifische Bewegungsarten entstanden sind, sollten Sie zunächst zwei bis drei Wochen pausieren und die Erste-Hilfe-Maßnahmen anwenden. Erst wenn keine anderen Ursachen gefunden wurden und die Symptome verschwunden sind, beginnen Sie langsam Schritt für Schritt wieder. Fangen Sie also nicht schon an, wenn es eine leichte Besserung gibt.
2. Vermeiden Sie Dehnungen. Sie veranlassen den Muskel letztendlich dazu, gegenzusteuern und sich zusammenzuziehen. Eine Dehnung sollte immer nur in Verbindung mit Kräftigung stattfinden (siehe Seite 112 ff.).
3. Vermeiden Sie starke Erschütterungen auf die Ferse, zum Beispiel beim Barfußgehen durch die Wohnung. Auch langes Sitzen oder Stehen in einer Position (Auto, Flugzeug, Bürostuhl, Stehschreibtisch) sollten Sie unterlassen.
4. Tragen Sie keine Minimalschuhe oder dünnsohlige, flache Schuhe (wie Ballerinas), solange die Schmerzsymptome noch vorhanden sind.
5. Vermeiden Sie generell alles, was einseitig ist: bei Getränken, der Nahrung, Gewohnheiten (Sitzposition, Bewegungsarten, Verhaltensmuster) – also eigentlich bei allem.

Schritt 2: Optimieren/Verändern

1. Trinken Sie viel stilles Wasser.
2. Vermeiden Sie alle Sportarten, die mit Springen und langen Schritten verbunden sind.
3. Erlernen Sie das biomechanisch logische und schonende Barfuß- und Vorfußgehen – allerdings bitte erst, wenn alle Symptome abgeklungen sind.
4. Kräftigen Sie Ihren Beckenboden durch Beckenbodentraining. Die Muskeln dort haben über die Muskelkette einen entscheidenden Einfluss auch auf die Ferse.
5. Gehen Sie zur Akupunktur und lassen Sie den Energiefluss aller wichtigen Meridiane testen und nötigenfalls ausgleichen, um Disharmonien zu regulieren, die sich auf Ihre Ferse auswirken.
6. Leiten Sie zumindest in drei Bereichen, die für Ihre Fersen entscheidend sind, Veränderungen ein:
   a) Erlernen Sie neue Bewegungsmuster (siehe Seite 67 ff.).
   b) Prüfen und verbessern Sie Ihre Fußbekleidung – und zwar Schuhe und Socken (siehe Seite 91 und Seite 96 f.).

c) Reflektieren Sie Ihre innere Einstellung und versuchen Sie, belastende Dinge zu verändern (siehe Seite 59–65).

7. Verändern Sie weitere Verhaltensweisen, indem Sie beispielsweise die Tipps zur Ernährung aus dem allgemeinen Teil umsetzen (siehe Seite 50–53) und Ihre Schlaf-, Licht- und Lärmhygiene optimieren (siehe Seite 56 f.).

Schritt 3: Trainieren/Hinzufügen

Innerlich:

1. Trinken Sie vormittags einen halben Liter Nieren- und Blasentee in Bioqualität. Abends (jedoch mindestens drei Stunden vor dem Zubettgehen) empfehle ich einen halben Liter Leber-Galle-Tee (siehe Seite 157).
2. Versorgen Sie Ihren Körper während Ihrer Fersengenesung (also zeitlich begrenzt) mit qualitativ hochwertigen und bioverfügbaren Mineralien, Vitaminen, Aminosäuren und Nährstoffen, um das Körperdepot über die herkömmliche Ernährung hinaus zu füllen. Besonders die Aminosäuren sind von großem Nutzen in Ihrer Situation – Leinsamen sind eine sehr gute Quelle (siehe Seite 101). Zusätzliche Mineralstoffe helfen der angespannten, gestressten Muskulatur, sich zu entspannen; die Einnahme von Zeolith-Klinoptilolith ist dabei besonders empfehlenswert (siehe Seite 104 f.).
3. Lassen Sie durch Ihren Heilpraktiker oder Hausarzt Ihren Vitamin-D-Spiegel kontrollieren. Falls Ihre Speicher nicht optimal gefüllt sind, kann er Ihnen ein Vitamin-D-Nahrungsergänzungspräparat verschreiben oder empfehlen. Vitamin D steuert die regenerativen Vorgänge im Körper mit, unter anderem die Wundheilung, und die Behebung entzündlicher Prozesse.
4. Unterstützen Sie Ihren Körper mit hoch dosierten Enzymen (Papaya- oder Ananasenzyme); diese Präparate bekommen Sie in Ihrer Apotheke. Sie wirken auf die Entzündung. Wichtig ist, dass Sie sie im Abstand von mindestens einer Stunde zur jeweiligen Mahlzeit (davor oder danach) einnehmen. Sonst werden sie vom Körper zur Nahrungsaufspaltung genutzt und verlieren ihre entzündungshemmende Wirkung.
5. Kaufen Sie in der Apotheke ein Venenmittel, um die Durchblutung im betroffenen Bereich zu verbessern und die Entzündung so zu lindern. Geeignete Wirkstoffe sind zum Beispiel Rosskastanie und Steinklee. (Eine äußerliche Anwendung als Salbe ist ebenfalls möglich.)
6. Betreiben Sie einen lockernden Ausgleichssport, der Ihren Körper ganzheitlich bewegt und fordert, wie Tanzen, Schwimmen, Klettern, medizinische Kräftigungstherapie oder Training mit Gummibändern.

7. Nehmen Sie von dem homöopathischen Präparat Apis mellifica D6 oder D12 3-mal täglich 5 Globuli ein, indem Sie die Kügelchen unter der Zunge zergehen lassen. Dieses Mittel kann bei starken Schwellungen, brennenden und stechenden Schmerzen und Berührungsempfindlichkeit eingenommen werden.
8. Bei einem Fersensporn nehmen Sie zusätzlich Hekla lava D3 (3-mal täglich 5 Globuli), bei allgemeinen Fersenschmerzen Cyclamen purpurascens D12 (2-mal täglich 5 Globuli) und bei wundgefühlsartigen Schmerzen Berberis D6 (3-mal täglich 5 Globuli). Halten Sie jeweils eine halbe Stunde Abstand zu anderen Homöopathika ein.
9. Kaufen Sie in der Apotheke eine Bitterkräutertinktur oder Bitterkräuterpulver in Bioqualität, zum Beispiel Schwedenbitter, Bitterstern oder Heidelberger's 7 Kräuterstern. Geben Sie davon 20 Tropfen oder einen gestrichenen Teelöffel in ein halb mit abgekochtem, abgekühltem Wasser gefülltes Glas. Trinken Sie diese Mischung 3-mal täglich vor dem Essen, bis eine spürbare Besserung eintritt. Wenn Sie möchten, dass sich der Alkohol in der Tinktur verflüchtigt, verwenden Sie warmes Wasser und lassen Sie die Tinktur über Nacht offen stehen.

Äußerlich:

1. Vermischen Sie einen halben Teelöffel (kein Metall!) Zeolith-Klinoptilolith in einem etwa eierbechergroßen Gefäß mit etwas Arnikacreme. Reiben Sie diese Mischung vor dem Zubettgehen und nach dem Aufstehen sehr sanft auf Ihre Beschwerdestelle, solange Ihre Beschwerden anhalten.
2. Kaufen Sie sich in der Apotheke Magnesiumchloridhexahydrat, vermischen dies mit lauwarmem Wasser in einer Sprühflasche und sprühen Sie damit die Waden und die Oberschenkel ein. Dies dient der Magnesiumversorgung über die Haut, wobei das Magnesium über diesen Weg zu 100 Prozent aufgenommen wird, bei oraler Verabreichung nur zu etwa 30 Prozent (Dosierungsempfehlung: 25 Gramm in einem halben Liter Wasser auflösen und Sprühflasche kühl stellen). Die beste Wirkung erreichen Sie direkt nach dem Duschen, dem Bad oder einem Fußbad.
3. Besorgen Sie sich eine Faszienrolle (Durchmesser etwa 10 bis 20 Zentimeter) oder ein Nudelholz, wahlweise auch eine eng und hart gerollte Decke oder eine mit einem Handtuch umwickelte Wasserflasche. Rollen Sie das Muskel-Faszien-Gewebe an der Wade, dem vorderen Oberschenkel und dem Gesäß am Boden liegend aus (mindestens 1-mal täglich für 5 Minuten – im Zeitlupentempo). Achten Sie dabei darauf, dass Sie an der Wade nur vom Sprunggelenk Richtung Knie rollen, um die Venenklappen zu schonen.

4. Benutzen Sie eine kleine Rolle (Durchmesser etwa fünf Zentimeter, z. B. eine Deo-Dose, ein Deo-Roller oder eine dicke Kerze) und rollen Sie damit ganz langsam abwechselnd im Stehen Ihre Fußsohlen jeweils 8- bis 10-mal von vorne nach hinten aus (siehe auch Übung „Ausrollen des Fußes" Seite 177). Alternativ gibt es im Handel auch kleine Faszienrollen mit gleichem Durchmesser.
5. Basische Fußbäder fördern die Entsäuerung des stark belasteten Bindegewebes um die schmerzende Stelle (siehe Seite 102).
6. Reiben Sie über mindestens drei Wochen 2-mal täglich den betroffenen Fersenbereich mit Polygonatum-Salbe ein. Danach wechseln Sie zu einer Bachblütentinktur, bestehend aus Vervain und Mustard (am besten in der Apotheke mischen lassen). Sie bringen mehr Ruhe, Akzeptanz, Entspannung und Gelassenheit in Ihre Denk- und Handlungsmuster.

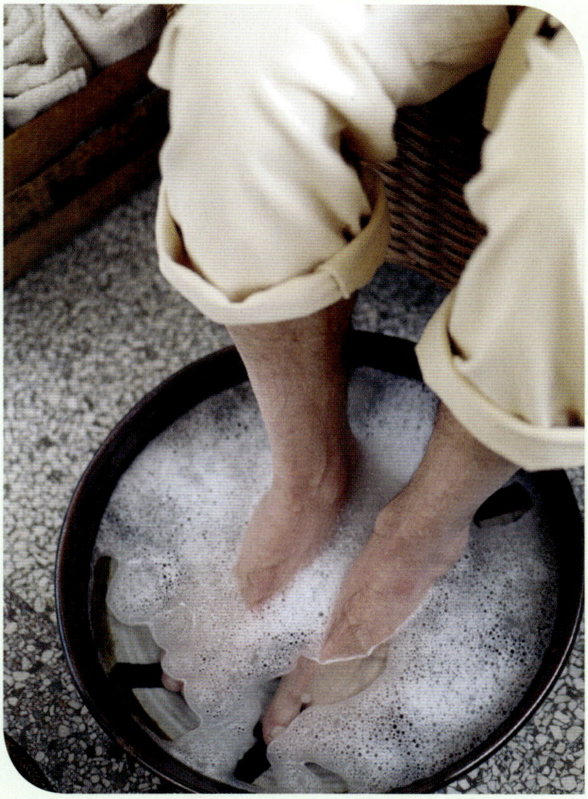

Bei basischen Fußbädern sollte das Wasser möglichst knöchelhoch sein. Über den Osmose-Effekt kann der Säure-Basen-Haushalt des belasteten Bindegewebes an der Ferse ausgeglichen werden.

Übung:

Kniender Schwan

Ziel der Übung ist die Öffnung der vorderen Oberschenkelmuskulatur und des großen Lendenmuskels (Musculus iliopsoas, Hüftbeuger, siehe Seite 121 ff.) durch Längenstärkung.

1. Knien Sie sich auf eine Gymnastikmatte oder wahlweise auf eine Wolldecke. Ober- und Unterschenkel befinden sich im rechten Winkel zueinander, Sie knien also „aufrecht".
2. Legen Sie die Füße mit dem Fußrist nach unten gerade ab; die Ferse liegt in Verlängerung des Unterschenkels, die Zehen drücken in den Boden. Das Gesäß bleibt die ganze Zeit locker. Legen Sie die Hände locker auf den Oberschenkeln ab und senken Ihr Kinn (während der gesamten Übung!).
3. Versuchen Sie jetzt, Ihren Bauchnabel und gleichzeitig das Brustbein so weit nach vorne zu drücken, dass Ihr T-Shirt keine Falten mehr wirft. Nun lehnen Sie sich bei aufgerichtetem Oberkörper etwas nach hinten, bis Ihre Oberschenkelmuskulatur sich anspannt (siehe Abbildung).

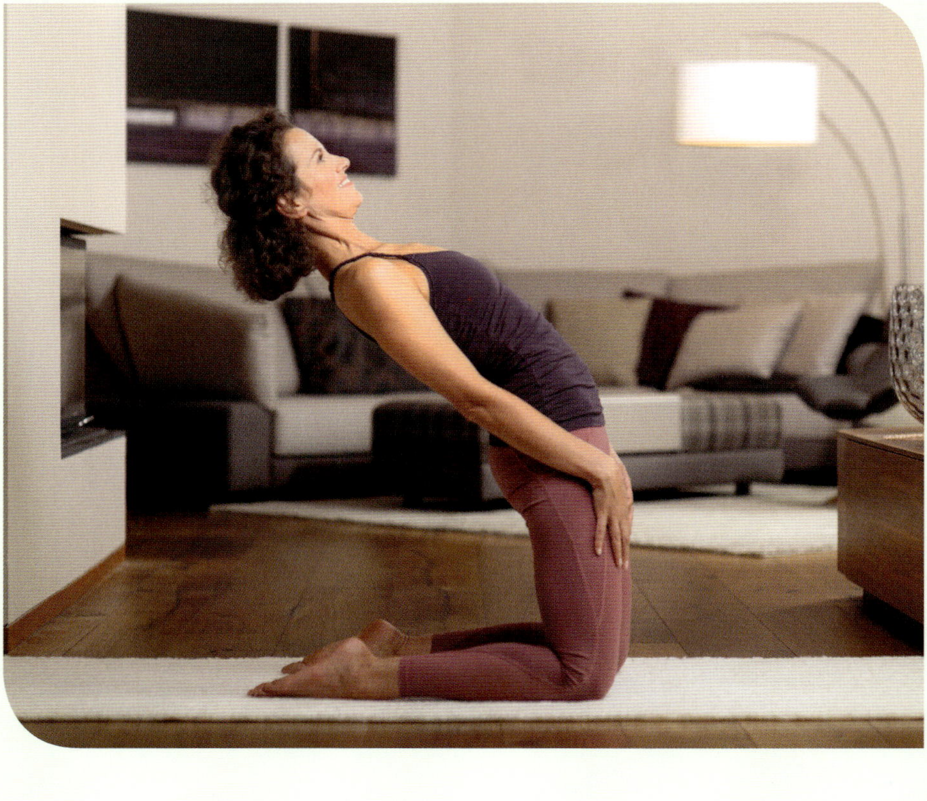

4. Halten Sie diese Oberkörperöffnung 30 Sekunden. Machen Sie danach eine Pause von 30 Sekunden und dann wiederholen Sie das Ganze. Halten Sie die Position auch, wenn Ihre Bauchmuskulatur anfängt zu zittern. Führen Sie die Übung 3-mal hintereinander aus und wiederholen Sie sie möglichst alle zwei bis drei Tage. Steigern Sie die Dauer und den Kniewinkel, wenn Sie den Zustand gut 30 bis 40 Sekunden halten können.

Bitte beachten Sie: Diese Übung ist sehr intensiv. Am Anfang haben Sie vielleicht das Gefühl, dass sie für Rücken und Knie nicht gut ist. Diese Erfahrung habe ich in der Praxis jedoch nie machen können. Dennoch: Wenden Sie diese Übung nur dann an, wenn Sie sich gesund fühlen, keine gravierenden gesundheitlichen Einschränkungen wie bereits erfolgte Knieoperationen oder Herz-Kreislauf-Erkrankungen haben oder wenn Sie schwanger sind.

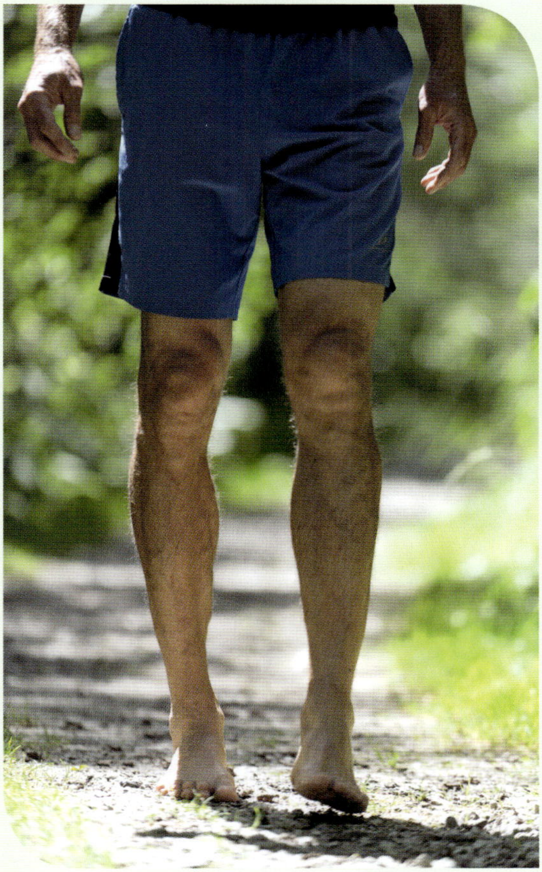

Zum Ausprobieren

Üben Sie, leise und sanft barfuß zu gehen, so wie ich es im Info-Kasten für den Fersenbereich 1 beschrieben habe (siehe Seite 151). Zusätzlich können Sie auch noch die Übungen aus Bereich 1 ausprobieren.

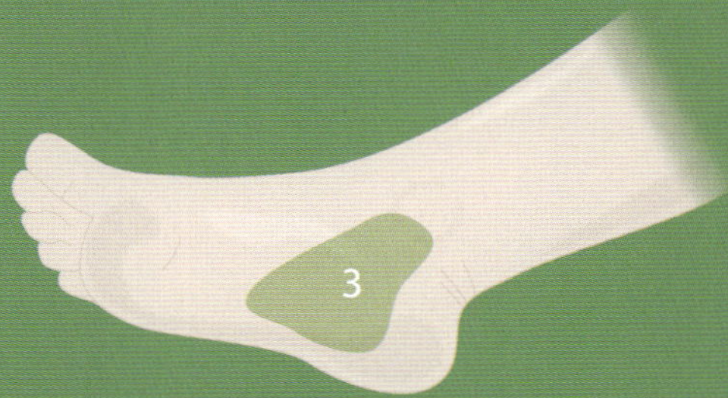

Bereich 3: Untere Ferse und inneres Sprunggelenk

Hinweis

Hier ist speziell der untere Bereich der Ferse gemeint – also an der Fußsohle, wo der sogenannte Fersenbeinhöcker in die Plantarsehne übergeht. Die Beschwerden können sich an der Fußinnenseite bis zum inneren Sprunggelenk ausdehnen, darum gebe ich Ihnen auch zu dieser Region im Folgenden einige Tipps.

Bestandsaufnahme

Bereich

Ferse unten und innerer Sprunggelenkbereich

Beschwerden

- starke Bewegungseinschränkung
- Schwellungsgefühl
- stechender, einschießender Schmerz ohne Vorankündigung

- Brennen
- Schmerzreaktion auf Fingerdruck
- Schmerz strahlt bis zur Kleinzehe aus
- Fußkrämpfe
- Schmerzen im Innenfuß beim Auftreten
- übermäßiger Fußschweiß, selbst wenn der Fuß nackt ist
- Gefühl, als werde der Fuß mit einer Schraubzwinge zusammengedrückt

Prüfen Sie auch, ob und wie Sie die Beschwerden beeinflussen können (siehe Seite 89 f.).

Diagnose

- Senk-, Senk-Knick-, Hohlfuß, abgesunkenes Längsgewölbe, Plattfuß
- starke Pronation in der Geh- und Laufbewegung
- Innenbandüberdehnung/Innenbandriss
- Sprunggelenkarthrose
- Tarsaltunnelsyndrom (Jogger's Foot; Beeinträchtigung bzw. Komprimierung des Schienbeinnervs am Sprunggelenk)
- Entzündungen des inneren Keilbeines (Os cuneiforme mediale)
- Entzündung des sogenannten Großzehenspreizers (Musculus abductor hallucis)
- Ermüdungsbruch des Mittelfußes

Bisherige Empfehlungen und Therapien/Therapieversuche

- Schonung
- Dehnen/Stretching der Wade
- Stoßwellentherapie
- Schuhzurichtung zur Entlastung des Sprunggelenks
- Einlagen mit starker Pronationsstütze
- Weichbettung, Fersenkissen
- Fußrolle, Igelball
- Magnesiumeinnahme
- Diclofenac (z. B. Voltaren)
- Kortisonspritzen
- Abrasionsarthroplastik (operative Entfernung verschlissener Knorpelanteile)
- Gelenkersatz (Endoprothese) des oberen Sprunggelenks

Frühere Ereignisse oder Beschwerden

Gab es innerhalb der letzten sechs bis zwölf Monate in Ihrem Leben Beschwerden, die heute nicht mehr akut sind, oder Ereignisse, die Sie mit Ihren aktuellen Fersenproblemen bisher nicht in Zusammenhang gebracht haben? Bitte denken Sie zum Beispiel an:

- deutliche Zu- oder Abnahme des Körpergewichts,
- Trainingsintensivierung oder -umstellung, neue Sportart,
- neue Schuhmode (Crocs, weite Lammfellschuhe, weiche hohe Schuhsohlen, Birkenstock & Co.),
- grundsätzliche Veränderungen des Schuhwerks (z. B. vom normalen Schuh zum Sicherheitsschuh bei der Arbeit),
- schlagartige Umstellung auf Minimalschuhe,
- Umstellung von Therapiekonzepten, neue Therapien, die Ihnen scheinbar guttaten,
- Unfall oder medizinischer Eingriff,
- deutlich sichtbare oder verhärtete Narben (dies weist auf eine Vernarbung in der Tiefe des Gewebes hin); spürbar eventuell, wenn Sie ganz sanft mit dem Zeigefinger darüberstreichen,
- Schwangerschaft (zweites Kind).

Versuchen Sie auch, anderen versteckten Zusammenhängen auf die Spur zu kommen. Die Fragen auf Seite 90 helfen Ihnen dabei.

Auffälligkeiten an Ihren Füßen/Beinen

- Schwellungen und Verdickungen unterhalb der inneren Sprunggelenke
- „Vergrößerung“ der Füße in den letzten Jahren (Breite und Länge)
- Beschwerden nach einer Hallux-valgus-Operation
- vermehrte Krümmung des vierten und fünften Zehs am betroffenen Fuß in den letzten Monaten, Auffälligkeiten dieser Zehen gegenüber den anderen Zehen, zum Beispiel Druckstellen oder Nagelveränderungen
- starke Pronationshaltung des Fußes (Fuß knickt nach innen ein), erkennbar an: Überstand des Innenknöchels (also des hervortretenden Teils des Sprunggelenks) deutlich über die Innenfußlinie hinaus, Stand des äußeren Sprunggelenks innerhalb der Fußaußenlinie oder deutlichem Kippen der Ferse nach innen (von hinten gesehen)
- gekrümmte Zehenstrahlen
- Zehenspitzen, die im Stand kaum den Boden berühren
- „komische kleine Beulen“ an der Fußinnenseite

- hoher und geröteter Rist
- deutlich zum Vorschein kommende Fußadern am Fußrücken
- dünne, kleine, rötliche Äderchen am Innenfuß
- harte Hautstellen oder Hornhaut an der Innenwölbung des Längsgewölbes (oft durch orthopädische Einlagen provoziert)
- Hornhaut an der Ferse
- Hornhaut am Fußballen
- insgesamt trockene Sohlenhaut
- rissige Haut an der Ferse

Nebenschauplätze der Beschwerden

- Rückenschmerzen, Hexenschuss
- Ischiasschmerz, der mit brennendem Gefühl bis zum Schienbeinaußenrand hinunterzieht
- schmerzende Gesäßmuskulatur, Blockade des Kreuz-Darmbein-Gelenks
- Steifheit in der Halswirbelsäule (beim Umdrehen dreht sich der Körper mehr als der Kopf)
- Wadenkrämpfe
- Beschwerden am Knie (Innenmeniskus)
- Leistenschmerzen
- schwache Beckenbodenmuskulatur
- schlechte Verdauung
- Blähbauch
- Prostataprobleme
- Schwindel
- niedriger Blutdruck
- Kopfschmerzen (Kopfdruck)
- Atemprobleme, Asthma
- typische Wechseljahresprobleme
- Impotenz

Inneres Erleben/Empfindungen

- Sie sind schnell erschöpft oder brauchen morgens lange, um in Gang zu kommen.
- Sie fühlen sich schnell überfordert.
- Sie haben das Gefühl, Sie müssten sich nach den Mahlzeiten ausruhen.
- Sie können nicht „alle fünfe gerade sein lassen“.

- Sie werden schnell jähzornig. Das überrascht Sie selbst, Sie können oder wollen es jedoch in der Situation nicht ändern.
- Sie brausen bei der kleinsten Gelegenheit auf.
- Sie haben nicht wirklich Lust auf Sex.
- Sie fühlen sich oft einsam.
- Sie sind ständig in Sorge um die Kinder oder Ihren Ehepartner.
- Sie sind emotional labil und neigen zum Weinen.
- Sie fühlen sich unsicher.
- Sie sehen immer nur die eigenen Schwächen.
- Sie wollen sich ungern festlegen.
- Sie bewegen sich nur, wenn Sie müssen; Sie haben eigentlich wenig Interesse an sportlicher Aktivität.
- Sie essen gerne Süßes, um sich zu belohnen, sind aber hinterher wieder sauer auf sich selbst, weil Sie nicht widerstehen konnten.
- Sie leiden unter Beziehungsängsten, Loslassängsten oder unter Angst vor Veränderung und vor Unerwartetem.

Selbsttest 1

Versuchen Sie, im Stehen Ihren Körper mit beiden Füßen ganz langsam hochzudrücken, bis Sie den maximalen Fußballenstand erreicht haben (siehe Foto Seite 30 unten rechts). Jetzt gehen Sie wieder wenige Zentimeter zurück und noch mal nach oben. Wie steht es mit Ihrer Kraft? Wie leicht oder schwer fällt Ihnen das? Sind Ihre Waden und die Füße kräftig genug, um diese Übung auszuführen? Diese Übung zeigt deutlich an, wie stark geschwächt Ihre Fußmuskulatur ist und ob und in welchem Maße Ihre Waden infolge einer Verkürzung in der Leistung eingeschränkt sind.

Hatten Sie bei dieser Übung das Gefühl, sich festhalten zu wollen? Dann machen Sie einen zweiten Test: Stellen Sie sich auf ein Bein und schließen Sie die Augen. Probieren Sie, diesen Stand für 15 Sekunden zu halten – ausreichend freien Platz um Sie herum vorausgesetzt, falls Sie kippen. An dieser Übung können Sie erkennen, ob Ihr Gehirn ausreichend Informationen vom Fuß erhält, um den Körper sicher aufrecht zu halten, oder ob Sie einen Fixpunkt benötigen, der Ihnen Standsicherheit vermittelt.

Selbsttest 2

Wie Sie mit Ihren Füßen am Boden stehen, beeinflusst entscheidend, wie Sie aufgerichtet stehen und gehen. Besonders bei Klienten mit Beschwerden am inneren

Sprunggelenk und an der unteren Ferse fallen mir immer wieder deutliche Unterschiede in der Fußhaltung und den Beinachsen auf, wenn ich beide Seiten vergleiche. Betrachten Sie sich bitte einmal aufmerksam in einem Ganzkörperspiegel und vergleichen Sie Ihre Beine. Beantworten Sie sich folgende Fragen:

- Unterscheidet sich im Seitenvergleich die Beinachse?
- Unterscheiden sich Ihre beiden Großzehen und die Zwischenräume der Zehen?
- Sind Ihre Großzehen stark an den Boden gedrückt oder biegen sich Ihre Großzehenspitzen nach oben und weisen sie auf der Innenseite Hornhautstellen auf?
- Kippen Ihre inneren Sprunggelenke über die Fußinnenlinie?
- Wenn Sie Ihre Finger unter das Längsgewölbe schieben, passen zwei übereinandergelegte Finger darunter?
- Können Sie Ihre Fersen im Spiegel sehen?

Sollten Sie eine oder mehrere dieser Fragen mit einem klaren Ja beantwortet haben, dann wissen Sie nun, dass Sie Ihre Fußsohlenmuskulatur einseitig belasten, sobald Sie stehen oder sich bewegen. Dies hat zur Folge, dass besonders Ihre Fußinnenseite stärker als gewollt belastet wird: Die Spannung in der Fußsohle erhöht sich unter Belastung ungünstig.

Der Neuanfang

Erste Hilfe/Symptom-Hilfe

- Vermeiden Sie umgehend hohe Belastungen der Ferse (Gehen in Barfußschuhen über harte Böden, Barfußlaufen im Haus, Joggen, Hüpfen).
- Tragen Sie kurzfristig mal Schuhe mit weichen, höheren Absätzen oder weiche Joggingschuhe mit stabiler Pronationsstütze.
- Setzen Sie beim Treppensteigen den ganzen Fuß auf die Stufe statt nur den Fußballen.
- Machen Sie beim Gehen bewusst kleinere Schritte, auch wenn es Ihnen zunächst schwerfällt und lästig erscheint. Erhöhen Sie lieber die Schrittfrequenz.
- Entlasten Sie die Plantarsehne durch Kinesiotaping des Fußes bei einem versierten Physiotherapeuten.
- Stellen Sie sicher, dass mögliche Entzündungsherde behandelt werden. Sanfte Mittel sind Magnetfeldtherapie, Kälteapplikationen oder eine medizinische Blutegeltherapie.

- Legen Sie im Akutzustand (siehe Seite 139) stündlich einen Quarkwickel um, bis eine erste Besserung eintritt. Dann vergrößern Sie die Abstände so weit, dass Sie am Ende nur noch über Nacht einen Quarkwickel anlegen. Tragen Sie für den Wickel fingerdick Quark auf ein Leintuch auf (Rahmstufe lässt sich am besten handhaben) und legen Sie den Wickel um Ihre Ferse und den Mittelfuß. Fixieren Sie das Tuch am besten mit einer Mullbinde.
- Benutzen Sie eine weiche Fersenbettung, bis die fundierten Maßnahmen greifen, die Sie ab jetzt umsetzen. Damit meine ich weiches Schuhwerk und/oder eine weiche, dämpfende Innensohle. Poron ist zum Beispiel ein stark stoßabsorbierendes Material. Es kann deshalb dünn im Schuh getragen werden, ohne dass sich Ihr Fuß durch die Weichheit zusätzlich „durchbiegt".
- Verwenden Sie bis zur Besserung Ihrer Symptome eine Jurtin-Einlage oder eine Step-Forward-Einlage. Sie unterstützt beim Gehen und Aufsetzen der Ferse die gesunde Aufrichtung der Ferse und entlastet dadurch die Innenseite des Fußes, sprich die Sehnen und Bänder.
- Lassen Sie durch einen Osteopathen eventuelle Blockaden in den Sprunggelenken lösen.
- Praktizieren Sie Earthing, indem Sie barfüßig täglich mindestens 30 Minuten Kontakt zu natürlichen Böden haben. So kann das Magnetfeld der Erde Ihren Körper bei der Heilung unterstützen. Alternativ dazu können Sie für die kalte Jahreszeit auch eine Earthing-Matte verwenden.

Abklärung

- Lassen Sie sich auf Knochenkrankheiten untersuchen.
- Wenn Sie Hautprobleme haben, lassen Sie ergründen, woher diese kommen. Sollten sie über die Meridianlinien in Zusammenhang mit einem Körperbereich oder Organ stehen, die wiederum in Zusammenhang mit der Ferse gebracht werden können, dann könnte bereits eine erfolgreiche Behandlung dieser Ursache auch Ihrer Ferse helfen.
- Lassen Sie Ihre Rheumafaktoren schulmedizinisch ermitteln. Rheumatische Erkrankungen wirken sich auf die Muskulatur und damit auch auf die Sehnen aus.
- Lassen Sie Ihre Gallenblase überprüfen. Sie steht aus ganzheitlicher Sicht in Zusammenhang mit Ihrer Symptomatik.
- Lassen Sie aus dem gleichen Grund beim Arzt ein Blutbild anfertigen und Ihre Leber- und Cholesterinwerte prüfen.
- Gehen Sie zu einem Osteopathen und lassen Sie die untere Wirbelsäule, also

den Abschnitt L5–S1, sowie den Kreuzbein-Darmbein-Muskel untersuchen und behandeln. Eine Fehlstellung hat Auswirkungen auf die gesamte Muskelkette bis hin zu den Fersen.

- Lassen Sie Ihre Zähne bei einem ganzheitlich arbeitenden Zahnarzt auf Störfelder untersuchen – für die untere Ferse besonders wichtig sind die Molaren (Backenzähne) oben und unten.
- Überprüfen Sie Ihre Ernährung. Möglicherweise essen Sie zu einseitig und übersäuern Ihren Körper deutlich.
- Lassen Sie Ihren Stuhl auf Darmpilze untersuchen. Eine gesunde und ausgewogene Darmflora ist die Grundlage für ein starkes Immunsystem. Je vitaler das Immunsystem, desto besser kann es für eine gute Regeneration auch der Ferse sorgen.
- Klären Sie Ihren Hormonstatus, denn nicht nur die Schilddrüse kann Beschwerden verursachen – auch die Wechseljahre können dafür verantwortlich sein. Ein Hormongleichgewicht wirkt nicht nur auf die Psyche, sondern beeinflusst auch wichtige organische Vorgänge, die durch Hormone gesteuert werden. So hat eine Disbalance Auswirkungen auf die Energiebahnen (Meridiane) und darüber auch auf die Muskulatur. Die Füße als Endpunkte – oder aufgrund ihrer Belastung als „schwächstes Glied in der Kette" – leiden unter diesen Veränderungen.
- Lassen Sie überprüfen, ob Sie unter Gluten-, Fruktose- oder Laktoseunverträglichkeit leiden. Bei einer unerkannten Unverträglichkeit werden wichtige Verdauungsorgane – unter anderem Leber und Niere – belastet, was sich auch auf die Ferse auswirken kann (siehe Seite 157).

Schritt 1: Weglassen/Vermeiden

1. Vermeiden Sie Schuhwerk ohne Halt an der Ferse und über dem Rist, zum Beispiel Flip-Flops, Crocs oder UGGs.
2. Lassen Sie weiches Schuhwerk und Einlagenversorgung, auch wenn beides zunächst angenehm sein mag, bei den ersten Besserungsanzeichen nach und nach, aber kontinuierlich weg.
3. Vermeiden Sie Dehnungen der Fußsohle. Stattdessen gehen Sie lieber regelmäßig auf unebenen Flächen barfuß. Sie können auch eine Kieselsteinwanne verwenden, in der Sie während des Zähneputzens oder während Sie sich die Haare föhnen barfuß „gehen".
4. Unterlassen Sie Joggen und alle anderen Sportarten, bei denen Sie stark über die Ferse aufsetzen müssen, wie zum Beispiel Tennis, Basketball, Squash oder Fußball.

5. Vermeiden Sie zu weiches Schuhwerk beim Sport.
6. Verzichten Sie vermehrt auf Süßes, Alkohol, Zuckerhaltiges sowie auf übersäuernde Nahrungsmittel. Sie erschweren es Ihrem Körper, Entzündungen zu bekämpfen.

Schritt 2: Optimieren/Verändern

Grundsätzlich sollten Sie an dieser Stelle bewusst das klare Ziel vor Augen haben, warum Sie eine gesunde Ferse und bewegliche Füße haben möchten und wie Sie es schaffen, das zu erreichen.

1. Trinken Sie viel stilles Wasser.
2. Reduzieren Sie Ihr Körpergewicht, falls es nicht im Normalbereich liegt. Denken Sie daran, dass Ihre Füße das Vier- bis Sechsfache des Körpergewichts halten müssen, wenn Sie Laufen, und bis zum Zehnfachen beim Springen.
3. Kauen Sie doppelt so oft wie bisher.
4. Bauen Sie Ihre Darmflora auf (siehe Seite 54).
5. Überprüfen Sie gemeinsam mit Ihrem Hausarzt die Zusammenstellung Ihrer Medikamente. Ich mache in meiner Praxis immer wieder die Erfahrung, dass Klienten von unterschiedlichen Therapeuten Medikamente verschrieben bekommen, den Therapeuten jedoch der Gesamtüberblick über die Medikation fehlt. So kann es zu unerwünschten Wechselwirkungen kommen, die sich negativ auf Ihre Gesundheit – inklusive der Fersengesundheit – auswirken.
6. Leiten Sie zumindest in drei Bereichen, die für Ihre Fersen entscheidend sind, Veränderungen ein:
   a) Erlernen Sie neue Bewegungsmuster (siehe Seite 67 ff.). Sorgen Sie auch für zusätzliche Bewegung, zum Beispiel indem Sie Treppen steigen, statt den Lift zu verwenden, ab und zu rückwärts gehen oder Balanceübungen machen. Insbesondere bei dieser Symptomatik zeigen sich oft starke Bewegungseinschränkungen – nicht nur in den Füßen. Daher ist alles, was den Fuß fordert, kräftigt und flexibel werden lässt, geeignet.
   b) Prüfen und verbessern Sie Ihre Fußbekleidung – und zwar Schuhe und Socken (siehe Seite 91 und Seite 96 f.). Die Umstellung muss jedoch zurückhaltend und über eine längere Periode erfolgen, damit die Füße genügend Zeit bekommen, sich an die neue Situation anpassen zu können. Außerdem scheint es mir ratsam, sich mit „neuem" Gehen dem optimierten Schuhwerk anzupassen (Erlernen der Vorfußtechnik als Ergänzung).
   c) Reflektieren Sie Ihre innere Einstellung und versuchen Sie, belastende Dinge zu verändern (siehe Seite 59–65).

7. Besuchen Sie einen Kurs zur Atemtherapie. So können Sie wieder lernen, zu sich selbst zu finden und mithilfe dieser Atemtechniken in jeder Situation bei sich selbst zu bleiben. Vielleicht suchen Sie sich auch einen Chor oder nehmen Gesangsunterricht. Singen entspannt und weitet den Geist.
8. Denken Sie sich fit. Erzeugen Sie innere Bilder von Vitalität, Bewegung und Aktion. Was würden Sie gerne mal aktiv erreichen? Vielleicht einen Teil des Jakobsweges wandern? Oder darf die Herausforderung größer sein?
9. Verändern Sie weitere Verhaltensweisen, indem Sie beispielsweise die Tipps zur Ernährung aus dem allgemeinen Teil umsetzen (siehe Seite 50–53) und Ihre Schlaf-, Licht- und Lärmhygiene optimieren (siehe Seite 56 f.).

Schritt 3: Trainieren/Hinzufügen

Innerlich:

1. Besorgen Sie sich Beinwellsalbe und reiben Sie damit 2-mal täglich den gesamten Fersenbereich und das innere Sprunggelenk ein. Machen Sie dies über mindestens drei Wochen. Danach wechseln Sie zu Johanniskrautöl, das Sie mehrmals täglich einreiben. Alternativ können Sie auch eine Bachblütentinktur, bestehend aus White Chestnut und Gentian, sanft einreiben. Die Tinktur können Sie in der Apotheke mischen lassen.
2. Wenn Sie unter einer schlechten Verdauung leiden, nehmen Sie vor dem Essen Pankreasenzyme ein (3-mal 20 Tropfen, erhältlich in der Apotheke).
3. Trinken Sie vormittags einen halben Liter Nieren- und Blasentee in Bioqualität. Abends (jedoch mindestens drei Stunden vor dem Zubettgehen) empfehle ich einen halben Liter Leber-Galle-Tee (siehe Seite 157).
4. Nehmen Sie von dem homöopathischen Präparat Berberis D6 3-mal täglich 5 Globuli ein, wenn Sie rheumatisch-gichtartige Beschwerden haben.
5. Kaufen Sie in der Apotheke eine Bitterkräutertinktur oder Bitterkräuterpulver in Bioqualität, zum Beispiel Schwedenbitter, Bitterstern oder Heidelberger's 7 Kräuterstern. Geben Sie davon 20 Tropfen oder einen gestrichenen Teelöffel in ein halb mit abgekochtem, abgekühltem Wasser gefülltes Glas. Trinken Sie diese Mischung morgens kurz vor dem Aufstehen und abends kurz vor dem Zubettgehen, bis eine spürbare Besserung eintritt. Wenn Sie möchten, dass sich der Alkohol in der Tinktur verflüchtigt, verwenden Sie warmes Wasser und lassen Sie die Tinktur über Nacht offen stehen.

Äußerlich:

1. Gehen Sie noch mehr in die Natur und nehmen Sie bewusst das Leben um sich herum wahr, statt die Natur hauptsächlich als reinen Schauplatz für Ihre Aktivitäten zu sehen.
2. Versuchen Sie, eine harte Kugel oder einen Stein direkt unter Ihrem Fersensporn zu platzieren und mit leicht ausreibender Bewegung mäßig stark zu drücken.

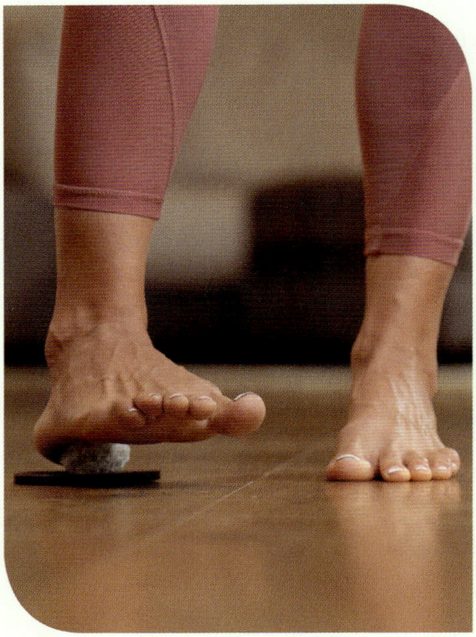

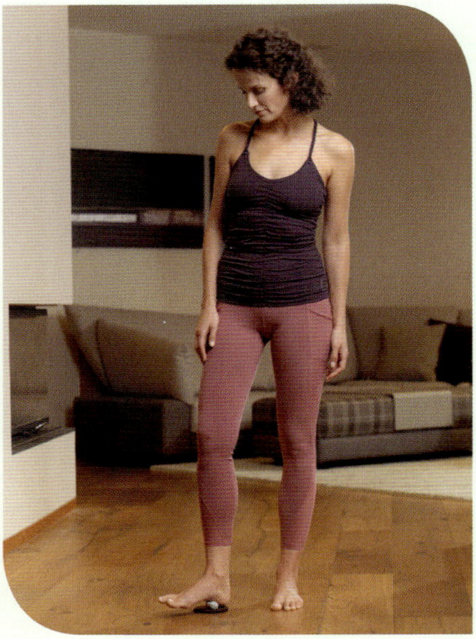

Bitte beachten Sie: Das ist eine intensive Übung, die sehr schmerzhaft ist – aber effektiv und schnell wirksam sein kann. Im Grunde zermahlen oder zerreiben Sie auf diese Weise die Verhärtung am Sehnenansatz. Führen Sie diesen Anwendungstipp unbedingt erst dann durch, wenn die Entzündung abgeklungen ist. Sie müssen wissen, dass mit Verschwinden einer möglichen schmerzauslösenden Entzündung der Fersensporn noch lange nicht weg ist.

3. Legen Sie Krautwickel an. Dazu entfernen Sie den Mittelstängel eines großen Kohlblattes (am besten Weißkohl oder Wirsing) und rollen die Kohlblätter mit der Teigrolle aus, bis sie feucht sind. Dann legen Sie die Blätter unter die gesamte Fußsohle und um das Sprunggelenk. Nun fixieren Sie die Blätter über Nacht mit Frischhaltefolie. Im Kohl sind Wirkstoffe enthalten, die einer Übersäuerung entgegenwirken. Außerdem ziehen sie Schwermetalle und Stoffwechselabbauprodukte aus dem Gewebe.

Übungen:

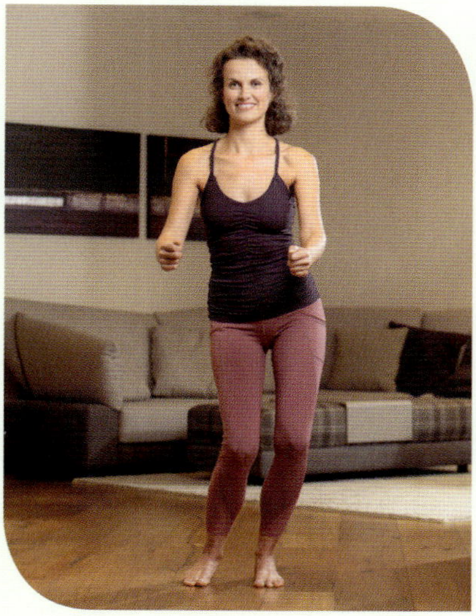

Skifahren (Trockenübung)

Zur Mobilisation der Sprunggelenke.

1. Beide Füße stehen fest auf dem Boden. Gehen Sie leicht in die Hocke und kreisen Sie parallel mit den Knien, damit Ihre Füße in alle Richtungen belastet werden.
2. Nun vergrößern Sie die Kreise der Kniebewegung immer mehr. Die Füße sollen bei den großen Kreisen nacheinander vorn, innen, hinten und außen belastet werden, aber immer noch einen Fixpunkt am Boden haben.
3. Kreisen Sie in beide Richtungen 10- bis 15-mal.

Fersenschieben (Achtung: Nicht für Hallux-Patienten geeignet.)

Zur Kräftigung der Fußsohlenmuskulatur.

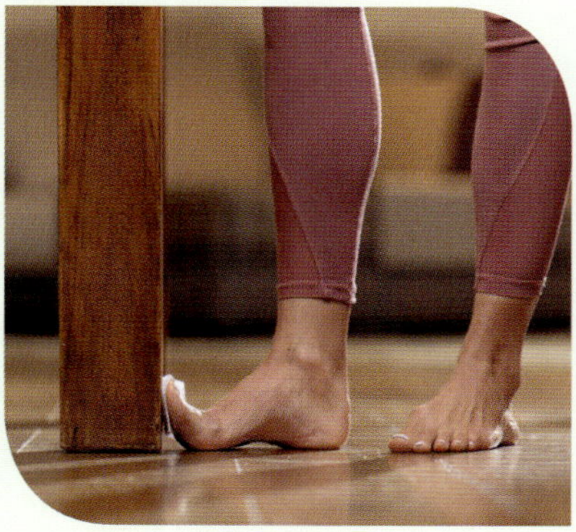

1. Stellen Sie den Fuß an eine verschlossene Tür, sodass die Ferse am Boden steht und die Zehen an der Fläche nach oben gebogen werden – dadurch entsteht eine Spannung an der Fußsohle. Legen Sie, falls die Fläche zu rau sein sollte, ein Tuch dazwischen.
2. Nun versuchen Sie, allein mit der Kraft und aus dem Druck der Zehen heraus, die Ferse nach hinten zu schieben. Benutzen Sie nicht die Beine, um den Fuß nach hinten zu ziehen!
3. Wiederholen Sie die Übung 5- bis 7-mal.
4. Als Variante funktioniert die Übung auch im Sitzen mit einem Gymnastikband. Strecken Sie im Sitzen das Übungsbein aus. Legen Sie um Ihre Zehen ein Gymnastikband, führen Sie es überkreuz unter Ihrem Bein hindurch und ziehen Sie bei gestrecktem Bein Ihren Ballen zu sich heran. Behalten Sie die Spannung bei und drücken Sie mit den Zehen das Gymnastikband langsam nach vorne. Führen Sie dann gegen den Widerstand des Bandes die Zehen wieder langsam und kontrolliert zur Ausgangsposition zurück.

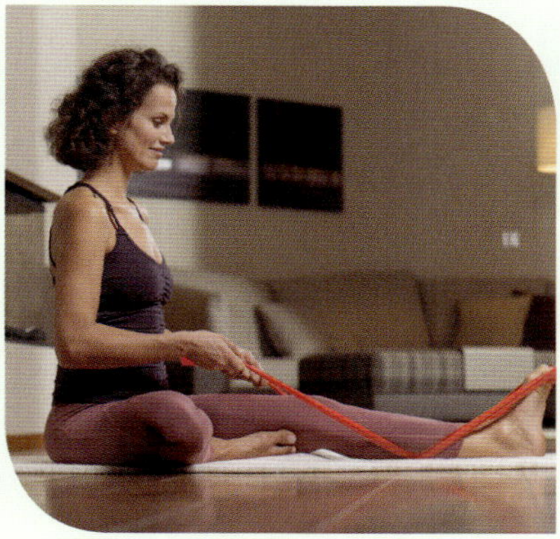

Hoher Ballenstand

Komplexer passiver Spannungsaufbau in der Fußsohle zur Entlastung des vorderen Fersenteils sowie des vorderen Sprunggelenks.

Üben Sie den hohen Ballenstand, wie Sie es auch beim Test gemacht haben (siehe Seite 168 und 30 unten rechts): Stellen Sie sich auf die Ballen und drücken Sie Ihre Fersen ganz weit nach oben, 5-mal für jeweils circa 10 Sekunden.

Fersenbelastung

Integration einer aufrechten Haltung zur Entlastung der Beinrückseite.

Versuchen Sie im aufrechten Stand, etwa 65 bis 70 Prozent Ihres Körpergewichts auf die Ferse zu stellen. Knicken Sie dabei nicht mit den Knien ein. Barfuß können Sie die richtige Gewichtung am besten erspüren. Keine Sorge, wenn Sie anfänglich das Gefühl haben, dass Sie nach hinten kippen und die Zehen keinen Halt finden.

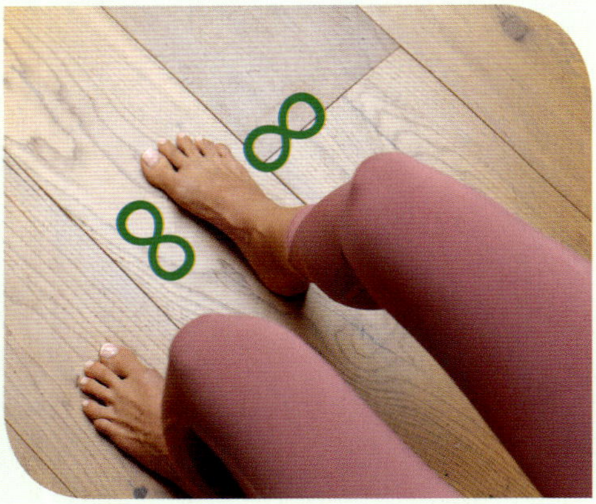

Achterkreisen

Zur Mobilisation des Bindegewebes im Fuß.

1. Stellen Sie die Fußflächen auf eine harte Auflage und halten Sie die Zehen locker. Konzentrieren Sie sich auf einen Fuß.
2. „Malen“ Sie eine stehende und eine liegende Acht, indem Sie den Fuß entsprechend bewegen, jede Richtung 30 bis 40 Sekunden lang. Bewegen Sie den Fuß jeweils nur so, dass die Fußsohle nicht über den Boden rutscht, sondern dass sich lediglich der Fuß „in sich selbst“ bewegt.

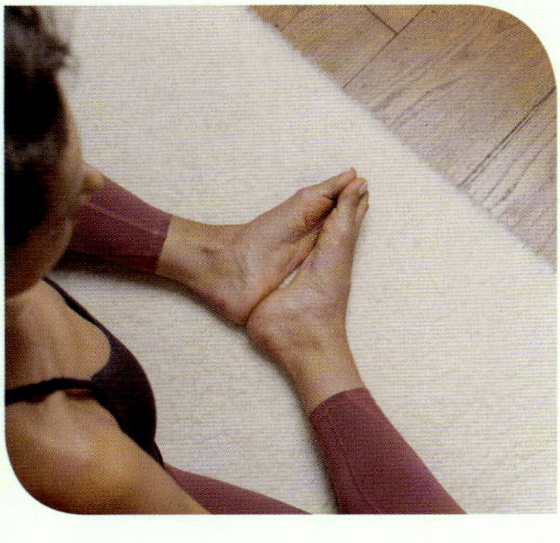

Fußpresse

Komplexer aktiver Spannungsaufbau in der Fußsohle für die Stabilisierung des Längsgewölbes.

Setzen Sie sich in den Schneidersitz und drücken Sie Ihre Füße – allerdings nur die Fersen und die Großzehen – fest zusammen, während Sie die Grundgelenke voneinander wegdrücken. Halten Sie diese Position für 8 bis 12 Sekunden und wiederholen Sie die Fußpresse mindestens 5-mal.

Großzehen-Work-out

Ziel der Übung ist die Kräftigung der Großzehenbeugemuskulatur, die Stabilisierung des Längsgewölbes und somit die Aufrichtung des Fußes.

1. Besorgen Sie sich einen weichen Flummi in Golfballgröße und halbieren Sie ihn. Legen Sie die Hälften auf den Boden. Nun stellen Sie sich aufrecht hin und platzieren eine Großzehe auf einer der Flummihälften. Es ist wichtig, dass Sie dabei den Vorfuß auf dem Boden belassen.
2. Dann drücken Sie die Großzehe in den Ball und halten die Spannung 7 bis 10 Sekunden. Das üben Sie 15- bis 20-mal pro Tag, wobei Sie diese Übung auch im Sitzen ausführen können. Achten Sie immer darauf, dass Ihre Ferse gerade steht und im Sitzen der Unterschenkel im 90-Grad-Winkel zur Ferse ausgerichtet ist.

Ausrollen des Fußes

Löst fasziale „Muskelverklebungen" in der Fußsohle.

Nutzen Sie eine kleine Faszienrolle und rollen Sie jeden Fuß damit ganz langsam von vorne nach hinten aus (nicht hin und her!). Beugen Sie dabei die Zehen. Wiederholen Sie diese Ausrollbewegung 15- bis 20-mal.

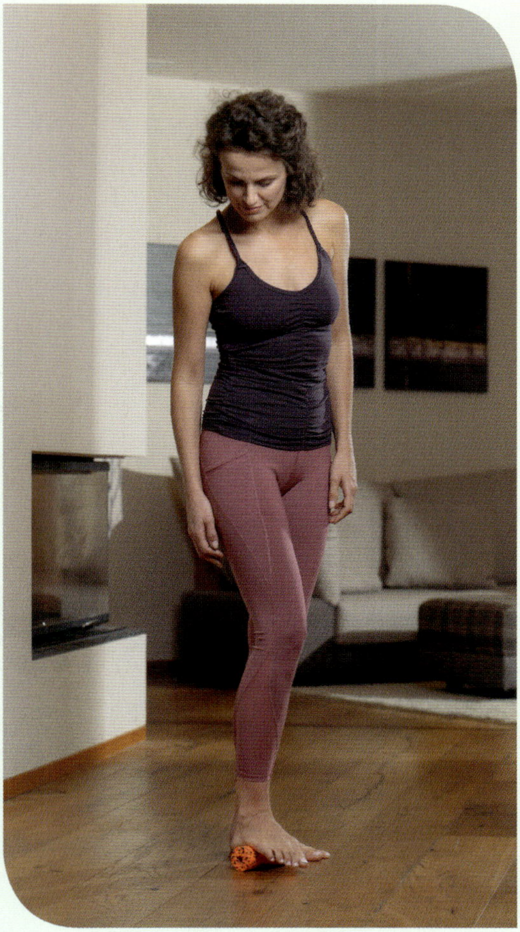

178

Krafttraining für den Unterschenkel

Übung zum Ausgleich und zur Längenkräftigung der durch die Pronation (Knickfuß) gestressten Wadenbeinmuskulatur.

1. Nehmen Sie ein mittelstarkes bis starkes Gymnastikband. Legen Sie es zum Beispiel um ein feststehendes Couch-Bein und verknoten Sie die Enden. Sie benötigen einen Fixpunkt, der sich unter Zug nicht bewegt.
2. Nun setzen Sie sich in einiger Entfernung mit gestrecktem Bein vor das Couch-Bein auf den Boden. Legen Sie einen flachen, breiten Teil des Bandes um Ihren Mittelfuß und spannen Sie das Band stark an.
3. Stellen Sie das andere Bein auf und stabilisieren Sie dadurch Ihre Position.
4. Bewegen Sie mit Ihrem Fuß das gespannte Gummiband langsam von außen nach innen und geben Sie dann ganz langsam am Ende dem Zug des Bandes wieder nach.
5. Wiederholen Sie dies über rund 70 bis 100 Sekunden. Können Sie die Spannung im Laufe der Zeit länger als 120 Sekunden halten, dann erhöhen Sie die Spannung des Bandes.

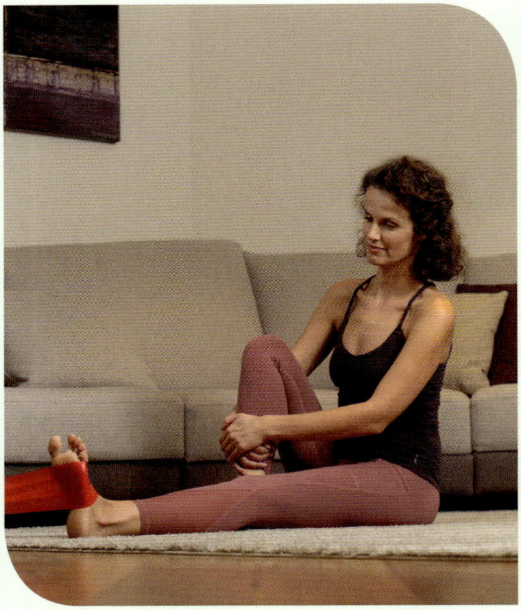

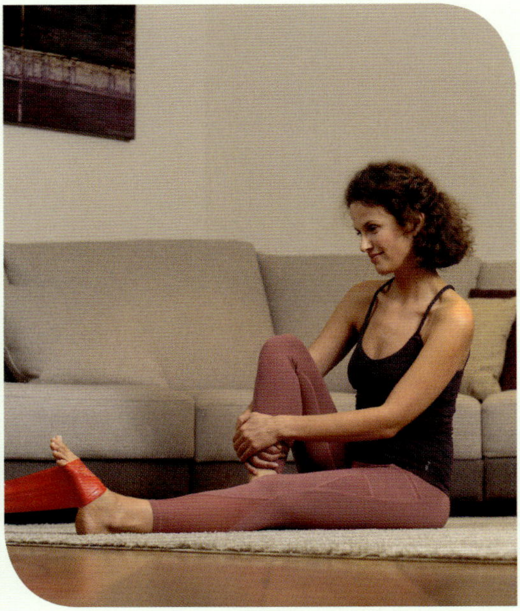

Medusa

Zur bewussten Stabilisierung der Fußaufrichtung.

1. Nutzen Sie für diese Übung einen glatten Fußboden. Richten Sie den Standfuß gerade aus. Beugen Sie das Knie des Standbeines. Heben Sie mit der Kraft Ihrer Fußmuskulatur das Gewölbe des Standfußes an. Halten Sie ab jetzt während der gesamten Übung das Knie über dem Fuß und den Fuß aufgerichtet an Ort und Stelle.
2. Stellen Sie den anderen Fuß auf eine rutschige Unterlage (z. B. ein Tuch). Die Aufgabe besteht darin, das Schwungbein (rutschige Unterlage) für 40 bis 60 Sekunden langsam in verschiedenste Richtungen zu schieben, ohne dass sich die Situation des Standfußes verändert. Dann wechseln Sie die Beinseiten.

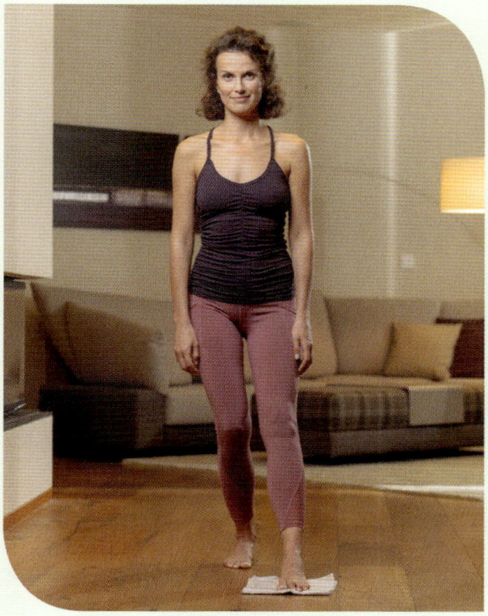

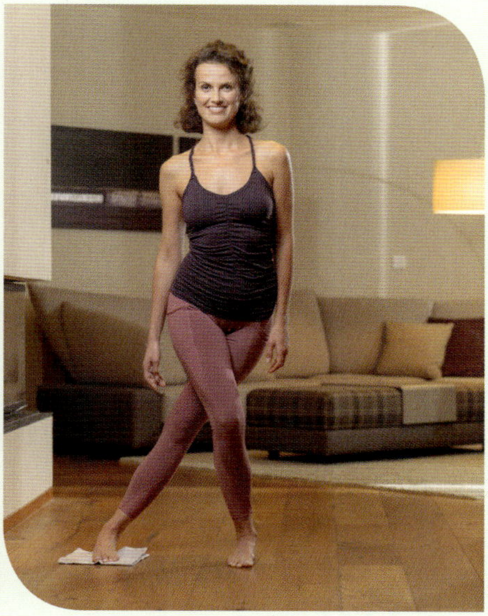

Zum Ausprobieren

Menschen mit einem Fersensporn oder Beschwerden am inneren Sprunggelenk haben häufig ein Hohlkreuz oder einen Rundrücken. Ihre Kopf- und Körperhaltung ist beim Gehen eher vorgeneigt statt aufgerichtet: Vor dem Spiegel sollte die Unterseite des Kinns nicht erkennbar sein und bei lockerer Armhaltung sollten die Handinnenflächen zum Körper zeigen statt nach hinten. Aufgerichtete und gut trainierte Füße können dies erreichen. Unterstützen kann eine Körperhaltungsschulung durch Rolfing oder die Franklin-Methode.

Nachwort

Liebe Leserin, lieber Leser,

nun sind wir am Ende unserer gemeinsamen Fersen-Reise angekommen. Aber Sie wissen ja: Dort, wo ein Ende ist, wartet auch wieder ein neuer Anfang, dem vielleicht sogar ein Zauber innewohnt. Viel wäre noch zu sagen. Die Frage ist nur, ob mehr wirklich mehr wäre. Ich denke, dass es für Sie sicher kein leichter Schritt war, dieses Buch durchzuarbeiten. Sie haben viele Hinweise erhalten, die Sie erst einmal verarbeiten müssen. Darum ein letzter Rat: Setzen Sie sich nicht unter Druck. Es geht nicht darum, perfekt zu werden, sondern darum, zu spüren, dass schonende Hilfe möglich ist, wenn Sie für den ganzheitlichen Ansatz offen sind.

Ich hoffe, dass Sie schon damit begonnen haben, einige meiner Empfehlungen umzusetzen. Wenn ich also erreichen konnte, dass Sie Ihren Blick auf sich und die Heilkraft Ihres Körpers zurücklenken konnten, dann hat sich unser beider Mühe wirklich gelohnt. Falls Sie noch etwas tiefer ins Thema einsteigen möchten oder zusätzliche Erklärungen und Anleitungen zu Themen wie der Kieselsteinwanne oder Fußbädern suchen, möchte ich Ihnen mein Buch *Füße gut, alles gut* ans Herz legen.

Und wenn Sie sich irgendwann dabei ertappen, wie Sie im Garten oder in der Umkleidekabine vor sich hin pfeifen, dann denken Sie an mich und freuen sich darüber, dass sich etwas in Ihnen „bewegt" hat.

Ich bin überzeugt, dass Lockerheit und Freude die Schlüsseleigenschaften für eine gesunde Ferse und eine zufriedenstellende Gesamtsituation sind. Denn es ist ein Kreislauf: Mehr Fersengesundheit führt zu mehr Lebensfreude, die wiederum zu mehr Fersengesundheit beiträgt. Freuen Sie sich immer dann auf das Resultat, wenn Sie in kleinen Schritten an sich arbeiten. Spaß an der Bewegung ist das A & O.

Diesen Spaß wünsche ich Ihnen von Herzen – mit oder ohne Schuhe.

Ihr Carsten Stark

Ein rechtlicher Hinweis

Das Buch für die Ferse dient der Information seines Lesers/seiner Leserin und ersetzt bei eventuell auftretenden Beschwerden nicht den Arztbesuch. Keinesfalls entbindet es den Leser oder die Leserin von der Verpflichtung, Selbstverantwortung für seine/ihre Gesundheit zu übernehmen, die enthaltenen Informationen kritisch zu prüfen und Beschwerden medizinisch abklären zu lassen.

Sämtliche im Text aufgeführten Darstellungen und Fallbeispiele dienen allein der Verdeutlichung des Textinhalts und stellen keine Werbeaussagen dar.

Ziel dieses Buchs ist es unter anderem, bei unerklärbaren oder chronischen Erkrankungen Behandlungsalternativen speziell im Bereich der Fußregion aufzuzeigen, aber auch die Bedeutung der Füße im ganzheitlichen Zusammenhang bei Beschwerden im ganzen Körper darzustellen und zu erläutern. Die Informationen, die der Autor nach bestem Wissen und Gewissen vermittelt, liegen stellenweise abseits der derzeit gültigen Lehrmeinungen aus Medizin und Therapie. Der Autor hinterfragt kritisch Beschwerdebilder, medizinische und therapeutische Denkmodelle sowie Behandlungsmethoden, bezüglich derer anscheinend allgemeiner Konsens herrscht und auch allgemein angenommen wird, man kenne die Antworten bereits. Zusätzlich ergänzt und erweitert er die Darstellung seiner eigenen Haltung zu diesen Fragen mit Erkenntnissen aus seiner Praxis.

Die Kenntnisse des Autors beruhen im Wesentlichen auf jahrelanger praktischer Erfahrung. Der Autor übernimmt keinerlei Gewähr für die Richtigkeit und Vollständigkeit der hier dargestellten Informationen. Haftungsansprüche gegen den Verfasser in jeglicher Form und Weise, welche sich durch die Anwendung und Umsetzung von Informationen aus diesem Buch ergeben könnten, sind grundsätzlich ausgeschlossen.

Schuharten von A bis Z und ihre Folgen

	Charakteristika	Folgen für den Fuß
Bequemschuhe	Lässt dem Fuß mehr Freiheit als ein Standardschuh. Wenige Druckstellen. In der Regel mit geringer Sprengung (Höhenunterschied zwischen Fersenzone und Vorderfuß). Einlegesohle gegen Einlagen austauschbar. Anpassung des Schuhs an die Fußform durch Schnürung oder Klettverschluss. Gut gepolstert an möglichen Druckstellen. Teilweise auch für spezielle Zielgruppen erhältlich (wie z. B. Diabetiker, Hallux, breite, lange, schmale Füße). Manchmal Möglichkeit der Sonderanfertigung oder der Anpassung an unterschiedlich lange Füße. Meist reduzierter Schadstoffanteil.	Wohl die beste Wahl für die Füße für den alltäglichen Gebrauch. Wenn die richtige Passform und Größe nach dem Ausmessen der Füße beachtet wird, werden die Füße nur mäßig in ihrer Funktion eingeschränkt. In der Regel der erste wichtige Schritt in eine bessere Fußzukunft. Die Schuhe ermöglichen jedoch keine wesentliche Umstellung des bisherigen Verhaltens. Ziel sollte es sein, durch Fußgymnastik zu erreichen, dass keine Einlagen benötigt werden. Oft Missbrauch dieser Schuhe zum Einlegen orthopädischer Einlagen.
Bergstiefel, Sicherheitsschuhe	Sehr fester, unflexibler Schuh mit hohem Schaft („Skischuh zum Gehen"). Robust und nässefest. Isoliert den Fuß. Einsatz auch bei bestimmten Berufsgruppen als Sicherheitsschuh mit Stahlkappe, Stich-, Säure- oder Ölschutz, Hitze- oder Kälteschutz. Schuhsohle mit grober Sohle. Schuhsohle rutschfest auch bei Nässe, Schnee und Eis. Empfohlen beim Tragen von schwerer Last. Innensohle austauschbar. Oft geeignet für Steigeisen-Montage. Verpflichtendes Tragen bei Berufsgruppen, die den Regeln der Berufsgenossenschaft unterworfen sind.	Funktion des Fußes nicht möglich. Bewegung findet wegen der Steife der Sohle und wegen des bis über das Sprunggelenk reichenden Schuhschafts erst ab dem Knie statt. Nur Fersenauftritt möglich (längerer Schritt). Bietet Schutz gegenüber äußeren Einflüssen, verursacht aber Gefahren „von innen" bei regelmäßigem Tragen. Trageempfehlung nur für den dafür vorgesehenen Einsatz.
Birkenstock	Vorgeformtes Fußbett, seitlicher Halt durch erhöhten Fußbett-Rand, luftiges Fußklima, leicht und schnell an- und auszuziehen, Korksohle isoliert auf kalten Böden und hält die Fußsohle warm.	„Der Wolf im Schafspelz". Suggeriert den optimalen Schuh für die Fußgesundheit. Sorgt für gutes Fußklima. Vermeintliche Freiheit für den Fuß – tatsächlich wird er jedoch zur Inaktivität verdammt, da er geführt wird und die Zehen gestützt werden. Schuhform zwingt zu einem unnatürlichen Gang. In der Regel werden diese Schuhe über einen langen, zusammenhängenden Zeitraum getragen, mit allen Folgen für die Chronifizierung von Fußproblemen.

	Charakteristika	Folgen für den Fuß
Business-Schuhe	Verengte, spitzere Schuhform.	Fehlstellungen der Vorfußstruktur und der Zehenstrahlen, Entzündungen an Kapseln und Bändern, Degeneration der Gelenkknorpel. V-Gang wird gefördert (im V-Gang besseres Abrollen des Fußes möglich). Festes Aufsetzen mit der Ferse.
Chucks	Flach, Zehenbereich zu schmal. Obermaterial in der Regel wenig atmungsaktiv, meist nur synthetisches Material. Schnürung kann an Fußform angepasst werden. Sohlenaufbau einfach und aus Gummi.	Schlechtes Fußklima, Gift durch künstliche Materialien, kein herausnehmbares Fußbett zum Tausch, verengter Zehenbereich, zu feste Sohle unter der Ferse. Dadurch Entwicklung von Schweißfüßen und Förderung von Fußkrankheiten wie Fuß- und Nagelpilz.
Crocs	Weiche Fußbettung, Stoßabsorption, verursachen keine Druckstellen, antibakteriell durch Schaumharz, auch mit dickeren Socken bequem an- und auszuziehen.	Fuß bleibt ohne Halt, er „schwimmt", kein Gefühl für die Bodenbeschaffenheit, schlampiges Gehen, Fußarbeit greift ins Weiche/Leere.
Flip-Flops	Offen, luftig, flach. Fuß ist frei. Flip-Flop wird nur durch Quersteg über Vorfuß gehalten.	Steg zwischen der ersten und zweiten Zehe drückt auf die Lymphbahn. Fuß „schwimmt". Zehen müssen zwanghaft den Schuh am Fuß halten. Nur Fersengang möglich. Glatt, rutschig, daher unsicheres Gehen. Sehr verletzungsanfällige Fußbekleidung für Füße, Ferse und Körper. Fördert Unart des Gangs mit ausgestellter Fußstellung.
Laufschuhe, Joggingschuhe	Komplexe Sohlenkonstruktion, die je nach Bedingungen des Fußes und des Einsatzes ausgewählt werden können. Stoßabsorbierende Sohle für festen Untergrund. Je nach Ausführung rutschfeste Sohle. Individuell kann die Passform durch Schnürung, Zugsysteme oder auch Klettverschlüsse dem Fuß angepasst werden. Weicher Schaft. Weiches Obermaterial. In der Regel weiche Bettung des Fußes. Einlegesohle zum Auswechseln. Je nach Produkt passgenau auf den Fuß abstimmbar.	Weichheit, Leichtigkeit und in der Regel bequeme Passform suggerieren eine gute Wahl für die Fußgesundheit. Auf lange Sicht erfahrungsgemäß deutliche Probleme für Fuß, Fersen, Knie und Hüfte. Das natürliche Laufen und Verhalten des Fußes wird durch diese Schuhart „verlernt". Oft ist dieser Schuh unter anderem Auslöser von Fersenproblemen bei Joggern und Läufern. Deutliches Verletzungsrisiko bei Läufen abseits flacher Wege.

	Charakteristika	Folgen für den Fuß
Minimalschuhe	Besser bekannt als „Barfußschuhe". Flach, leicht. In der Regel genügend Platz für die Füße. Werbeziel: „Der Schuh zum Barfußlaufen". Suggeriert in den meisten Fällen, „natürlich" zu sein und dem Fuß gutzutun. Wenig bis gar keine Dämpfungselemente. Selten Modelle mit Wasserresistenz. Die meisten, die verkauft werden, sind nicht aus Naturmaterialien. Beratungsintensiv, wenn die Kundenorientierung vor der Umsatzorientierung steht.	Es ist und bleibt ein Schuh. Von allen hier benannten Schuharten die am wenigsten fußgefährdenden Eigenschaften (ausgenommen Schadstoffe). Trageempfehlung nur bei sanfter Gewöhnung und Anpassung an Fuß- und Bewegungstechnik. Kein Schuh, der einfach nur wie jeder andere Schuh ohne Bewusstsein getragen werden sollte. Bessere Sensomotorik möglich.
Pumps, hochhackige Schuhe	Absatz höher als drei bis vier Zentimeter. Sprengung (Höhendifferenz zwischen Ferse und Vorfuß) deutlich bis extrem. In der Regel muss sich hier der Fuß dem Schuh anpassen. Harter, wenig dämpfender Sohlenaufbau. Schuhsohle dünn und glatt.	Veränderung der Körperhaltung, erhöhte Vorfußbelastung, starker Druck auf die Ferse, erhöhte Gefahr von Kniearthrose und Gelenkdegeneration. Zehendeformierung (Hallux, Krallenzehen, Überbeine, Hammerzehen), Verkürzung der rückseitigen Beinmuskulatur („stramme Waden"), steife Achillessehne.
Sandalen	Meist flach, offen. Halt durch Riemen an Vorfuß und Sprunggelenk. Unbegrenzte Modellvielfalt. Sommerschuh. Trekkingausführung erhältlich mit stabilerer Sohle und Fixierung.	Fördert gutes Fußklima. Zehen sind in der Regel freier. Werden leider meist in zu kurzer Ausführung getragen und führen deshalb bedauerlicherweise zu Druckstellen an der Ferse und an der Groß- und Kleinzehe. Oft wenig Fersendämpfung. Vorfußgang eher schwierig. Schützt Füße vor spitzem Untergrund. Eine gute Wahl im Sommer statt der Bequemschuhe.
Sicherheitsschuhe siehe Bergstiefel		
Sneaker	Flach, Halt gebend, weiches Obermaterial. Passform kann durch Schnürung oder Klettverschluss dem Fuß angepasst werden.	„Verweichlichen" den Fuß auf lange Sicht, schwächen ihn und machen die Zehen inaktiv. Oft verbunden mit einem nachteiligen Gangbild für Hüfte, Darmbein-Kreuzbein-Gelenke oder Wirbelsäule.

	Charakteristika	Folgen für den Fuß
Wander-/ Trekkingschuhe	Geringe Sprengung (Höhendifferenz zwischen Ferse und Vorfuß). Weiterer Schnitt mit wenig Druckstellen bei idealer Größenwahl. Teilweise stark nässeabweisend. Festeres Obermaterial. Rutschfeste, mäßig flexible Schuhsohle. Meistens hoher Schaft bis über Knöchel. Schnürung zum besseren Fixieren des Fußes im Schuh. Einlegesohle austauschbar. Suggeriert für leichte bis normale Wandertouren Halt und Sicherheit. Jahrzehntelange gebetsmühlenartige Sicherheits- und Trageempfehlung vom Deutschen Alpenverein, sogar bei Tagestouren.	Beweglichkeit und Funktion des Fußes im Schuh deutlich eingeschränkt. Seitliches Kippen des Fußes schwer möglich – wenn, dann meist mit Verletzungsgefahr verbunden. Untergrund nicht spürbar. Nur Gehen über die Ferse möglich (Fersengang). Bei manchen Modellen kann Fersenschafft beim Bergabgehen deutlich in die Achillessehne drücken.

Bitte beachten Sie: Immer wieder tauchen bei Stichproben, besonders bei günstigen asiatischen Schuhprodukten, ökologische und gesundheitsgefährdende Mängel auf. Obwohl sie in der EU verboten sind, werden immer wieder Lederschuhe mit dem Antischimmelmittel Dimethylfumarat entdeckt. Ebenso werden immer wieder Gummisohlen mit erheblichen Mengen an krebserregenden, polyzyklischen Kohlenwasserstoffen (PAK) gefunden. Sie sind an einem intensiven teerartigen Geruch erkennbar.

Sachregister

Abnutzung 95
Abrasionsarthroplastik 165
Achillessehne 13, 16, 24 f.,28, 39, 46, 49, 62, 69, 71 f., 80, 86, 94, 97, 99, 108, 111, 126, 129–132, 139–152, 156, 185
– Beschwerden 19, 57, 112, 129
– Entzündung 141
– Reizung 15, 143
– Riss 6, 44, 143
Achillodynie 108, 129, 131, 141
Abduktion 26 f.
Adduktion 26 f.
Akupunktur 102, 141, 153, 158
Alkohol 56, 144, 156, 160, 172 f.
Ananasenzym 147, 159
Anatomie des Fußes 16
Angst/Ängste 59 f., 64, 154, 168
Antibiotika 55
Arnika/-öl/-creme 103, 144, 160
Arthritis 95, 108
Asthma 167
Atemprobleme 167
Atemtherapie 173
Aufwärmen 85 f.
Ausgleichssport 147, 159

Bachblütentinktur 173
Bakterien 54 f.
Bandagen 73, 82, 102, 153
barfuß 38, 40, 43, 70, 84, 92, 106, 109, 111, 126, 144, 156, 170, 176
Barfußlaufen/-gehen 8 f., 14, 31, 39, 41, 43 f., 50, 82, 85, 90, 94, 109, 143, 145 f., 151, 158, 163, 169, 171, 184
Barfußschuhe 43, 85, 90, 134, 143, 169, 184
basische (Fuß-)Bäder 19, 102 f., 161
Bechterew-Krankheit 94
Beckenfehlstellung 46
Beifuß 100 f.
Beinlängendifferenz 46, 77, 91
Beinwell 144
Beinwellsalbe 173
Beweglichkeit 19, 35, 39, 52, 60, 63, 87, 107, 110, 112–116, 118 f., 121, 127, 185
– im Alter 107
– Therapiemöglichkeiten für 115
Bewegung, zu wenig/zu viel 48 f.
Bewegungsmuster/neu lernen 18, 35, 36, 45, 48 f., 67, 69, 73, 79, 81, 83 f., 109 ff., 146, 158, 172
Bindegewebe 19, 21, 27, 33, 55, 59, 60 f., 69 f., 73, 80, 99, 101, 103, 108, 112, 118, 132, 135 f., 149, 157, 161, 176
Bitterkräutertinktur/-pulver 147, 160, 173
Bitterstern 147, 160, 173
Blähbauch 167
Blockaden 46, 90, 102, 110, 167, 170
Bloßstellung 141, 154
Blutdruck, niedriger 167
Blutegeltherapie 143, 156, 169
Bluttest 144, 156
Borreliose/Lyme-Borreliose 55, 94
Bursitis 95, 108

Cholesterinwerte 170
Cupping 148
Curcumin 144

Darm/-flora 54 f., 90, 101, 157, 171 f.
Dehnen/Dehnübungen 8, 17, 35, 49, 82, 86 f., 107, 112, 123, 127, 141, 145, 158, 165, 171
Diabetes 51, 90, 94
Diclofenac 141, 153, 165
differenzielles Lernen 69, 110
Durchblutungsstörungen 42, 60, 94, 150

Earthing 109, 144, 156, 170
Eingriff, operativer/medizinischer 79, 139, 141, 154, 166
Einlagen 8, 11, 17, 19, 28, 37, 40, 69, 72, 79 ff., 95, 97, 135, 165, 171, 182
– Jurtin- 170
– Magnetfeld- 98
– Noppen- 98
– orthopädische 81, 109, 167, 182
– propriozeptive 98
– Sport- 19
– Step-Forward- 170
Eisenhut 144
Entwürdigung 141, 154
Entzündungen 51, 57, 62, 86, 101 f., 108, 136, 140, 143 f., 147, 150 f., 156, 159, 169, 172, 174, 183
– Achillessehne, der 94, 141, 144
– akute 139, 117, 139
– chronische 40, 79 f.
– Fersenbein- 74
– Fußsohlenfaszien, der 94
– Großzehenspreizers, des 165
– Keilbeins, des 165
– Mikro- 49
– Schleimbeutel- 69, 95, 108, 131, 153
– Sehnen- 80
– Sehnenansätzen, an 48
– Sehnenscheiden- 108
– Sehnenplatte, der 108, 133
– Sprunggelenk 79
Entzündungshemmer/entzündungshemmende Wirkstoffe 73, 100, 141, 144, 147, 153, 159
Ermüdungsbruch 44, 94, 165
Ernährung 35 f., 50–53, 56, 59, 94, 146, 159, 171, 173
– basische 127
– fersengesunde 53
– Tipps 53
– und Wachstum 36
Eversion 27

Faszien 59, 118 ff., 132, 148
– Fußsohlenfaszie 94, 136
Faszienmanipulation 115, 118 f.
Faszienrolle 118 f., 148, 160 f., 177
Fehlgeburt 141
Fehlhaltungen 40, 47 f.
Ferse
– hintere 13, 41, 129 f., 139, 152–163
– untere 13, 129, 133–137, 164–179
Fersenbein 24 ff., 30, 44 ,49, 70, 74, 94, 131, 134, 136, 140, 152, 164
Fersenerhöhung 73, 77, 82
Fersengang 21, 38, 83 f., 183, 185
Fersenkissen 17, 95, 132, 165
Fersenlauf 44
Fersenschmerzen 12 ff., 17, 21, 39, 46, 61, 90, 102, 104, 133 ff., 136, 152, 160
Fersensporn 15, 31, 57, 62, 81, 94, 99, 108, 126, 131, 133–136, 153, 160, 174, 179

Five-Konzept-Training 115
Flexibilität 58, 63, 79, 112
Flossing 150
Franklin-Methode 179
Fruktoseunverträglichkeit 171
Fußbad 19, 79, 102 f., 148, 160 f., 180
Fußgewölbe 31, 40 f., 109
Fußkrämpfe 165
Fußrolle 165
Fußschweiß 42, 165
Fußsohle 24 f., 30 f., 33, 39, 49, 57, 95, 97 f., 108, 111, 133–136, 148, 161, 164, 169, 171, 174–177, 182
Fußsohlenfaszie 94
Fußvergrößerung 166

Gallenblase 170
Gangvarianten 70
Gedankenkraft 61 ff.
Gehbewegung 30 f., 91
Gicht 94, 173
Giftstoffe 42
Gluten 144, 156, 171
Glutenunverträglichkeit 171
Gyrotonic 115

Haglund-Exostose 94, 153
Hallux 15, 34, 166, 175, 182, 184
– Hallux valgus 166
Haltung, innere 59
Haut, rissige 154, 167
(Haut-)Rötung 48, 90, 94, 139, 141, 143, 154
Hautveränderungen 142
Heidelbergers 7 Kräuterstern 147, 160, 173
Herausforderungen, neue berufliche 142
Hexenschuss 167
Hohlfuß (Pes cavus) 25, 34, 36, 108 f., 136 f., 165
Homöopathie 79, 99 f., 102, 147, 153, 160, 173
– Apis mellifica 99, 160
– Berberis 160 ,173
– Bryonia 99
– Cyclamen purpurascens 160
– Dosierung 100
– Hekla lava 160
– Ruta graveolens 147
Hormone/hormonelle Einflüsse 12, 36, 56, 62, 136, 171
Hornhaut 48, 95, 103, 154, 167, 169
Hüftbeuger 121, 162 (siehe auch Iliopsoas)
Hüftschmerzen 41, 48, 85

Igelball 165
Iliopsoas (siehe auch Hüftbeuger) 121 ff., 162
Immunsystem 54 ff., 62, 157, 171
Impotenz 167
Insektenstich 90
Inversion 27
Ischialgie 156
Ischiasschmerz 167

Joggen 6, 83, 111, 122, 136, 143, 145, 158, 169, 171, 183
– Barfuß- 43
Jogger's Foot 95, 108, 165
Juckreiz 152

Kältetherapie 141, 153
Kiefer 90
Kindheit 36 f., 69
Knickfuß (Pes valgus) 25, 34, 36, 78 f., 83, 137, 178
Knieschmerzen 8, 36, 48, 85, 142, 154
Knochenzysten 94
Kopfschmerzen 105, 167
Körperhaltung 19, 29, 45, 47, 60, 98, 122 f., 133, 137, 179, 184
Kortison(spritzen) 73, 80, 132, 141, 153, 165
Krafttraining, intelligentes 87, 107, 112 ff.
Krampfadern 142, 154
Kreuzbein-Darmbein-Gelenk 46, 90, 121, 154
Kreuzbein-Darmbein-Muskel 171

Laktoseunverträglichkeit
Längenkräftigung 112–115, 117, 178
Lasègue-Test 156
Lauftechnik 43, 49 f., 129 f.
Lebensumstellungen 141, 154
Leber-Galle-Tee 159, 173
Leberwerte 170
Leinsamen 101, 159
Lockerheit 13, 31, 39, 60, 63, 80, 87, 118, 123, 134, 147, 149, 159, 180

Magnesiumchloridhexahydrat 148, 160
Magnesiummangel 52
Medikamente 17 f., 54 f., 75, 90, 102, 141, 153, 172
MedX-Training 115
Meridiane 79, 157 f., 170 f.
Mesotherapie 102
metabolisches Syndrom 51
Mikrotraumen 130, 134, 136
Mineralstoffmangel 51 f.
Minimalschuh 39, 43 f., 70, 85, 90, 109, 145 f., 151, 158, 166, 184
MRT (Magnetresonanztomografie) 17, 19
Muskelkater 36, 113, 151
Muster, gesunde 110 f.

Nackenbeschwerden 87, 154
Narben(gewebe) 79, 109, 133, 145, 166
Naturheilkunde 75, 99 f., 141, 153
Nervenreizung 95
Nervensystem 67
– peripheres 67 f.
– vegetatives 68, 145
– willkürliches 68
– zentrales 33, 67 f.
Neuraltherapie 102, 145
Neurodermitis 95
Niere 42, 103, 157, 171
Nieren- und Blasentee 159, 173

Ödeme 42, 109, 130, 133, 142, 154, 157
Olivenöl 103, 156
Operation 17, 67, 79 f., 131, 163, 166
Orthopäde/Orthopädie 39 f., 77, 79 ff., 86, 94, 129, 131, 156
Osteopathie 123, 145, 157, 170
Osteoporose 105

Papayaenzyme 147, 159
periphere arterielle Verschlusskrankheit 94

Pflanzenextrakte 100
– Teufelskralle 100
– Weidenrinde 100
– Weihrauch 100
pH-Wert 42, 52
Physiotherapie 17, 73, 169
Plantarfasziitis 94, 108, 133
Plattfuß 25, 77, 137, 165
PNS (peripheres Nervensystem) 67 ff.
Polyarthritis 95
Polygonatum-Salbe 161
Pronation 22–25, 27, 36, 41, 44, 133, 165 f., 178
Pronationsstütze 165, 169
Propolis 144
Propriozeption 73
Prostataprobleme 167
Psyche 17, 59 ff., 171

Quark(wickel) 144, 156, 170

Reiter-Krankheit 95
Retterspitz-Lösung 144
Rheuma/Rheumatoide Arthritis 95, 144, 170, 173
Rolfing 179
Röntgen 17, 19, 61
Rückenschmerzen 8, 35, 71, 77, 79, 154, 167
Rückfuß 14, 18, 23, 26 f., 34 f., 48, 52, 55, 57, 67, 70 73, 78 f., 82, 85 f., 94, 110 f., 122, 130
Rückfußläufer 130
Rückfußprobleme 14 f., 33, 35, 37 f., 42, 57, 61, 77, 132

Salben 9, 13, 50, 79, 99, 147, 159
– Beinwell- 173
– Polygonatum- 161
– -verband 144
Säure-Basen-Haushalt 50, 52, 105, 161
Schienen 82
Schlaf 56 ff., 61, 71, 105, 127, 146, 159, 173
Schleimbeutelentzündung 69, 95, 108, 131, 153
Schmerz 6–9, 11, 14 f., 19, 33 ff., 37 f., 42, 44, 46 f., 50 ff., 55, 57, ,60 ff., 64, 67, 69–75, 77–83, 86, 89 f., 93 ff., 99–102, 108, 118 ff., 123, 131–135, 139, 140 f., 145 f., 152, 155–158, 160 f., 164 f., 174
– Achillessehnen- 131, 141
– als Botschaft 12, 70 ff.
– Anlauf- 8, 74, 131, 140, 152
– Belastungs- 74
– Beuge- 140, 152
– Druck- 134, 140, 152
– Fersen- 12 ff., 17, 21, 39, 46, 61, 90, 102, 104, 133 ff., 136, 152, 160
– Fuß- 79
– Fußsohlen- 57
– Gesäß- 143, 167
– Hüft- 48, 85, 143
– Ischias- 156, 167
– Knie- 8, 36, 48, 85, 142, 154
– Kopf- 105, 167
– Leisten- 167
– Lendenwirbelsäulen- 143
– Muskel- 48
– Rücken- 8, 35, 71, 77, 79, 154, 167
– Ruhe- 74
– stechender 99, 140, 152, 160, 164
– Steißbein- 154
– Übersicht mit Ursachen, schädigenden und aufbauenden Faktoren 108 f.
– unsichtbarer 14
Schmerzauslöser meiden 93 f.
Schmerzcharakter bestimmen 89 f.
Schmerzmittel 73, 99
Schmerzursachen 17, 74
Schock 141
Schonhaltung 34, 37, 67, 69, 83, 94
Schonung 14, 83, 133, 165
Schuhe 9, 11, 15, 21, 28, 35–45, 47, 58, 69 f., 72, 77, 79, 81 f., 90 f., 93, 95–98, 109, 126 f., 129, 132, 134, 137, 146, 153, 155, ,158, 165 f., 171 f., 180
– Absätze (siehe auch Fersenerhöhung) 13, 37, 40, 77, 82, 91, 97 f., 109, 127, 143, 169, 184
– Barfuß- 9, 43, 85, 134, 143, 169
– Berg- 43, 182 f.
– Birkenstock- 166, 182
– Crocs 166, 171
– flache 146, 158
– Flip-Flops 171, 183
– Größe, richtige 96 ff.
– gute 41
– High Heels 40
– Jogging- 43, 169, 183
– Kauf von 98
– Lauf- 40 f.
– Minimalschuh 39, 43 f., 70, 85, 90, 109, 145 f., 151, 158, 166, 184
– Reflex-Control- 98
– schlechte und ihre Folgen 42
– Sicherheits- 153, 166, 182, 184
– Sport- 44, 91, 96, 172
– Test 91, 96 f.
– Trainings- 40
– Übersicht Schuharten 182–185
– UGGs 171
– weiche 73, 81 f., 170 ff.
– Zehen- 6, 43
Schuhtechniker, orthopädischer 19
Schulmedizin 6, 12
– Abklärung mit 94 f., 139, 145, 170
Schüßler-Salze 99
– Nr. 1, Calcium fluoratum 99
– Nr. 2, Calcium phosphoricum 99
– Nr. 11, Silicea/Kieselerde 99
Schwangerschaft 154, 166
Schwedenbitter 147, 160, 173
Schwellung 48, 51, 70, 94, 99, 102, 109, 130, 135, 139, 142, 144, 152, 154, 156, 160, 164, 166
Schwindel 167
Senkfuß (Pes planus) 25, 34, 36, 78, 83
Senk-Knickfuß 135 ff., 165
Sensomotorik 19, 39, 98, 127, 184
Sheabutter 103
Skoliose 46
Socken 15, 42, 82, 84, 97, 148, 156, 158, 172, 183
– Tabi- 97
– Test 91
– Zehen- 97
Sonografie 19
Sport 8, 14, 19, 33, 40 f., 43, 49, 58 f., 72, 74, 79, 85 ff., 94, 111, 122, 125 f., 129, 131, 134, 140 f., 145 ff., 153, 158 f., 168, 171 f.
– Einlagen für 19
– Laufsport, Tipps für 126 f.

Sportmedizin 35
Sportwissenschaft 40, 43
Spreizfuß 34, 36, 109
Sprunggelenk 8, 14, 21, 23, 29, 36, 41, 47 f., 57, 70 f., 80, 82 f., 86, 95, 101, 108 f., 111, 113, 130 f., 132, 134, 139, 142, 148, 150, 152 ff., 160, 165 f., 170, 174 f., 182, 184
– -arthrose 141, 153, 165
– äußeres 70, 166
– inneres 13, 46, 70 f., 73, 79, 99, 129, 133 f., 136, 164, 166 ff., 173, 179
– oberes 26, 34, 165
– unteres 26 f., 34, 36, 83, 108
– vorderes 34, 176
Sprunggelenkarthrose 141, 153, 165
Sprunggelenkdegeneration 39
Stehen, dauerndes 46 f.
Stoffwechsel 42, 48, 50 ff., 56, 73, 90, 105, 132, 145 f., 157, 174
Störfelder 145, 157, 171
Stoßdämpfung 81
Stoßwellentherapie 17, 19, 73, 141, 153, 165
Stress 35, 50, 52, 57–60, 62, 64, 90, 94, 97, 109, 127, 146, 159, 178
Stretching 86 f., 141, 165
Stuhluntersuchung 157
Stützstrümpfe 141
Supination 22 f., 25, 27, 31, 41
Szintigrafie 19

Tarsaltunnelsyndrom 95, 108, 165
Tendinitis 94, 130, 141
Tendoskopie 19
Tiefensensibilität 73
Training 49 f., 59, 110, 112–115, 118, 126 f., 141, 147, 159, 166
– Bauchmuskel- 145
– Beckenboden- 158
– freies 115
– Fuß- 109
– Ganzkörper- 114–117, 127
– Kraft- 87, 107, 112, 178
– Lauf- 43, 126 f.
– Über- 50
– Zug- und Bänder- 115
Trainingsmuster 34, 110
Triggerpunktbehandlung 115, 119 f., 151
Triggerpunkte 52, 78, 119 f., 148, 151
Trinkwasser 103 f.

Überbein 40, 48, 154, 184
Übergewicht 50, 53, 126
Übersäuerung 51, 87, 127, 147, 174
Übungen
– Achterkreisen 176
– Ausrollen des Fußes 177
– Ballenstand, hoher 176
– Cupping 148
– Ferse absenken 117
– Fersenschieben 175
– Flossing 150
– Fußpresse 176
– Großzehen-Work-out 177
– Kniender Schwan 162
– Körperkreis 125
– Krafttraining für den Unterschenkel 178
– Medusa 179
– Oberkörpervorbeuge 149
– Schienbein- und Wadenmuskulatur 116
– Skifahren (Trockenübung) 175
– Spagat 115
– Starker Po 124
Ultraschall 19, 132
Umknicken 109, 111, 140, 154
Unbeweglichkeit 15, 52, 57, 109, 111, 142, 154
Unfall 51, 67, 75, 82, 135, 139, 141, 154, 166
Urintest 157

Venenmittel 147, 159
Venentest 144, 157
Veränderungen, soziale 142
Verdauung 53, 167, 171, 173
Verdickungen 42, 142, 154, 166
Verknöcherungsstörung, kindliche 95
Verkürzung von Muskulatur 39, 45, 47, 49, 77, 82, 87, 112 f., 121 ff., 136, 143, 145, 168, 184
Verschleiß 14, 38, 95
Viren 54
Vitamin C 147
Vitamin D 159
Voltaren 141, 153, 165
Vorfuß 23 f., 26, 30, 34, 39, 41, 44, 72, 83 f., 98, 130, 177, 183 ff.
Vorfußbrennen 34
Vorfußlauf/-gang 44, 83, 85, 130, 145 f., 158, 172, 184

Wadenkrämpfe 52, 57, 142, 154, 167
Wasser, stilles 103, 105, 146, 158, 172
Wechseljahre 167, 171

X-Beine 133

Yoga 49, 58, 86 f., 141

Zähne 90, 145, 157, 171
Zeckenbiss 55, 90, 141, 154
Zehen 31, 40 f., 44, 71, 91, 95, 97, 111 f., 117, 149, 162, 166, 175 ff., 182 ff.
– äußere 24
– Großzehen 169, 176 f.
– Großzehengrundgelenk 25
– Hammer- 184
– Krallen- 109, 184
Zehenspitzen 28, 166
Zeolith-Klinoptilolith 104 f., 159 f.
ZNS (zentrales Nervensystem) 67 ff., 73
Zucker 36, 50 f., 172
Zusammenhänge, versteckte 90

Impressum

1. Auflage 2020

Hinweis
Die Ratschläge/Informationen in diesem Buch sind von Autor und Verlag sorgfältig erwogen und geprüft, dennoch kann eine Garantie nicht übernommen werden. Eine Haftung des Autors bzw. des Verlags und seiner Beauftragten für Personen-, Sach- und Vermögensschäden ist ausgeschlossen.

Die Texte in diesem Buch sind entstanden unter Mitarbeit von Jeannette Hagen.

Bildnachweis
Fotografie: Christian M. Weiss
Assistenz: Sylwia Makris
Model: Kesari Reber
Haare/Make-up: Nilgün Konya
Illustrationen: Nadine Gibler
Seite 161: photodisc

Projektleitung: Sarah Gast
Lektorat: Dr. Doortje Cramer-Scharnagl, Edewecht
Korrektorat: Susanne Schneider, München
Bildredaktion und Organisation der Fotoproduktionen: Sabine Kestler
Umschlaggestaltung: Veruschkamia, München, www.veruschkamia.de, unter Verwendung eines Fotos von © Südwest Verlag/Christian M. Weiss
Herstellung: Ruth Bost
Satz und Reproduktion: Uhl + Massopust, Aalen
Druck und Bindung: Alcione Litotipografia S.r.l., Lavis

Printed in Italy

FSC www.fsc.org MIX Papier aus verantwortungsvollen Quellen FSC® C021956

Verlagsgruppe Random House FSC® N001967

ISBN 978-3-517-09864-7

www.suedwest-verlag.de